JN223120

香りの扉、草の椅子

ハーブショップの四季と暮らし

あなたへ

これは草に埋もれた薬草店の物語です
道に迷ったら草の香りが道しるべ
鼻をくんくんすれば　きっと辿りつくはずです
地図を頼りにしても見つからなかったり
思いもかけず出会ったりするから不思議です

時々は　猫がお迎えします
もし苦手なら申し訳ありません
彼らには林の中で遊んでおいでと
よく言ってきかせます
どこか懐かしく　静かで澄んだ場所へご案内します
花々が咲き　木漏れ日が差し
木々が色づき　真っ白い雪も降るところ

スノードームのようにただ眺めるのではなく
この世界に入っていらっしゃいませんか
物語を読み終える頃には
野の花を摘みに外に駆けて行きたくなるでしょう

まずは美しいアペリティフをどうぞ
草の上にふわりと布を敷き
森を抜ける青い大気と朝の霧を混ぜ合わせ
細長い光のグラスに注ぎます
それから一枚コートを羽織っていただいたら
冬の扉を開きましょう

ようこそ

第三章　夏に謳う……90

第四章　秋、愛しき日々は続き……132

＊アロマテラピー関連資料提供：ナード・アロマテラピー協会
＊レシピに出てくる1カップは２００㎖、大さじ１は15㎖、小さじ１は５㎖です。
＊本書に出てくるデータは、２０１４年12月25日現在のものです。

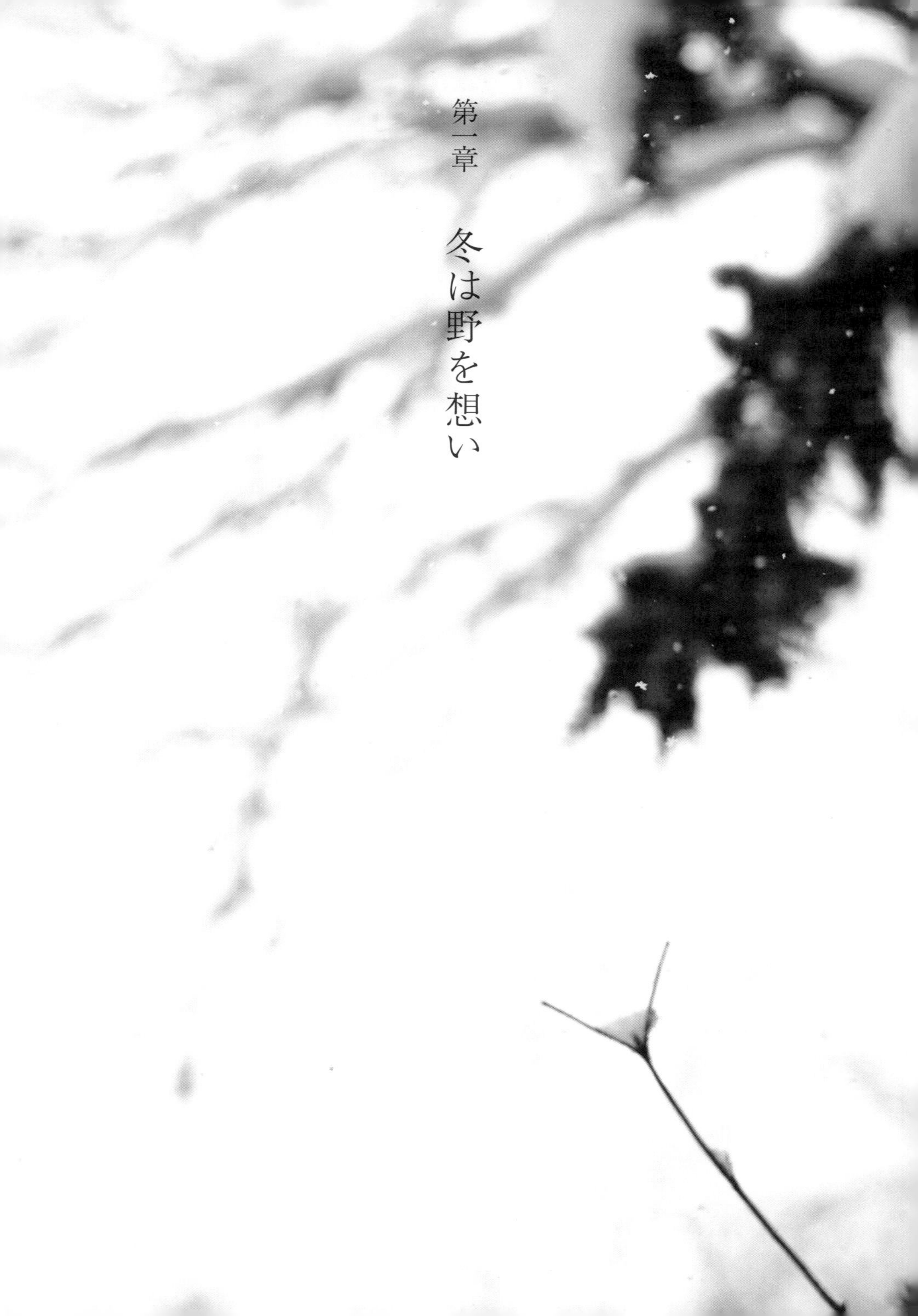

第一章　冬は野を想い

薬草の家

人生はつづれ織りのよう。命の縦糸に色とりどりの横糸を入れて、その人の物語が織られてゆきます。

私の横糸は草と香りになりました。その風合いは柔らかく、良い匂いがして、私を静かに包みます。

季節の中で生まれた、細く美しいひと糸ひと糸をご案内したいと思います。細いけれど、決して切れることのない、しなやかな糸。あなたのお役に立つことを願って、お話を始めましょう。

さあ、どうぞ。扉は少し軋むのですが、ご容赦下さい。ふわりと良い匂いがするでしょう。棚に並んだ瓶の中のハーブたちは、必要とされる時を静かに待っています。乾いた花びらや草の葉、根や種や木の皮が、それは美しい色をして眠っています。精油たちも香りを閉じこめて、息を潜めています。ストーブに火を入れて、部屋が暖まってきました。湯気をたてたサービスティーも召し上がって下さい。

遙かな国々で摘まれた薬草は、お湯をそそげば美しい色を取り戻し、かぐわしいお茶になります。浴室を草の香で満たすバスハーブ。万華鏡のような

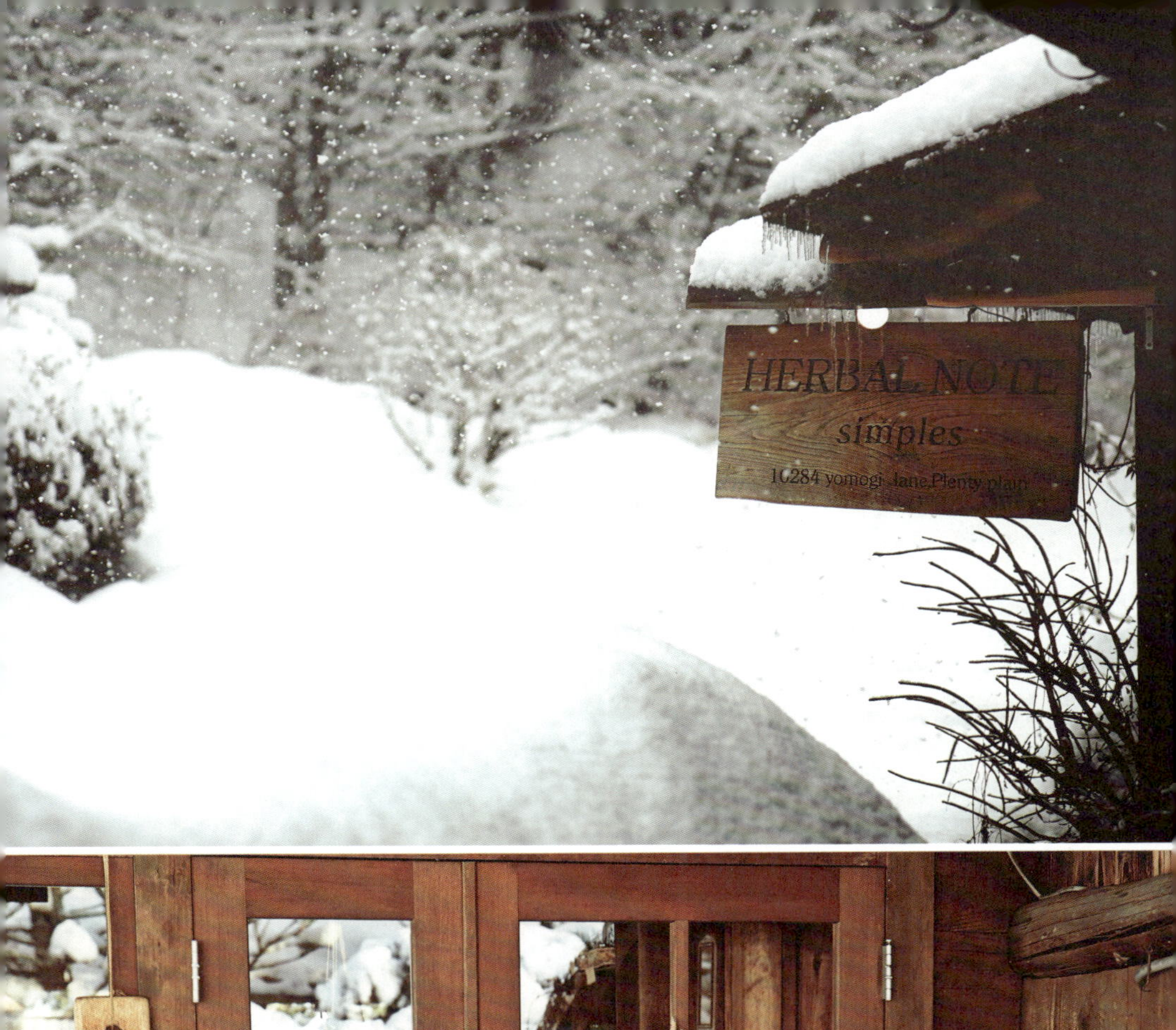
HERBAL NOTE
simples
10284 yomogi lane,Plenty plain

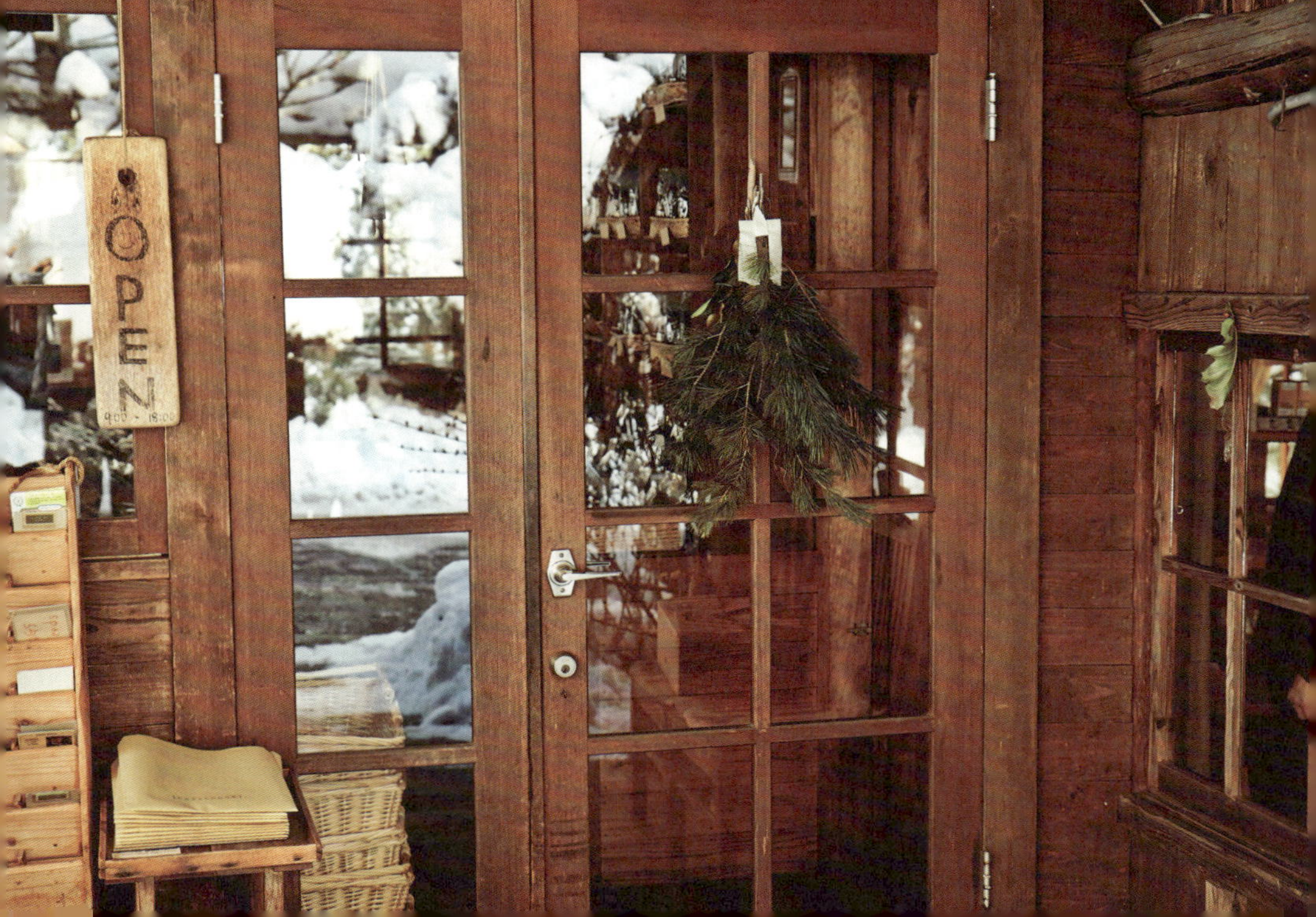
OPEN

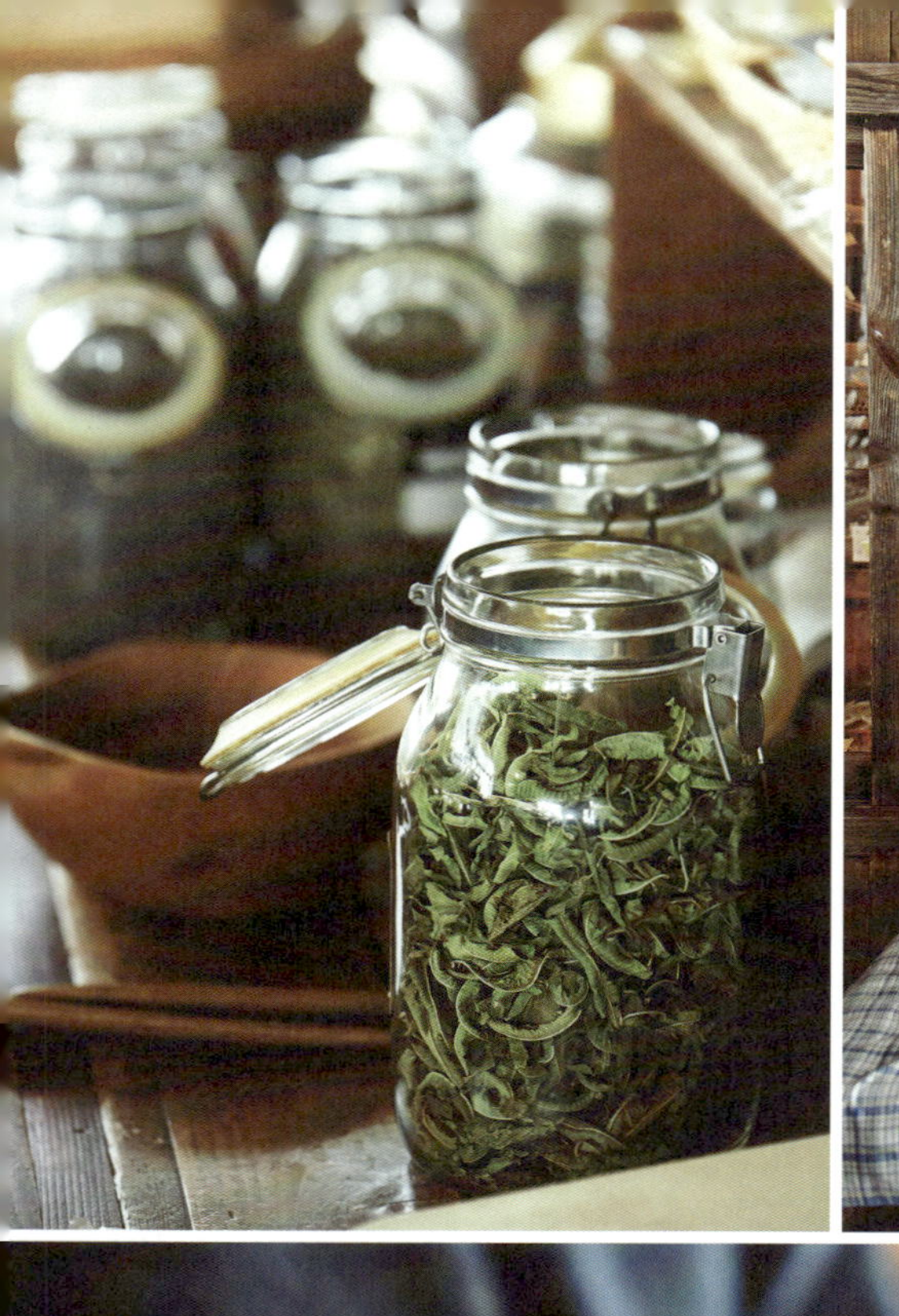
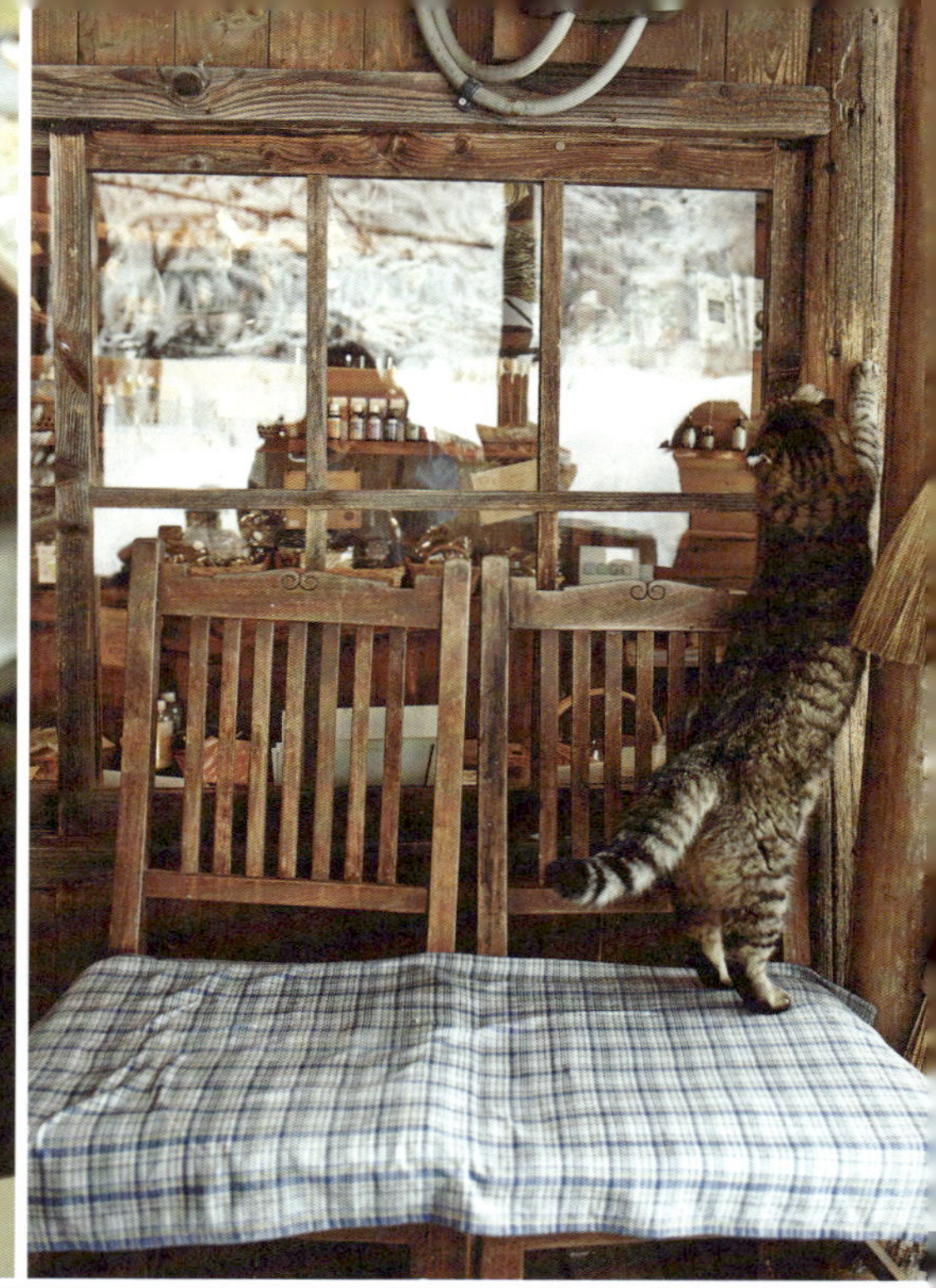
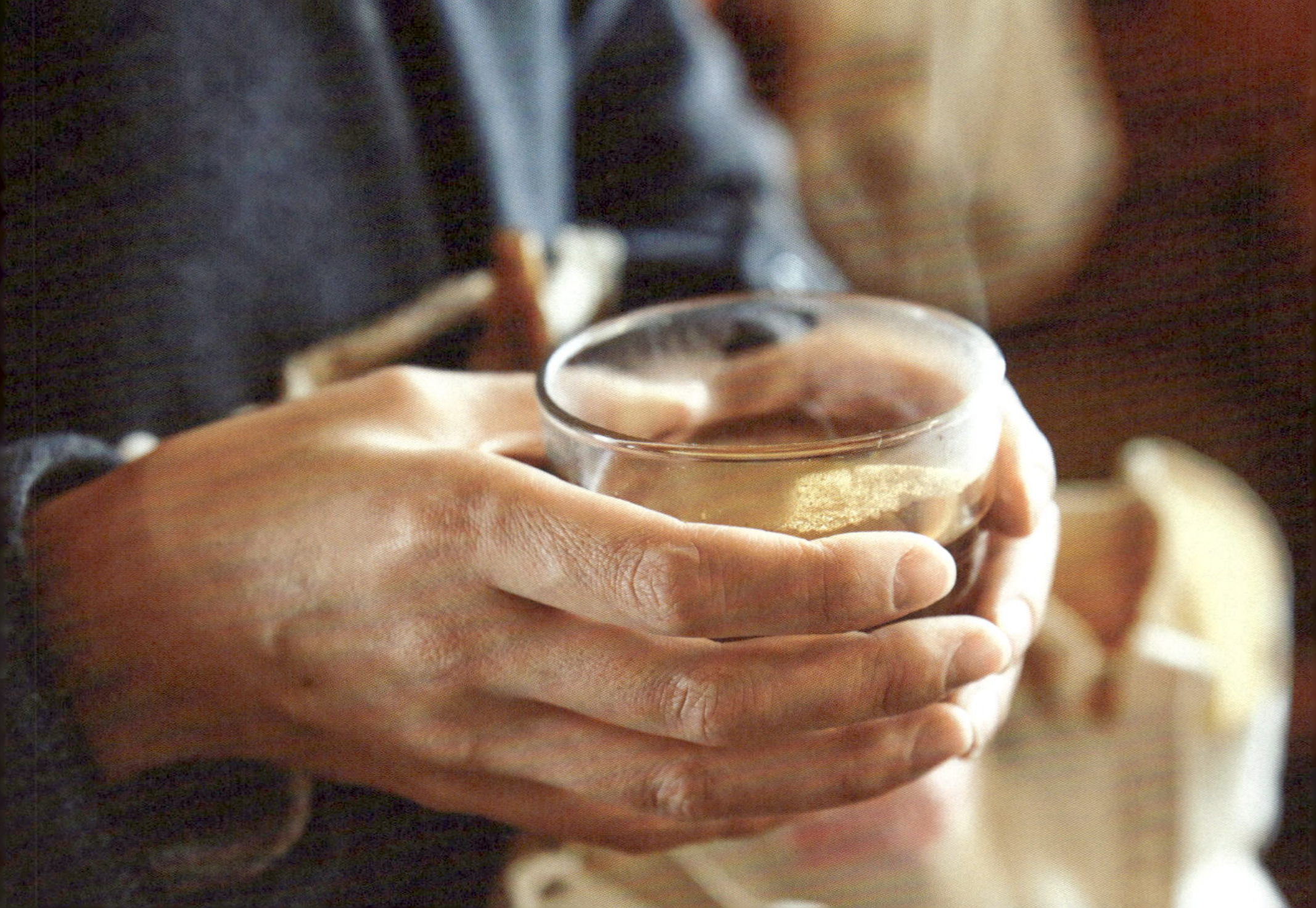

ポプリ。現代の錬金術師の生み出す、ひと滴の精油。清冽で穏やかな芳香蒸留水。種にはまだ見ぬ草の姿が。苗には緑なす季節を想う。ひとつひとつが、心をかけて探し、作り出したものです。私にとって、ここはどこにもない店なのです。

街から離れた不便なところです。それでも、凍るような日、雪の日にも訪ねる人がいます。必要なものは見つかりましたか。少し身体は緩みましたか。私はそっと、心の中でお客様の後ろ姿に声をかけるのです。

私の先生はたくさんの本と自身の手、扉を開いて下さるお客様と蓼科の自然です。巡る四季は、ともすれば走りそうになる私に、息をつくリズムを教えてくれました。仕事と暮らしの中で、ハーブの柔らかな作用と精油の頼り甲斐を知りました。命に寄り添い、支えることのできる小さな力を見つけました。

窓からは、小さな林と庭が見えます。さくさくと雪を踏めば、どこからともなく、草を知る猫たちがやってきます。雪の下では緑の子供たちが、光の長さを測りながら春の準備を始めたようです。

冬は身体を温め、想いを温める時。もう一杯、お茶は如何ですか。

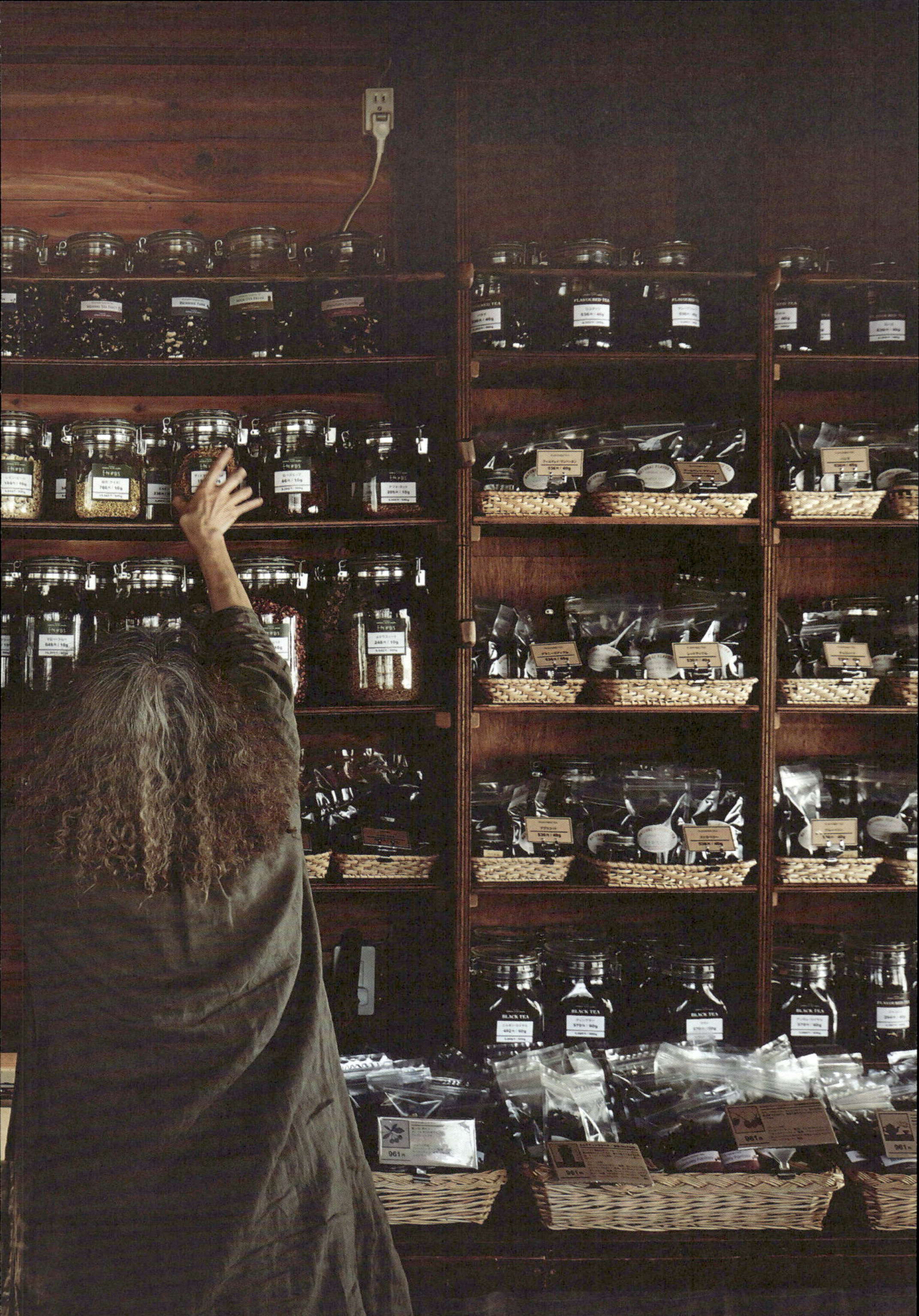
FLAVOURED TEA
FLAVOURED TEA
HERBS
BLACK TEA
BLACK TEA
BLACK TEA
BLACK TEA
961円
961円
961円

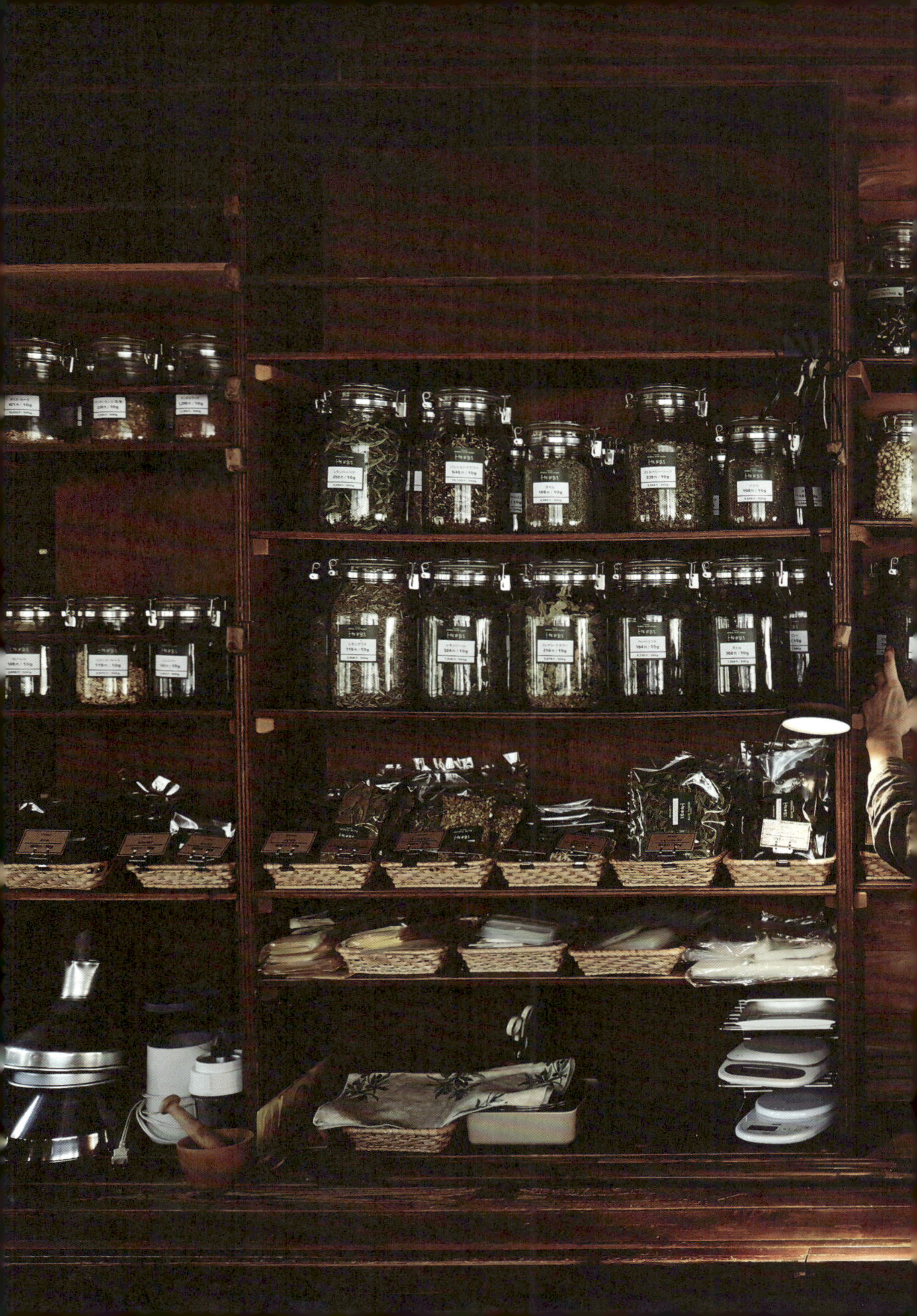

眉間に皺を寄せた少女

　時おり吹く風に、木立の雪が舞い降ります。陽が差せば、軒先の長いつららが輝きます。冬の折々がこんなにも美しいことを、誰かに伝えたくなります。窓のプリズムが部屋の中に虹を作り、戴いたジャスミンの花が香ります。この香りは、美しい小さなものに気づくことのできる感性を授けるといいます。

　少女時代の記憶の一片がよみがえりました。結核で病んだ母を療養所に見舞った道すがらの光景です。玉川上水の桜並木に舞う雪と桜は、どちらも吹雪のようでした。子供ながら美しさに見とれ、哀しさも抱きしめてその中を歩きました。植物のありようが人を癒すことを微かに知った頃でした。

　記憶を辿れば、思い出は花びらのようにはらりはらりと脈絡もなく現れます。大好きだった父は仕事が長続きせず、借金を繰り返し、しばらく行方知れずになりました。私は祖父の家で育ちます。祖父は風流な人でした。降っても咲いても散っても「さて一献」と、盆にお酒とつまみを載せて、庭を眺めては目を細めていました。祖母は気性が激しく、愛情深く、着物を愛し、和歌をたしなみました。今思えばなかなか粋な人たちでしたが、家庭内別居中で、小さな私は気を遣うことも多かったのです。

やがて私は肺の病気にかかり、幼稚園をやめ、小学校入学は延期となりました。身体は熱っぽくだるくて、日がな一日、本を読み、庭を眺めて過ごしました。祖父の愛した庭は、私がトム・ソーヤーにもハックルベリー・フィンにもなれる場所でした。横になっても椅子にすわっていても、心は自在に庭で遊びました。のちに病院に庭を作りたいと思った、最初のひと糸だったようです。その頃の写真は、どれも眉間に皺を寄せ、自分ではどうすることもできない静かな怒りを内に秘めているように見えます。ものごころつく前に負った、手から腕への火傷跡も一因だったかもしれません。

体力が回復すると、母は私を古本屋さんに連れ出しました。友達は皆、学校です。私の冒険は本の中で始まりました。育った世田谷の三軒茶屋は、いくつもの古書店がありました。私の少ない小遣いでも読みたい本が買えます。「貸本屋さん」も忘れられません。どちらも私のワンダーランドでした。

一年遅れて入った小学校では、大人びた少女になっていました。なにせ本を乱読し、大人の事情を垣間見ながら思索する日々を送っていたのですから。不機嫌な中学生時代を経て高校生になり、「玉電」と呼ばれる路面電車で通学しました。三軒茶屋には映画館が何軒もあって、学校帰りの定番は、ひとりホラー映画鑑賞でした。クリストファー・リーのドラキュラ伯爵は最高。

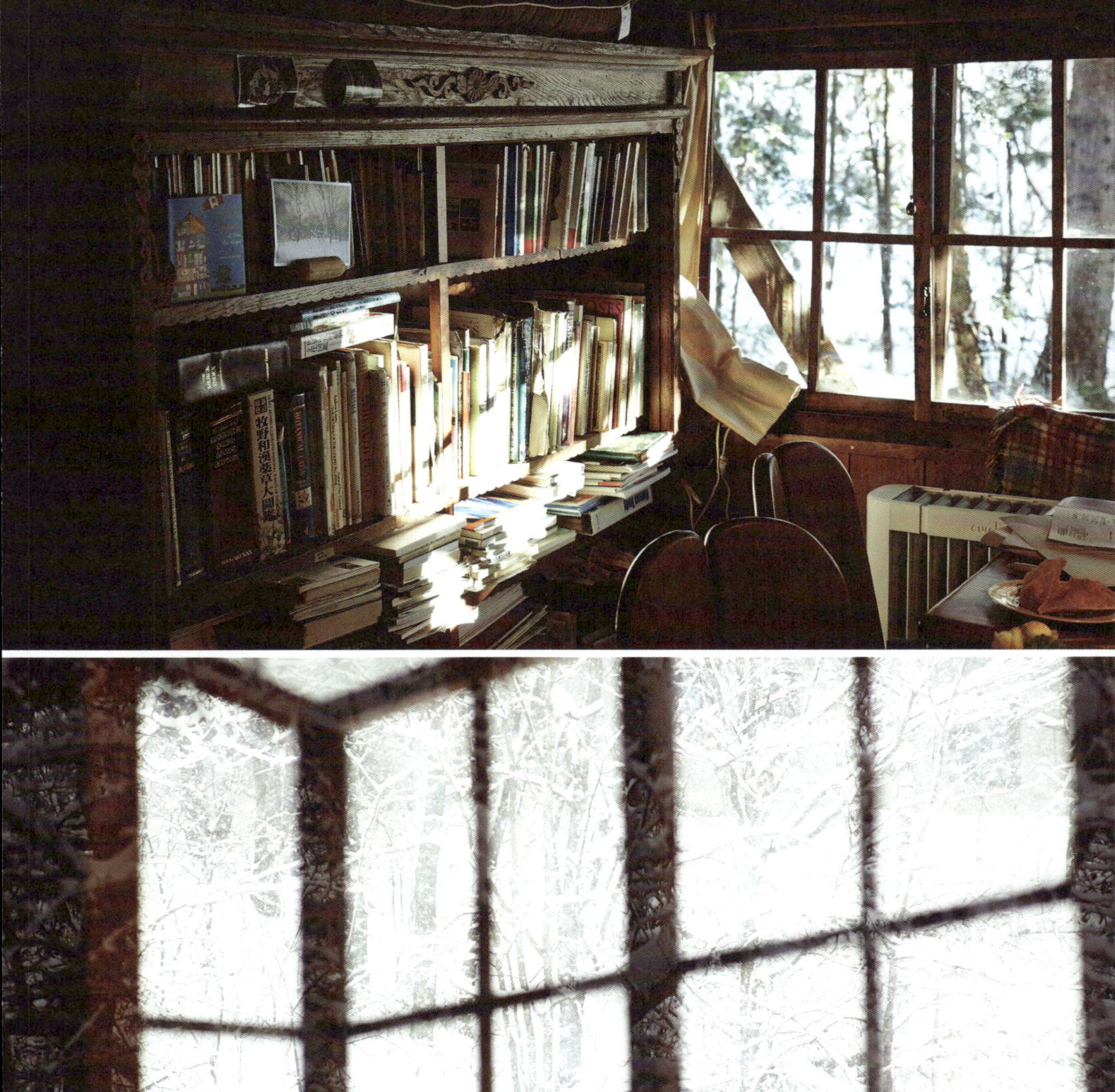
牧野和漢薬草大圖鑑

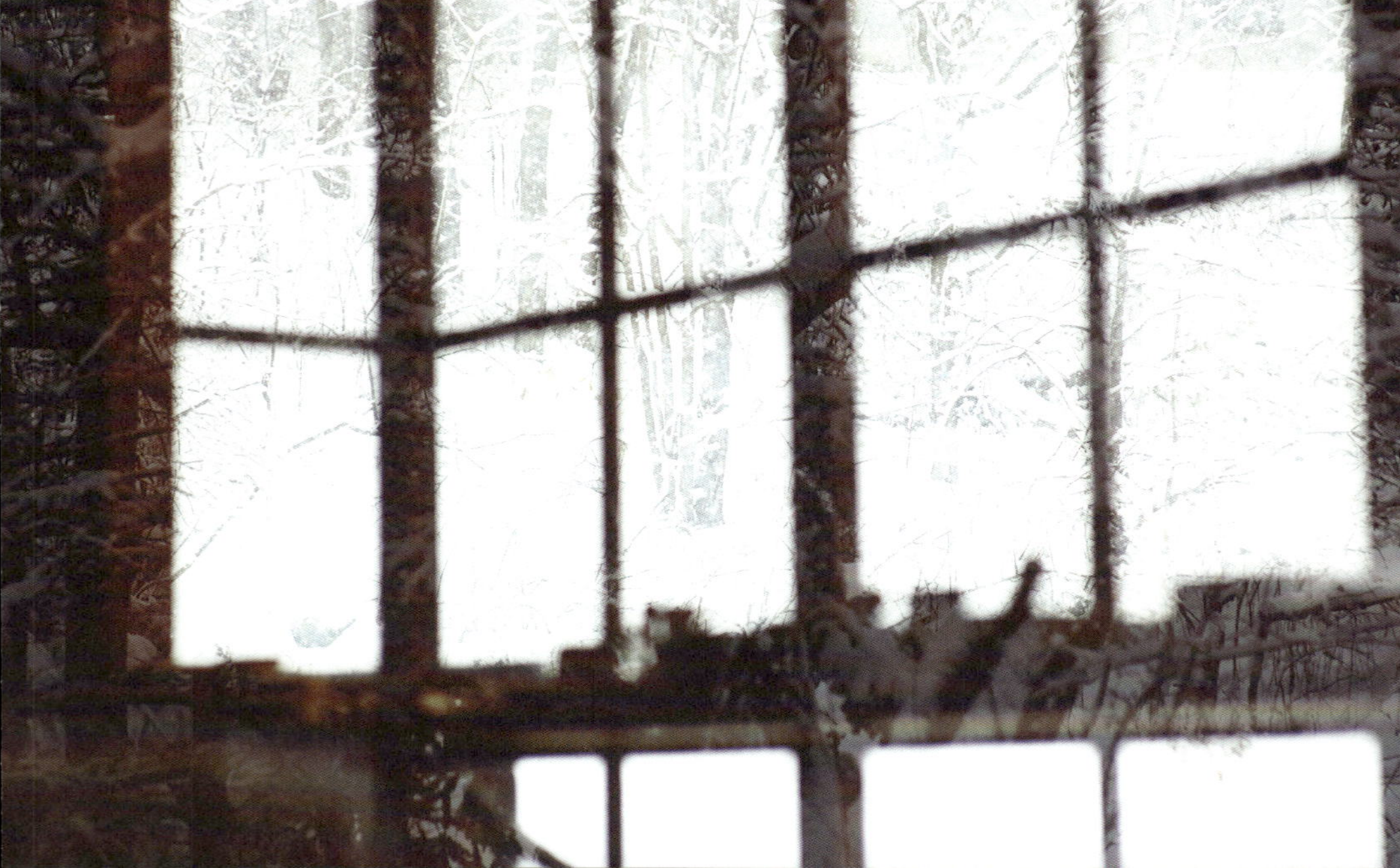

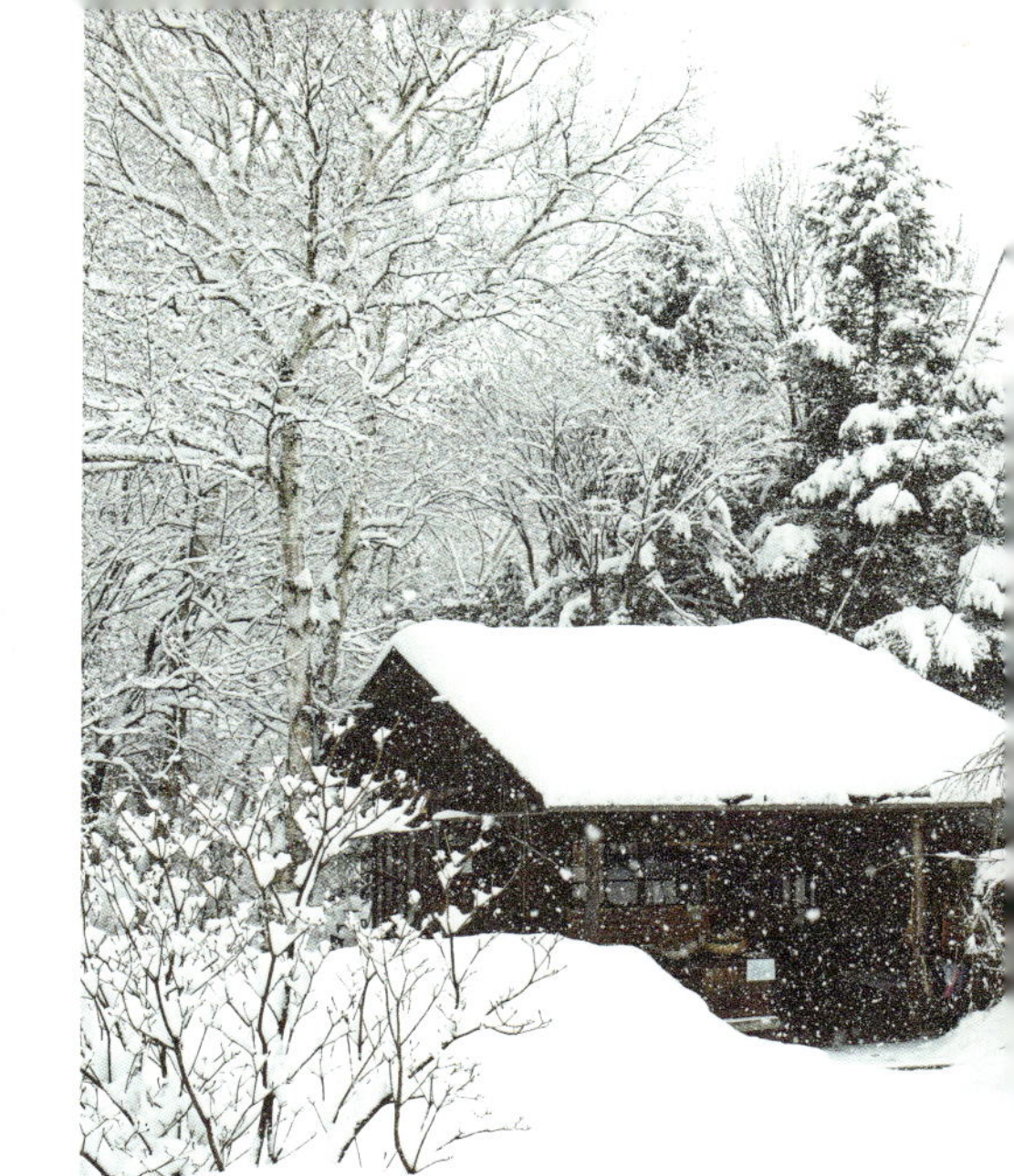

その様式美を説くうちに、私は「ドラ」と呼ばれるようになりました。好奇心に満ちた瞳、辛辣なもの言いとユーモアを持ちあわせた娘でした。
　玉電を降りたところが映画館。私のワンダーランドが増えました。おもての通りには夜店がたって子供たちを誘い、祖父に連れられていった芝居小屋「太宮館」、怪しくて目の離せない「文華マーケット」。犬たちも自由な昭和時代。私なりの幸せと不幸せが詰まっていました。
　眉根を寄せた少女とケラケラと笑う娘は手をつないで、のちに「カンザスの家」を見つけます。人生は寒さと暑さを味わってこその面白さ。だからこそ花も実もあるじゃないと、私の中の少女と娘は、今は思っています。

今の私から、あの頃の私に
一杯のハーブティーとホットケーキを

食の細いあなたの何よりの好物はバターでしたね。台所で切り分けてもらったひと切れを、ゆっくりと味わっていました。

泣くことをやめて、なるべく笑うことに決めたあなたに、あつあつのホットケーキを焼きましたよ。バターもたっぷりとのせました。この砂糖楓の蜜だってほんものです。

初めて見るハーブティーに、あなたは息を飲むでしょう。荒野に咲くヒースと道端のエルダーに、月光のようなジャスミンと太陽のようなオレンジの皮を混ぜあわせました。どうやって作るの、どうやって飲むのと、あなたの声が聞こえるようです。

湯気のたつお茶を両の手で包んで味わって下さい。今の私があなたに作るお茶は、ほんとうはあなたが私にくれたお茶なのですから。

ホットケーキ（小さいものを4～5枚）

卵……1個
きび砂糖……大さじ2
牛乳……80㎖
溶かしたバター……大さじ1
薄力粉……130g
ベーキングパウダー……小さじ1

＊薄力粉とベーキングパウダーは合わせてふるって下さい。メープルシロップやバターはお好みで。

ハーブティー（3～4回分）

ヒース……2g
エルダーフラワー……3g
ジャスミンフラワー……2g
オレンジピール……3g

＊ハーブティーのいれ方はP.44をご覧下さい。

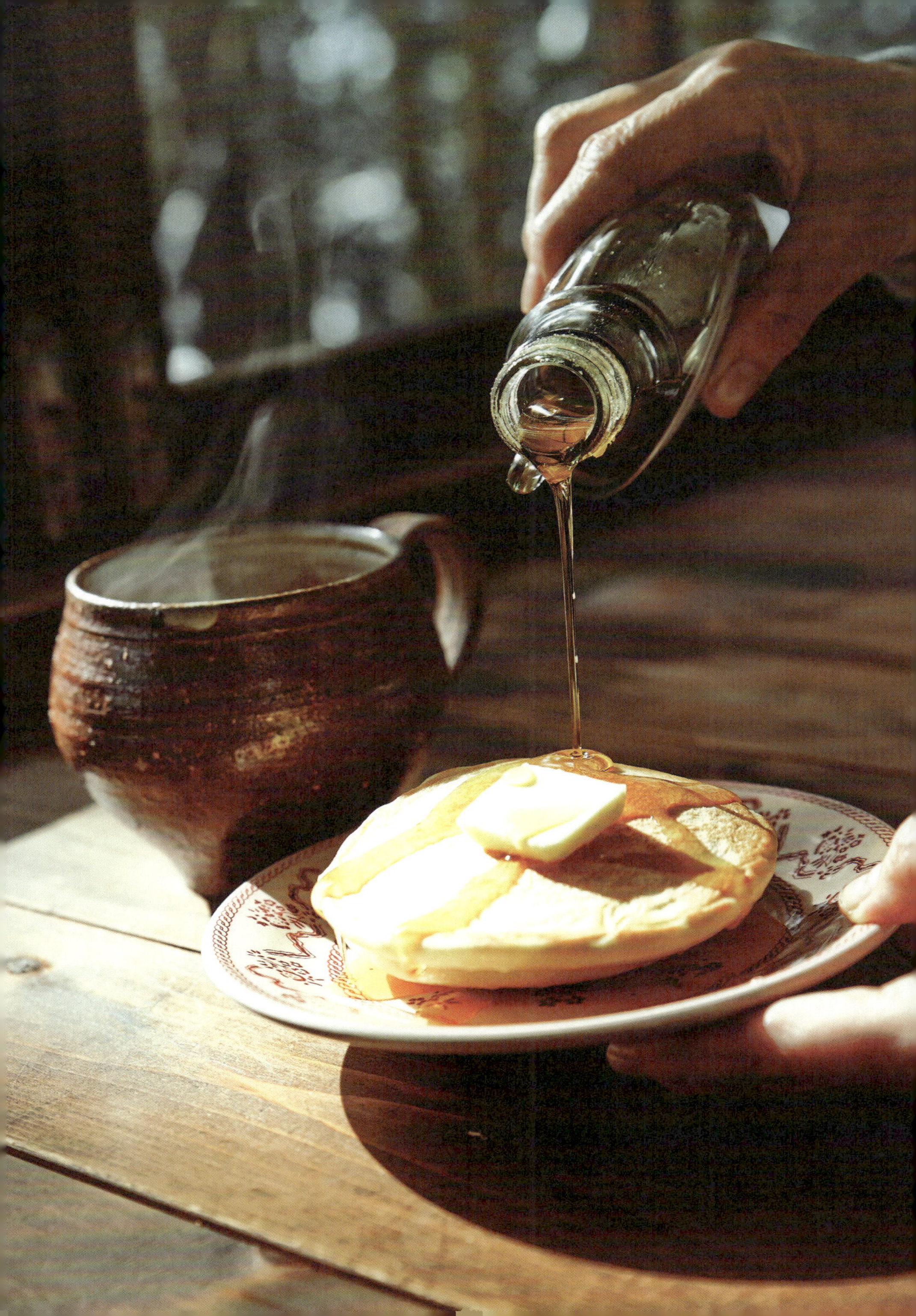

呼吸を深く

東京オリンピックに日本中が沸いた頃、私は高校生でした。父は戻らず、母は働いていていました。眉間の皺とユーモアは相変わらずです。

卒業して、専門学校のホテル科で学び、洋酒メーカーのカクテルスクールにアシスタントとして入りました。誰よりも自立の想いが強い娘でしたから、学校に頼らず新聞の求人欄を毎日丹念に見ては探した職です。醸造酒、蒸留酒、リキュール、そしてカクテルには、歴史、風土、植物、文化が見事に織りこまれていて、その物語は底知れぬ魅力でした。素材を知りつくし、繊細に混ぜあわせるカクテルは、バーテンダーの無駄のない美しい所作と共にアートでした。夜はコピーライター講座に通い、のちに広告代理店に入ってコピーも書かせてもらいました。隣のデスクでは「一年で最も晴れの日が多いリゾート地、蓼科」の企画制作が進んでいました。

母には反対されましたが、講座で知りあった8歳年上のオジサンに誘われて店を開くことになりました。不安よりも興味と冒険心が私を動かしました。オジサンは夫となって、シャンソン歌手の義姉と三人で始めた店の名は「アップル・トゥリー」。ビートルズのレコードと、カタカタとコマーシャルフィルムが流れる青山学院大学の脇の小さな店で、私はお酒を選びました。未熟ながら当時としては良い品揃えでした。ハーブティーを初めて出したのもこの頃です。

やがて場所を移し、「青山アップル亭」に名を変えました。近隣のクリエーターたちが集まり、明治の芝居小屋のように桟敷のある店は、ジャズやボサノヴァの演奏と落語も加わって、夜ごと賑わいました。

大勢の大人に囲まれて、まだ大人になりきらない私は背伸びをしていました。順風満帆なんてあり得ない、幼い頃から「少女パレアナ」を師匠に「いいこと探し」をしてきたはずなのに、いつの間にか伸びやかさを失くし、テーブルに飾る小さな花が私の呼吸をかろうじて支えていました。

泉のように涸れることのない静かな呼吸を求めて、信州に旅をしました。あの時、広告で見た蓼科が目の前に現れ、深々と緑の甘い香りを吸いこめば、ケラケラと笑う大好きな私がゆっくりと戻ってきました。虹の彼方に、一本の小道が見えたように思います。

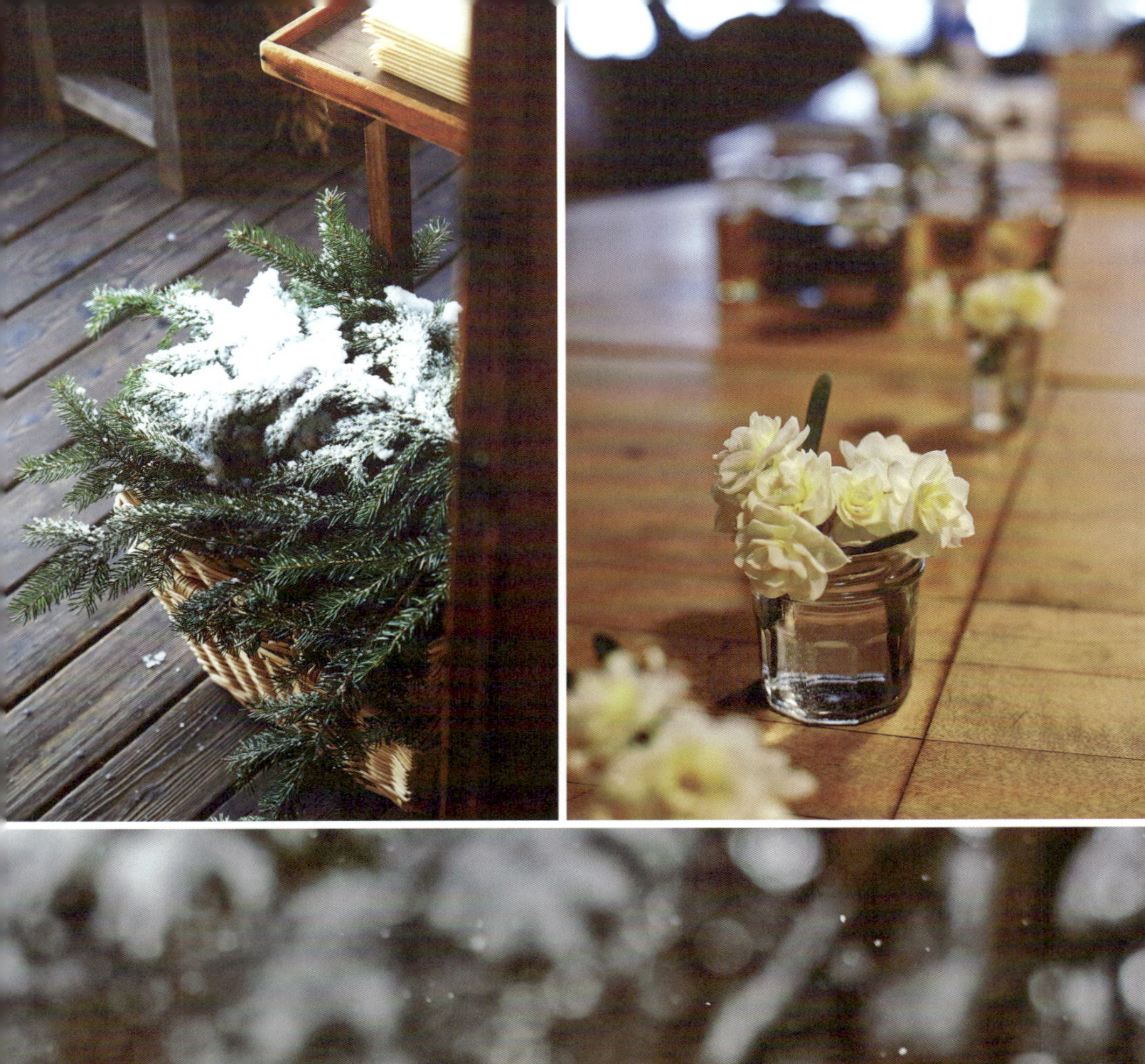

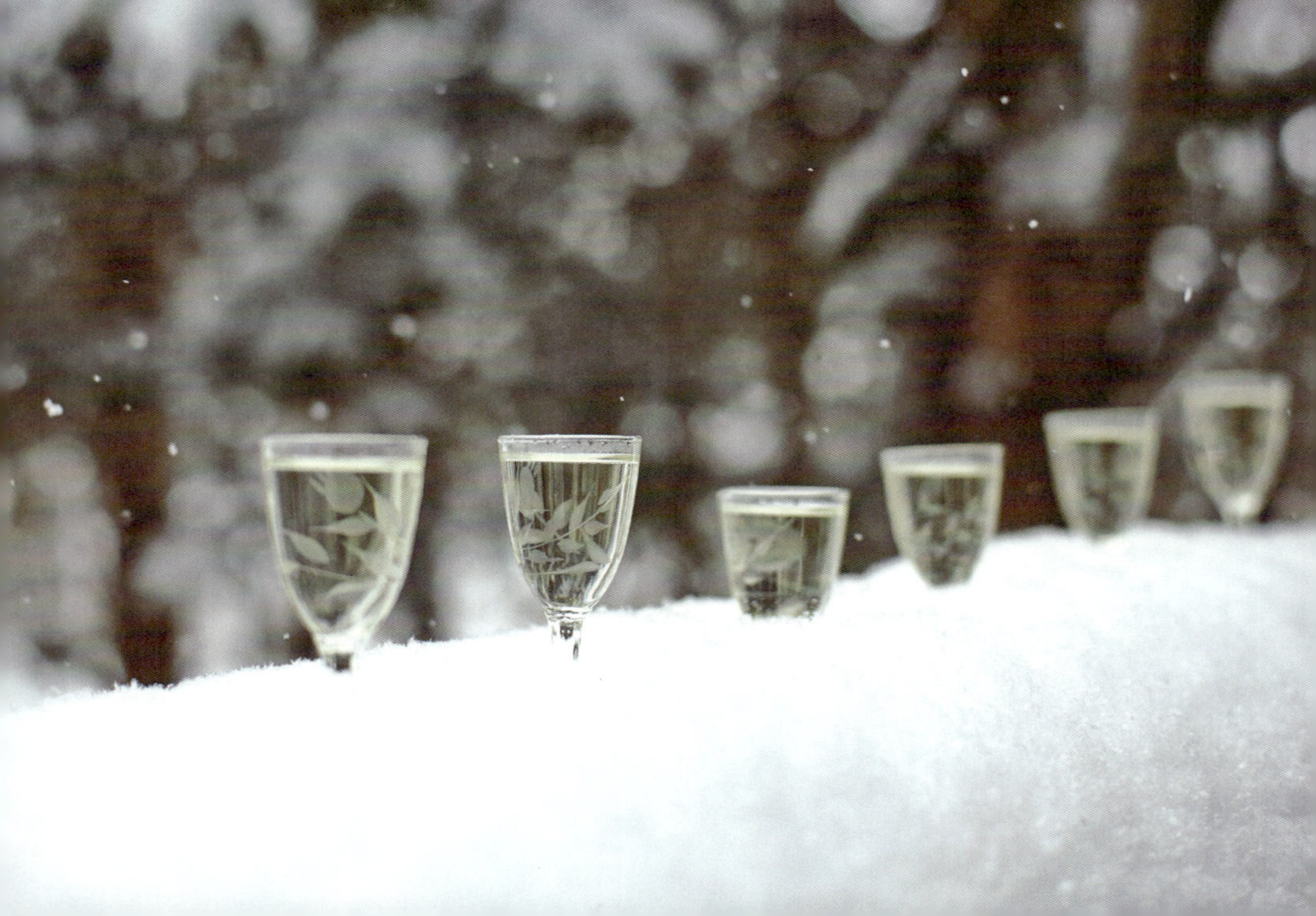

森が香る
木々がくれたディフューザー

蓼科の空気は透きとおった飲みものです。季節という作り手によって、その味は日々変わります。草で作られたバーの扉はいつも開いていて、カクテルは無料。音楽は小鳥と風です。

冬になると、このバーのカウンターは少し寂しくなります。私は雪を踏みしめて、松や樅の枝を取りに出ます。氷のついた常緑の枝を大きな器にバサバサと重ね、蜜柑の皮をのせ、熱い熱い湯をそそぎます。眠っていた森が部屋の中で目を覚ましました。身体が緩み、やがて生きものの力が戻ってくる不思議なひとときです。

誰にでもできる、ささやかな魔法。自然の中に身を置くだけでなく、自然から必要なものを探し出す喜びも知りました。

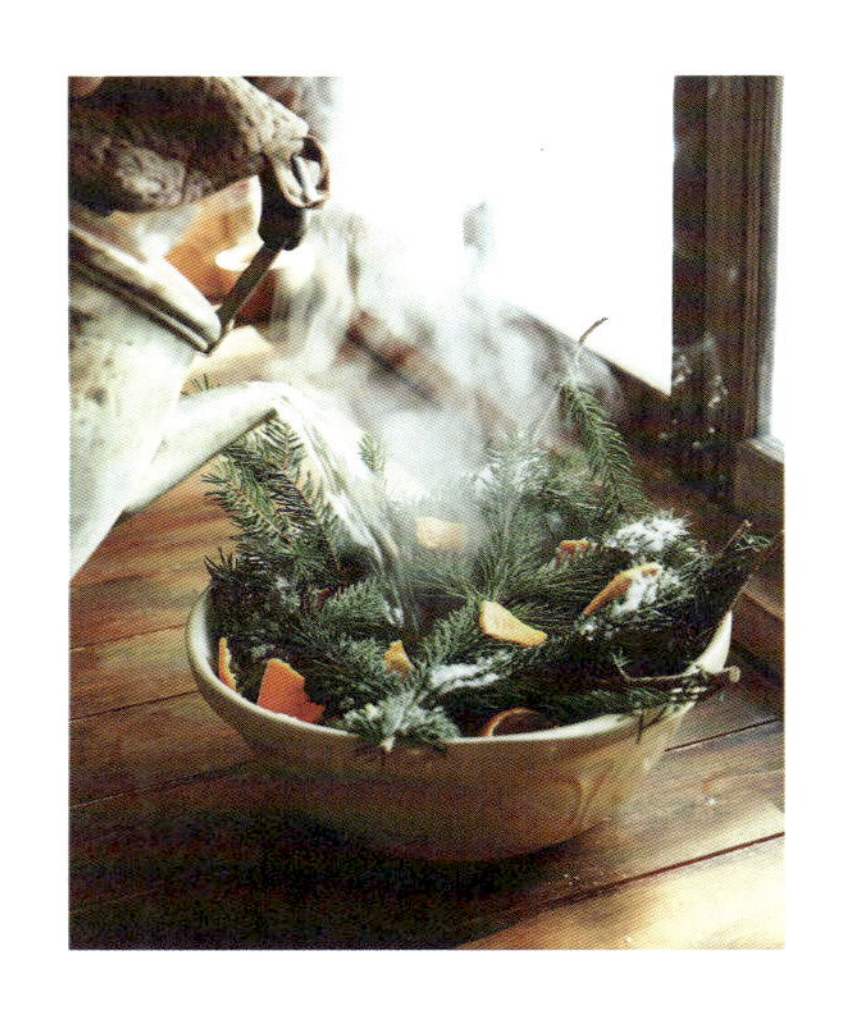

暮らすということ

息子が3歳になると、信州への想いは深くなりました。夫も、地下の店の喧噪と空気の希薄さに疲れていました。好奇心を頼りに親子三人、蓼科に移り住み、家が建つまでと、開拓農家の空き家を借りました。からりと晴れた申し分のない夏、涼しいサマーハウスはパラダイスです。友人たちがよく泊まりに来ました。

建築を巡ってトラブルがおこり、なかなか家は建ちません。秋風が吹き、みぞれは雪になりました。長男の手をひいて外のトイレの往復は身重の私には辛く、二人で寒さに震えました。飼い始めた猫は、出て行くと引き戸を閉めてはくれません。隙間風もいたるところから吹き、工事現場で使う一台三千円の薪ストーブは暖まるのも燃えつきるのも早い。細い煙突はすぐに詰まり、煙は逆流し、窓を全開にすれば寒さは振り出しに戻るのでした。息子をお風呂に入れると、私の髪はバリバリに凍りました。

二年目の冬に、やっと新しい家に移りました。ここでも水道管は破裂し便器はひび割れて、ひと晩で窓辺の植物が凍りました。零下15度の恐怖を再び味わい、不凍栓の扱い、水抜きなどをかじかむ指で体得しました。凍結した道の運転は滑ったり溝に落ちたり、どきどきしながら覚えたものです。

　それでも真っ白な八ヶ岳は夕陽でバラ色になり、ダイヤモンドダストは心底美しい。雪に残された小動物の足跡は、立ち止まったり迷ったり、想像力をかきたてました。樅の木からどさりと落ちる雪に、子供も犬も飛び上がります。雪遊びは思いのまま、ウインターワンダーランドは輝いて目の前です。身体中をきりりと澄んだ空気が巡り、命を弾ませました。

　お金に余裕があって、ぬくぬくと思うような夢の家に住んでいたら、私はほんとうの意味で暮らすということを知らなかったでしょう。一年半を過ごした家も、私がハーブショップを始める小屋も、この土地に入植した人たちの住処でした。それは質素で厳しい生活だったといいます。寒い、辛いがあったから、比べるもののない美しさと豊かさに気がつきました。ただ住むのではなく、暮らす、暮らしをたてることが私の望むことでした。

滋養の一杯
スープのような豆乳チャイ

　寒い日が続くと、身体だけでなく心も少し弱ります。そんな時は冬ごもりの緑に触れ、猫を撫でながらチャイをゆっくりと飲みます。両手で抱えて飲んで下さい。器は手を温め、お茶は身体の芯を温めるでしょう。

　この一杯は冬の講座のティータイムにも時々、登場します。ふーふーと飲む姿は、頬が上気して誰もが幸せそうです。温めるハーブ、ジンジャーと、巡りを良くして毒素を排出するペパーミントは、共に消化器に働くハーブです。

　大豆と寒天、豊富な栄養と食物繊維が身体を綺麗にします。寒天は私の住む茅野市の特産品。土地の人はスウィーツにもおかずにも利用します。寒天のレシピは数あれど、この使い方、なかなか良いでしょう。

豆乳チャイ（1杯分）

紅茶の葉（ウヴァ）……大さじ1
（紅茶は何でも構いません）
水……100㎖
豆乳……140㎖
ジンジャーパウダー……小さじ¼
（または、しょうがのすりおろし小さじ⅓）
ペパーミント……小さじ1
塩……少々
きび砂糖……小さじ4
棒寒天……3cm

作り方
1. 棒寒天を洗ってちぎっておく。
2. ソースパンに紅茶と水を入れ、火にかける。温まってきたら豆乳を加え、グラッとしたらジンジャーパウダーとペパーミントを入れて、火を止める。ふたをして1分蒸らす。
3. 塩、きび砂糖、寒天を入れ、寒天が溶けるまで弱火にかける。
4. 茶漉しで漉す。

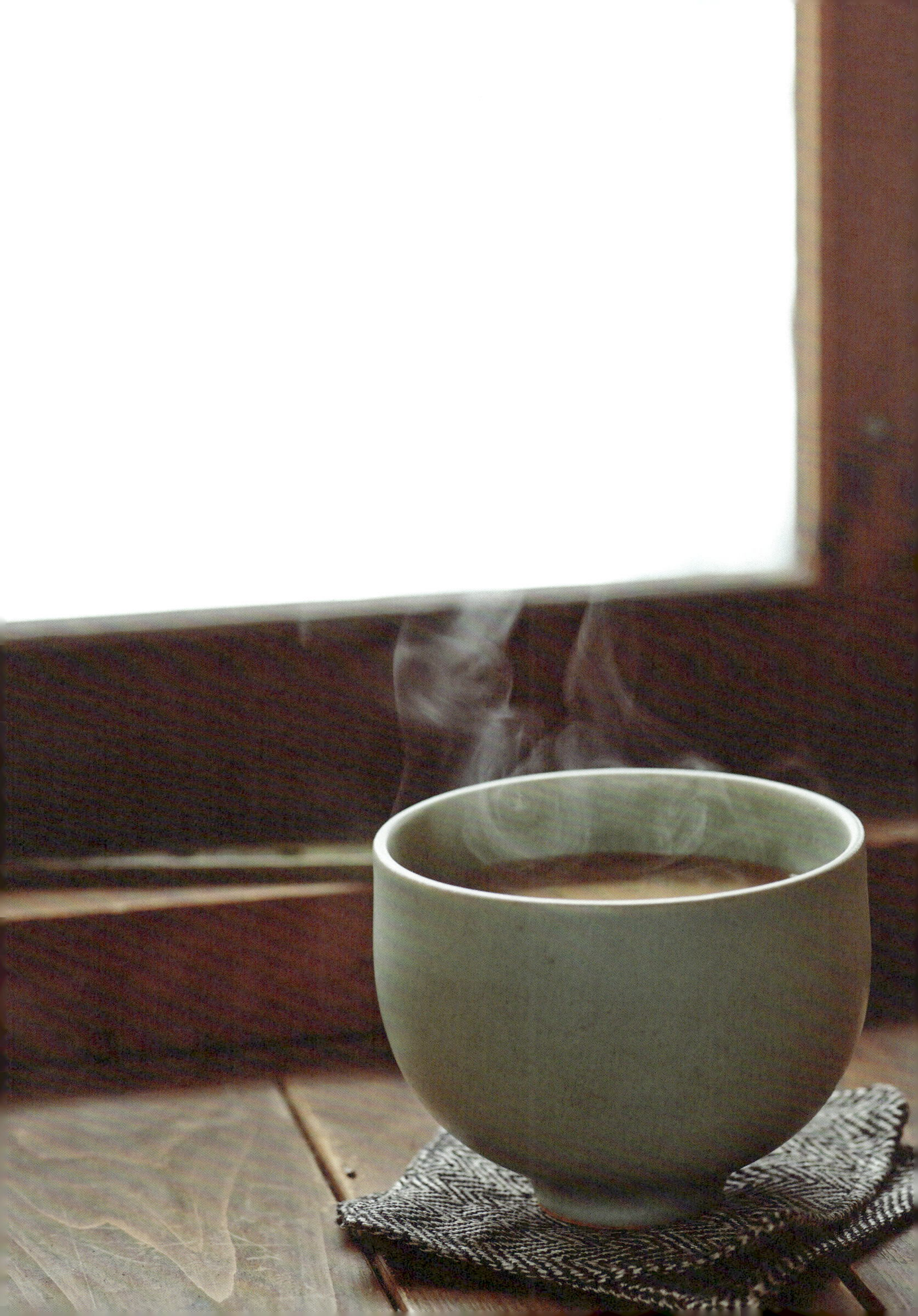

ジャムの壺から

　その小屋は、いつも通る散歩道の途中にありました。幼い頃、庭先にあった祖父の隠れ家のようです。手を入れ、風を通して、焼きものの工房にすることができたらと、持ち主を訪ねました。大家さんは大きなトラクターも動かす凜々しい女性。入植した時にご主人と建てた思い出の家で、天井は囲炉裏の煤で染まり、板一枚の壁に冬は頬かむりをして休んだと言います。筆舌に尽くせない苦労の日々を微笑みながら語る人。この家を見つけられたことが嬉しく、ここに根を下ろして生きてゆくと改めて心に決めました。

　土地の土を混ぜ、釉薬を作り、火をくぐらせて器が生まれる。北鎌倉で学んだ陶芸を草の香りの中で始めました。夫は学生時代からの夢だった弓道場を開きました。それでも収入はまだ少なく、母たちには随分と助けられました。暮らしがたつには程遠いものでした。

　お金も仕事もない私は、二人の息子たちと毎日、野や森を歩きました。蓼科の自然は食材、入浴剤、化粧水などが手に入るお金のいらないスーパーマーケット、私の新しい学び舎でした。先生は『学生版　牧野日本植物図鑑』、軽くて価格も手頃、信頼のできる一冊です。モノクロのイラストで植物を見分けるのはなかなか難しく、毒のある実を口に入れ、美味しくなくて吐き出したり、今思えば冒険でした。

自然の中で植物に触れるうちに、都会のベランダでうまく育てられなかったハーブを、広い空と土に委ねてみようと思いたちました。緑たちはのびのびと香り高く育ってゆきました。物語と使い方をもっと知りたくて、分厚い洋書も辞書を引きながら読みました。子供たちの眠った後や早朝に、まだ見ぬ土地と薬草に思いを馳せたものです。憧れた陶芸工房を閉めてハーブショップにするほど、それは魅力的だったのです。

草木との会話に言葉はいりません。一日、誰とも会わない、話さないこともありました。自然いっぱいの暮らしは満ち足りたもののはずでしたが、久しぶりに友人が訪ねてきた時、私は自分の言葉が貧しくなったことに気づきました。本好き、映画好きの私はいつだって、文字と言葉に励まされ、笑い、泣いたものだったのに。言葉は人が発し、紡ぐもの。人も自然も、私にとって大切なものと気づきました。どちらが欠けていても、人生は味気ない。二つの織りなす日々こそ、私の必要としていたものでした。

青山アップル亭ではさまざまの職業を持つ人がテーブルを囲み、お酒を酌みかわしました。そこは果物たちを投げ入れたジャムの壺のよう。混ぜあわされ、得も言われぬ味と香りを漂わせ、ひととき元気を取り戻す場所でした。

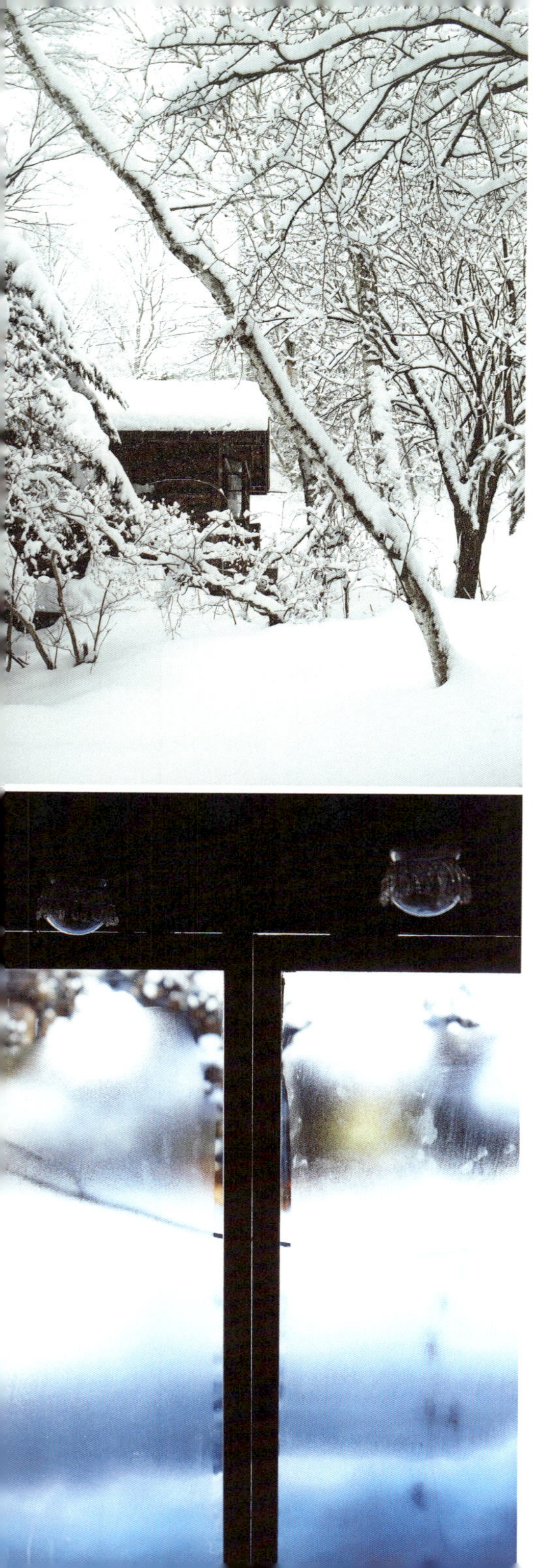

今、蓼科のハーブショップには、人だけでなくリスも小鳥も来ます。お酒はハーブティーになりました。ここは自分と人を支える手だてを探し、呼吸を整える場所です。私の手に入れたものは、日ごと味わうジャムの壷から、想いと時間の作り上げた蒸留酒の壷に変わりました。時に揺られ抱かれ守られて、暮らしをたてるのに40年近くかかりました。

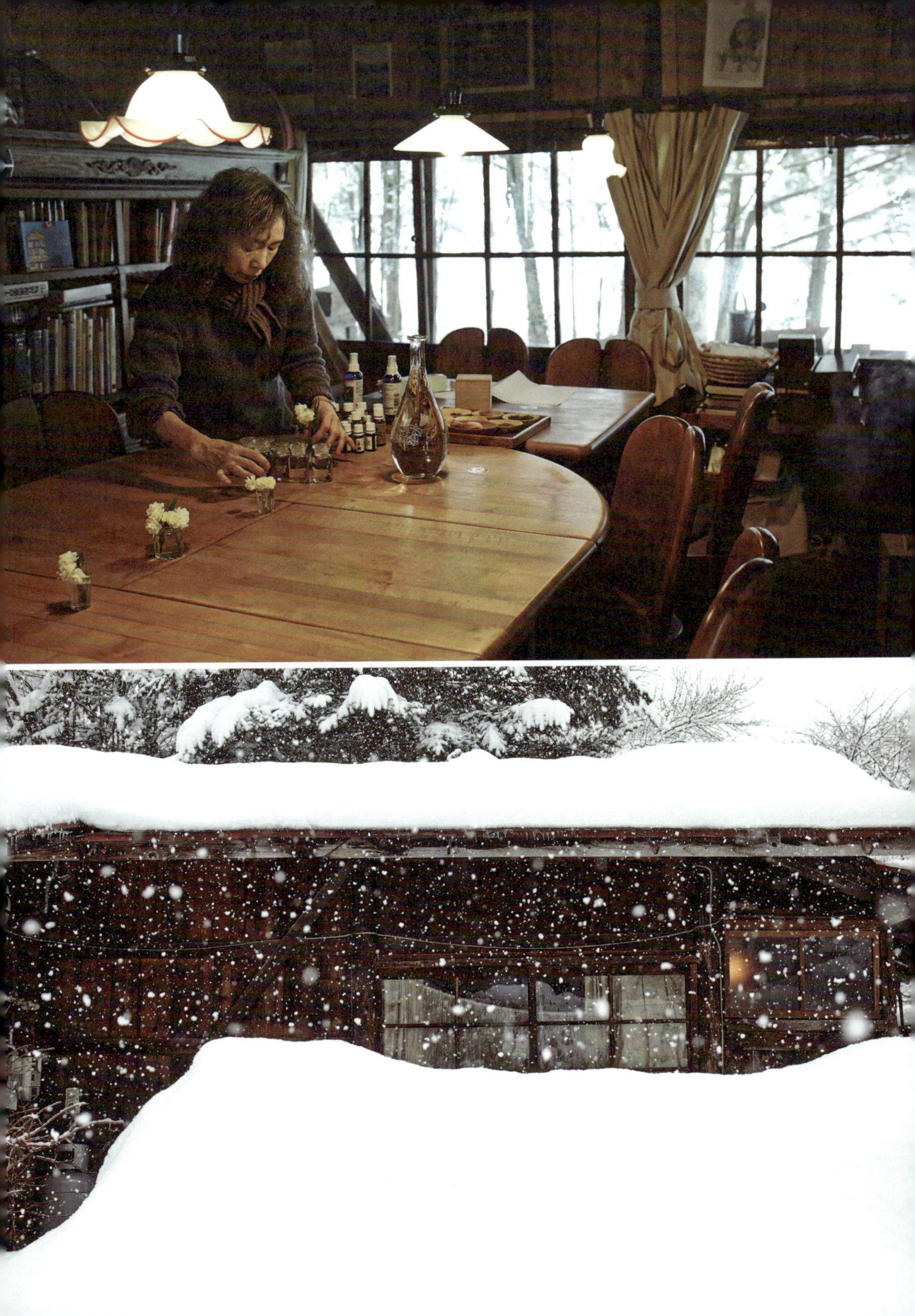

ここにしかないもの

　からんと扉の鈴が鳴って、お客様が見えました。冬も休まずに続けてきて良かったと思う時です。開店当時は夏でさえ、訪れる人は僅かでした。別荘地に隣接した小さな店は、観光情報誌に載ることもありません。インターネットもない時代です。

　量り売りもできるようにとガラス瓶にたっぷりのハーブを用意しましたが、そう売れるものではありません。ハーブティーはハブ茶かと言われ、東京でも売っているのかと聞かれるたびに、ここでしか買えないものを作ろうと誓いました。蓼科で育てられた瞳と舌が頼りです。どこにもないオリジナルティーを作ることから始めました。お客様が窓辺に見えると熱いお茶を用意して、どうか気に入って下さいますようにと湯気のたつカップを差し出したものです。

　静かにゆっくりと、ここで生まれたブレンドティーは人を呼ぶようになりました。わざわざ足を運び、飲み続けて下さる方々から学んだのは、美味しく飲むお茶は心と身体を幸せにするということでした。私のレシピノートも、喜びと共に厚くなりました。

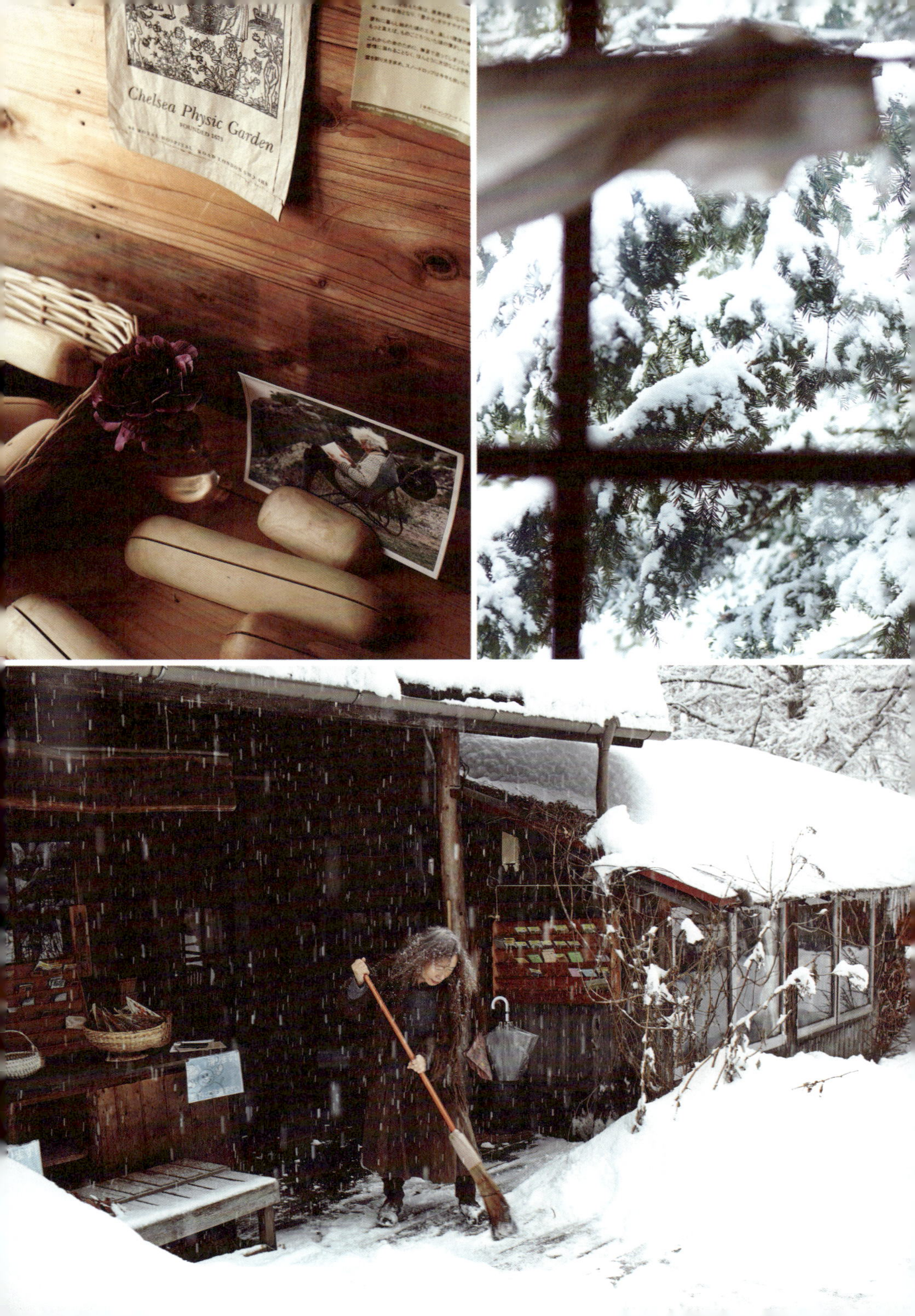
Chelsea Physic Garden

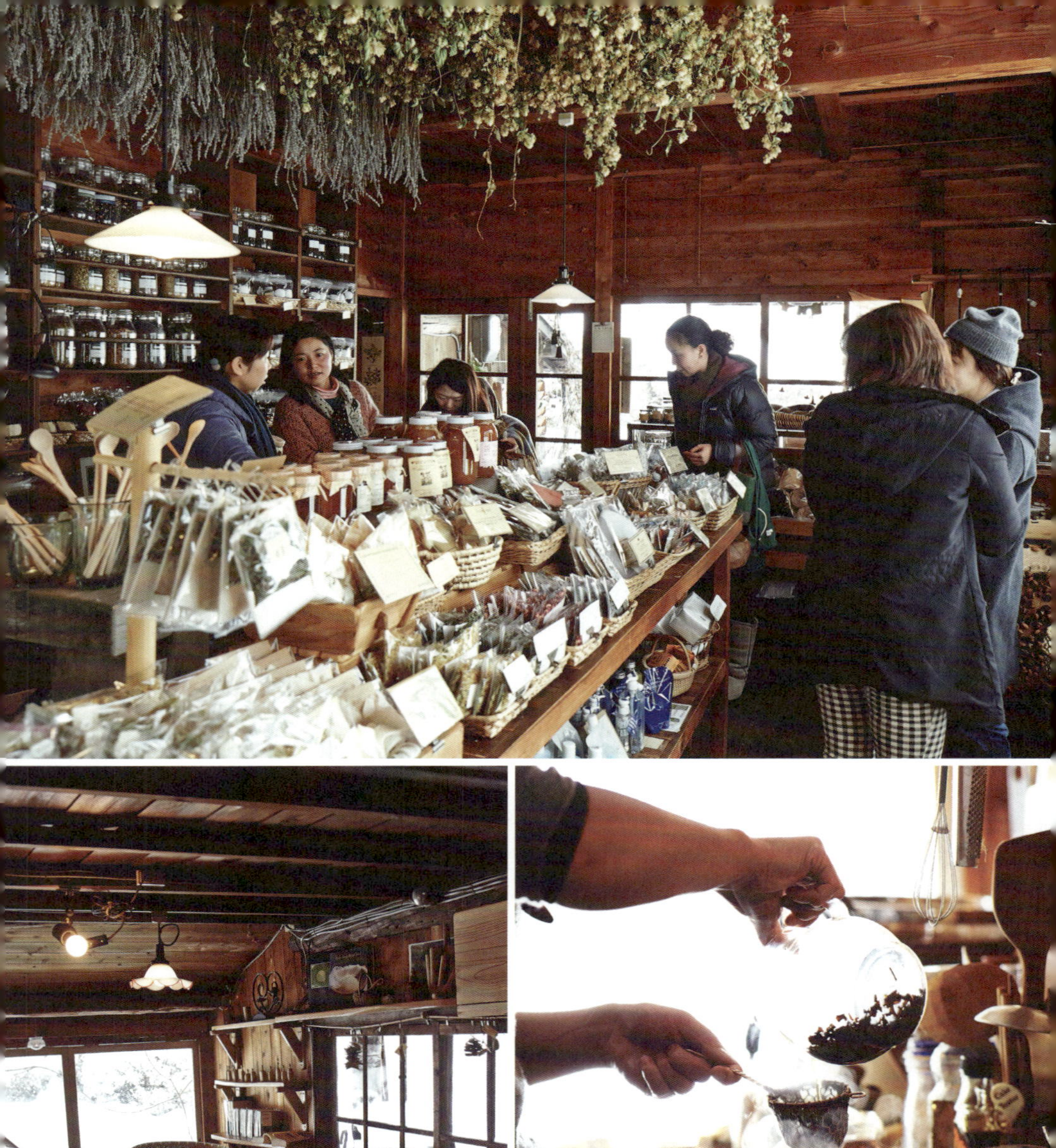
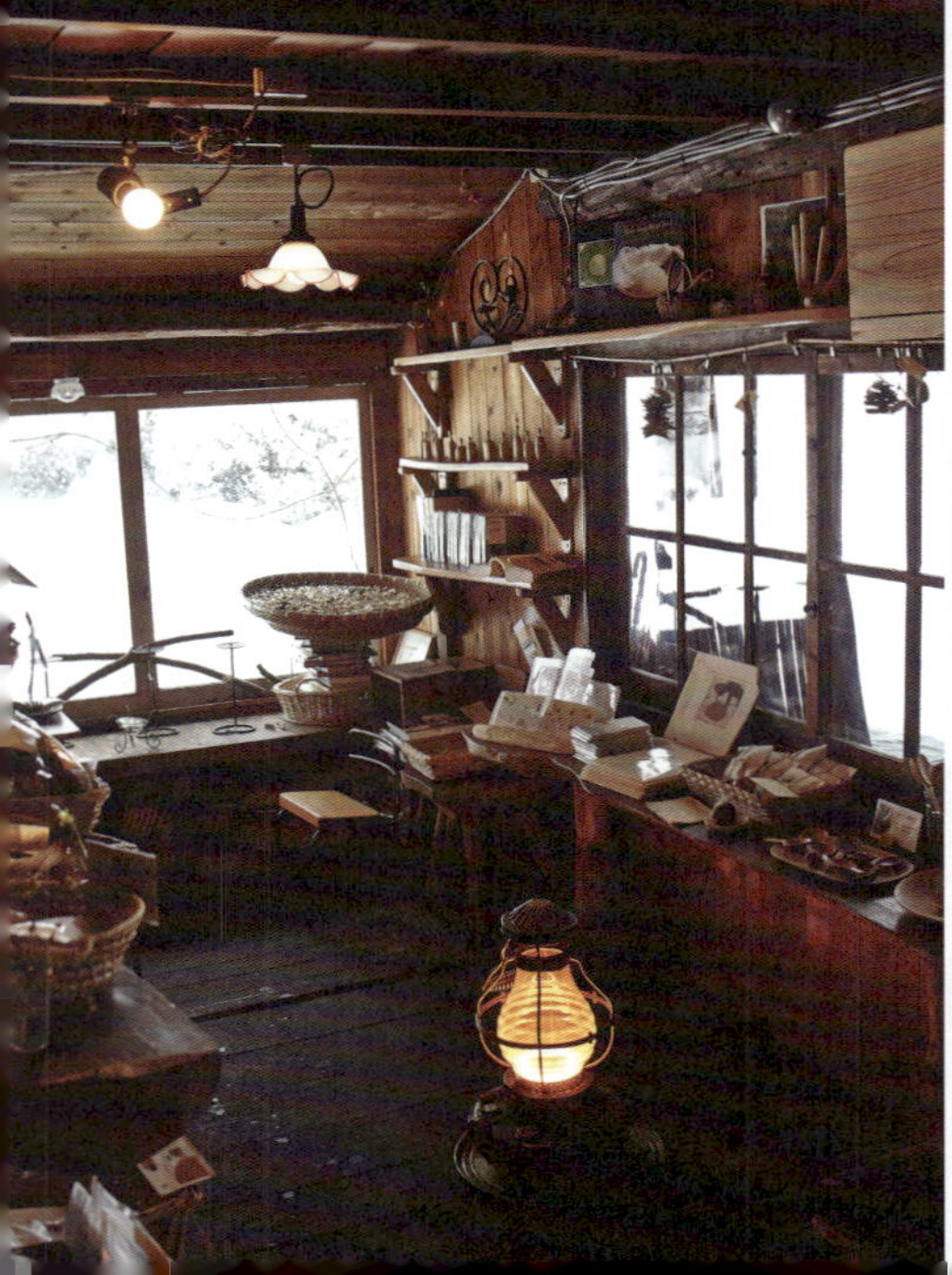
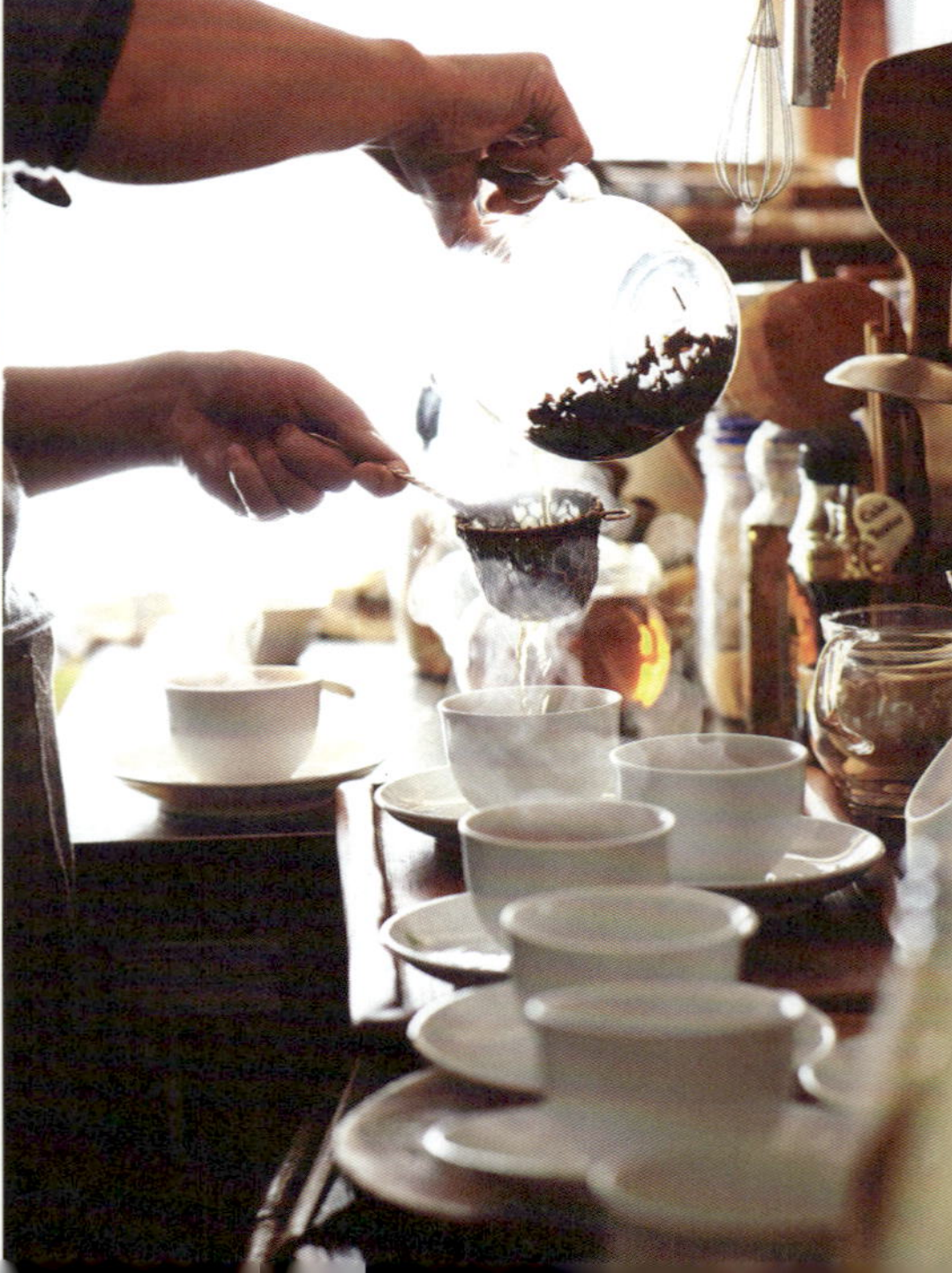

ショップに入ると多くの方が「この香りは何ですか」と尋ねます。「この香りが欲しいのですが」ともよく言われます。天井にハーブが干され、アロマポットも香りをたてているのですが、それだけではない、深くて心地よい香りです。これは長い時間が作り、混ぜあわせた香り。ここでしか味わえないもの、見えないものは量り売りができないのです。

ハーバルノートの最初のおもてなしは、一杯のお茶とこの空気です。棚には裏山で採れた蜂蜜、木や陶の器、芳香蒸留水に離島の塩。作り手のわかるもの、縁あって手にしたものには、それぞれに物語があります。どうぞ手に取って下さい。あなたの手から伝わるものがきっとありますから。

そろそろ閉店の時間。その日の茶殻を撒いて、床を掃きましょう。粉雪が舞い始めました。おやすみなさい。明日いらっしゃるあなたのための香りも眠りにつきました。

デヴォンの想い出
シンプルな蜜ろうとバラのスキンクリーム

30年前、英国のマナーハウスの売店で手書きのラベルを貼ったクリームを見つけました。手にした時からこれを作る人、作られた場所を知りたいと願い、ようやく次の年にデヴォン州の小さな村外れにあるハニーファームを訪ねました。

工房の目の前はムーア(ヒースなどに覆われたイングランドの原野)が広がっています。ここで仕事と暮らしを続けてきたご夫婦は、素朴で穏やかな人柄でした。クリームの材料は自家製の蜜ろうと湧き水。すべてはムーアの恵みです。レシピを知る必要はありません。人と空気が作り出すものは、ここだけのもの。

私も蓼科の蜜ろうと、南アルプスの水から生まれたバラ水でクリームを作りました。それは滑らかで上等の手触りです。今では多くの方に愛される、うちの定番レシピです。

蜜ろうとバラのスキンクリーム(約40mℓ)

蜜ろう……4g(小さじ1)
ローズウォーター……8g(小さじ2)
ホホバ油……20～24g(小さじ5～6)
ホウ砂……指先でひとつまみ

＊ローズウォーターの代わりに精製水やミネラルウォーターを、ホホバ油を他の植物油に変えても結構です。ホウ砂は水と油を乳化させるために使います。薬局でお求め下さい。

作り方

1. 蜜ろうを刻んで鍋に入れ、湯煎にかけて溶かす。湯煎は3まで続ける。
2. ローズウォーター、ホホバ油の順にそれぞれ少量ずつ加え、よくかき混ぜる。
3. ホウ砂を加え、溶けるまでよくかき混ぜる。
4. 材料の入った鍋を、冷水を入れたボウルで冷やし、空気を入れながら手早くかき混ぜる。ふわりとしたら出来上がり。

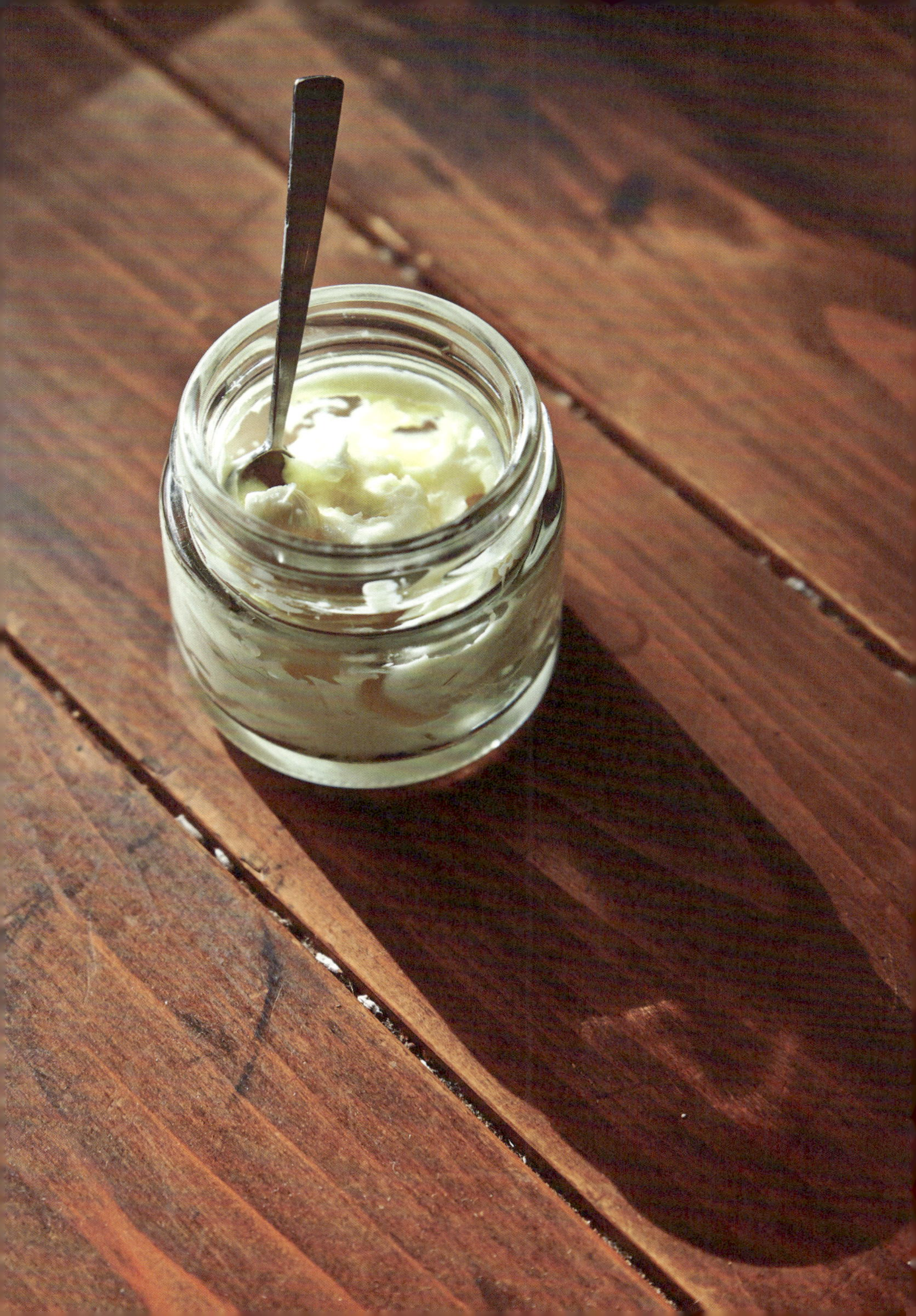

時間という揺籃

間もなく春がやってきます。厳しい冬があるからこそ、次の春がある。自然の作ったメトロノームは、私の肩に手を置いて「ゆっくり」と言ってくれます。四季を重ね、年を重ねることで、私は自分に少しだけ丁寧になったような気がします。ひとつの場所に暮らし続けることで見えたものは、宝ものになりました。

私たちひとりひとりの命の持ち時間はわかりませんが、あなたが私より若かったら、目の前の日々に心して触れて下さい。あなたが私より年上だったら、時間は誠実な友となるでしょう。今日を明日を共に笑い、たっぷりのユーモアもお忘れなく。

一杯お茶を飲んだら庭に出ましょうか。しばらくすると、頭に雪をのせた愛らしいスノードロップが顔を出します。小さな花の球根や種たちも息を潜めているはずです。空気が冷たくて美味しいでしょう。私は、時間が育てた庭が好きです。木々の葉は地上に舞い降り、土を豊かにします。雑草と呼ばれる草が土を耕し、乾きを防ぎます。少しだけ手を添える、そういう庭を育ててきたつもりでしたが、育てられてもいたようです。不得手だったベラン

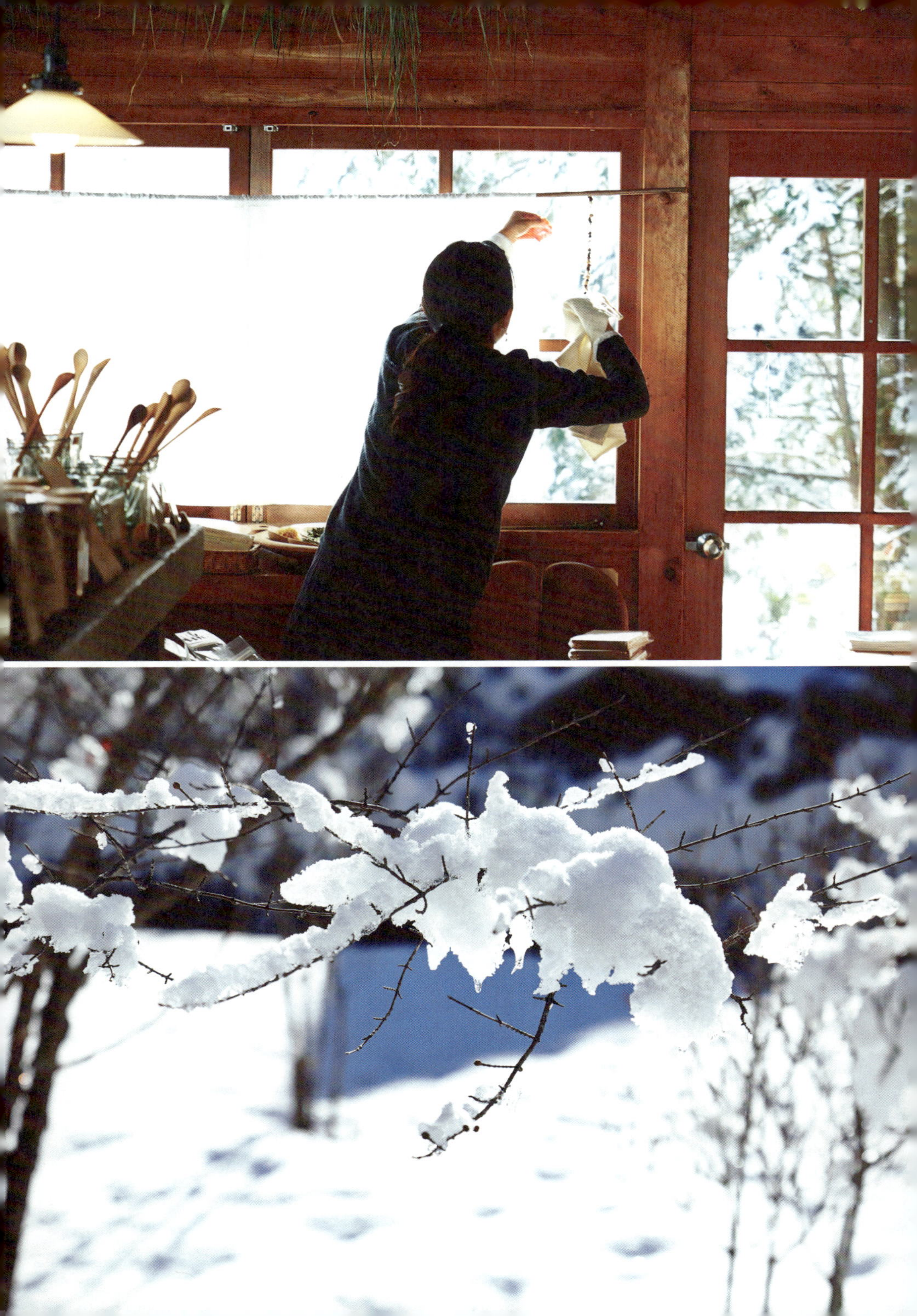

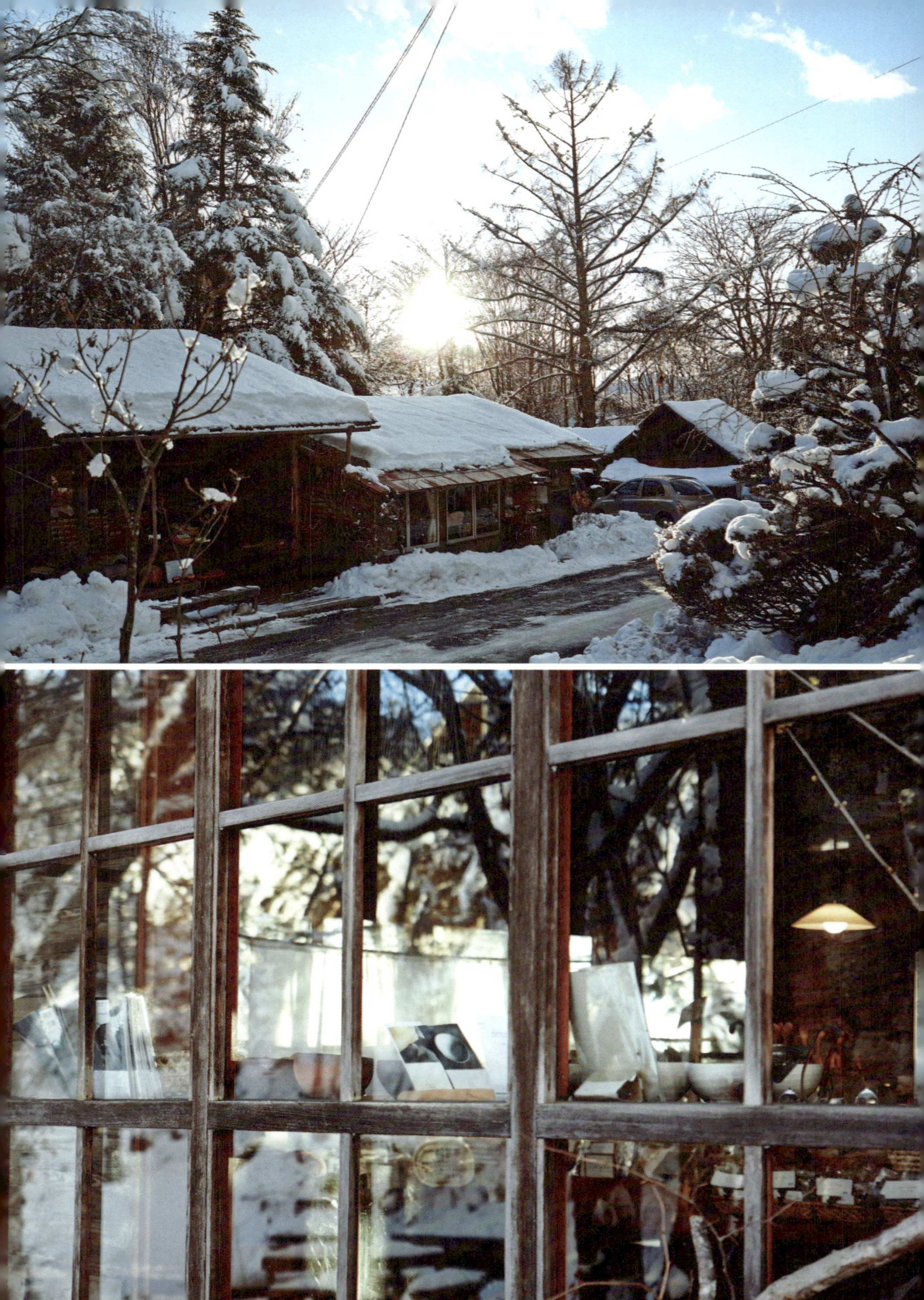

ダの植物たちとも、今は大の仲よしです。

ここには緑の音楽が流れています。しばらく耳を澄ませましょう。胸の鼓動がリズムを刻み、私たちの身の内にある音感が戻ってきます。一緒に四季を歩きましょう。

窓辺のつららが光の中で溶け始めました。春の音がします。

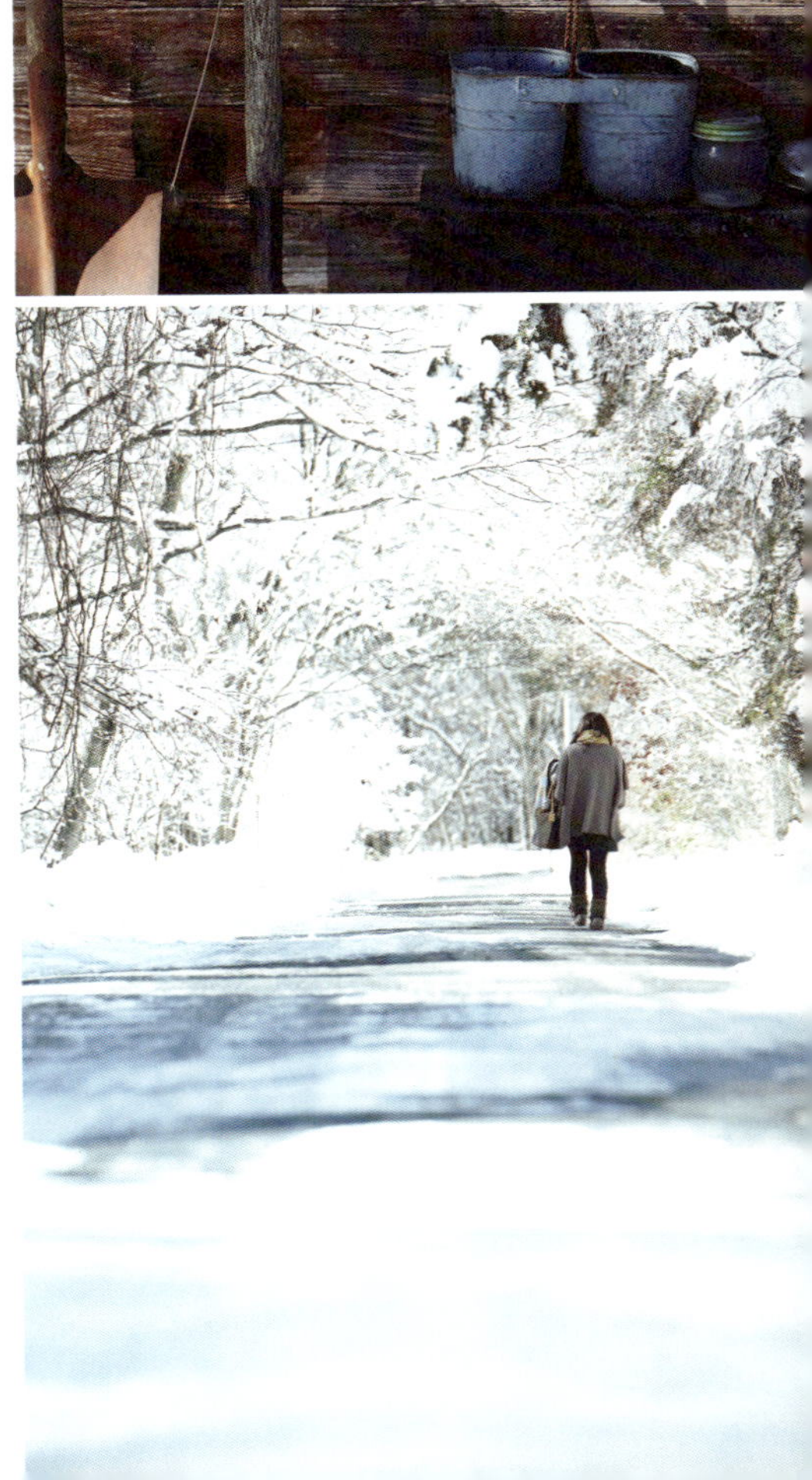

命の足場を草の上に　ハーブとアロマテラピー　2つの手だて❶

ハーブという美しい草

ハーブは、健やかな命を支えるために人々に選ばれ、愛され、生き続けてきました。時の洗礼を受けてきたことが、私の信頼を寄せる理由のひとつです。蓼科の生活は、この伝承を試してみる時間でした。庭のミントを紅茶に浮かべ、ジャーマン・カモミールの飛んでしまいそうなほどの小さな種を播き、初めての花に触れた感動は今も鮮やかです。本の中の植物たちが瑞々しく匂いたち、目の前に現れました。見るほどに繊細で美しく、頼もしい草たちは、私の台所を、薬箱の中身を、生き方さえも変えてゆきました。

ハーブの使い方は幅広く、奥深いものです。中でも「お茶」は、誰もが必ず飲むものです。特にハーブティーは口から鼻に抜ける香りと味を楽しみ、喉を通り消化器に入る、密やかで優しい手当てです。たくさんのハーブをひとつひとつ味わい、伝統の組み合わせを参考にしながら、日常にふさわしいお茶になるよう混ぜあわせ、何度も何度も飲み比べました。美味しいハーブティーは、私の自慢です。

さあ、ご自分のために、大切な人のために、ゆっくりとお茶をいれて下さい。きっと心は穏やかになって、静かな喜びに満たされてくるはずです。植物がお湯の中で香りと共に踊り、美しい姿を見せます。ひと匙のお茶は確かな薬用効果と共に、あなたを懐かしい野や森へと連れてゆくでしょう。

ハーブを常備するには、乾燥したものが最良です。まずお勧めするのはジャーマン・カモミール、レモンバーム、リンデンフラワーです。どれも刺激がなく、穏やかな味と香りです。乳幼児からお年を召した方まで、どなたにも使えて、組み合わせと量を変えれば、家庭の様々な場面でファーストエイドとなるでしょう。

加えると、さらに美しく効果的なものを選びました。タイム、ペパーミント、レッドローズ、レモンバーベナ、レモングラス、エルダーフラワー、マローブルー、ポットマリーゴールド、オレンジピールです。薬用効果の高いものも、味を良くするものも入っています。このほかにも様々の役立つハーブがありますから、あなたの身体に耳を傾けて、どうぞ必要なものを見つけて下さい。

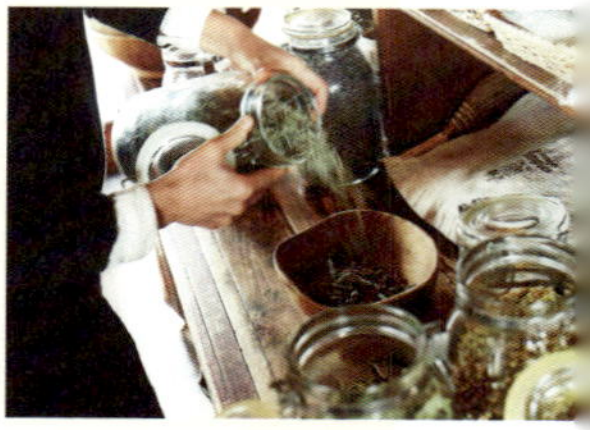

基本のドライハーブ12種

ファーストエイドの3種類に加えて、9種類をご紹介します。組み合わせで利用の幅が広がります。

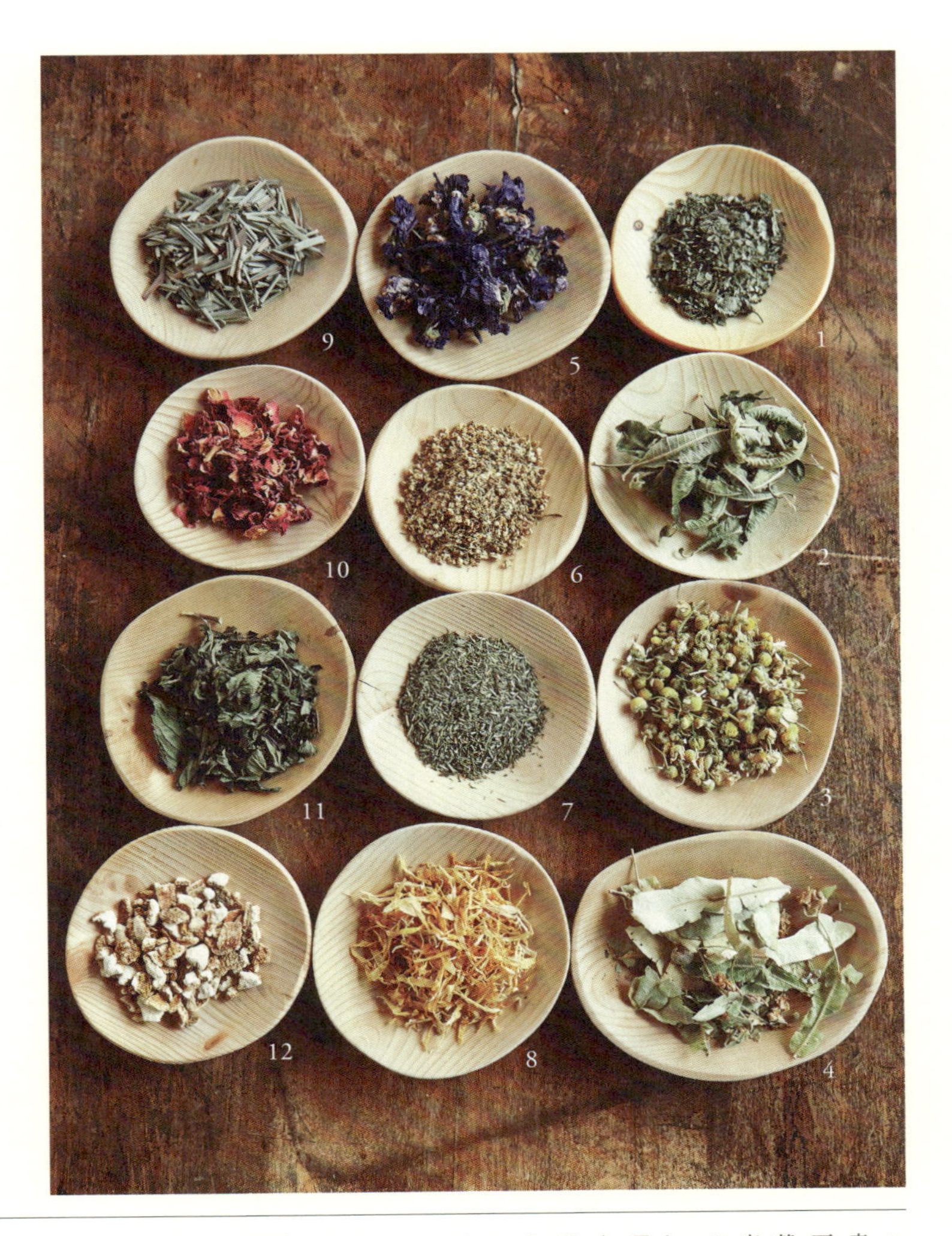

ジャーマン・カモミール ❸
Matricaria recutita
カミツレ・キク科・一年草

ヨーロッパの伝統的な家庭の常備ハーブです。学名に「子宮」という意味を持つ、女性と子供のための花、万能ハーブです。抗炎症、鎮痛、鎮静、鎮痙作用があります。お茶は腹痛、生理痛、不眠に。日焼けの手当て、洗顔のローションに。

レモンバーム ❶
Melissa officinalis
セイヨウヤマハッカ・シソ科・多年草

記憶を高め、消化促進、発汗、鎮静作用のある優しいハーブです。特にストレスから起こる胃炎に。風邪、不眠、気分の落ち込んだ時の一杯のお茶はおすすめです。ジャーマン・カモミールとあわせて就寝前に。ペパーミントとあわせて消化促進に。

リンデンフラワー ❹
Tilia cordata
フユボダイジュ・シナノキ科・落葉高木

クリーム色の花のお茶は穏やかな効果を持ち、万人に向くハーブです。特に神経をリラックスさせ、消化を助け、発汗、利尿、去痰、血圧降下作用もあります。柔らかな味はブレンドしやすく常備したいハーブのひとつです。ペパーミントとあわせて夏の消化不良に。レモンバームとあわせて眠れぬ夜に。マローとあわせて美白のお茶に。

タイム ⑦
Thymus vulgaris
タチジャコウソウ・シソ科・常緑小低木

野生の力をたっぷりと持った薬草。蜜蜂が好む花。防腐、殺菌、去痰、消化促進の効果があります。マローとあわせて風邪、喉の痛みに。便秘にはバジルとあわせたお茶を。料理に使えば、日々の健康維持に役立ちます。

ペパーミント ⑪
Mentha × piperita
シソ科・多年草

すっきりとした味と香りは食べ過ぎ・飲み過ぎ、消化器の不調に。強壮、鎮痛、発汗、殺菌、解毒作用があります。身体の疲れにはレモンバーベナとあわせたお茶を。

レッドローズ ⑩
Rosa gallica ／ Rosa officinalis
バラ科・落葉低木

薬屋さんのバラと呼ばれる薬用種。収れん、強壮、殺菌、抗炎症、消化促進など幅広い作用を持ちます。ラズベリーリーフとジャーマン・カモミールのブレンドティーはＰＭＳを和らげます。シナモンとあわせて夏の冷えから守るお茶を。疲れやすい人にはローズマリーとのお茶を。

レモンバーベナ ②
Aloysia citriodora
コウスイボク・クマツヅラ科・灌木

レモンのような香りの葉は、お茶として人気が高い。レッドローズ、ペパーミントとあわせて元気のお茶を。飲料水に一枚入れると清涼感が出ます。アイスティーも美味です。

レモングラス ⑨
Cymbopogon citratus
イネ科・多年草

東南アジアなどでは一般的なハーブです。レモン様の香りはハーブティーに加えると飲みやすくなります。消化を助け、発汗を促し、身体の流れを良くするといわれます。エスニック料理の香味としても使われます。

エルダーフラワー ⑥
Sambucus nigra　セイヨウニワトコ・スイカズラ科・落葉低木

発汗を促し、体内のクレンジング効果があります。呼吸器の炎症を鎮めます。花粉症のブレンドに加えます。

マローブルー ⑤
Malva sylvestris
ウスベニアオイ・アオイ科・多年草

レモンのスライスを入れると紫からピンクに変わるお茶として人気。抗炎症、収れん、緩下作用、粘膜の炎症を鎮める力があります。喉の痛みにはタイムとあわせたお茶を。ジャーマン・カモミール、リンデンとあわせて美白のお茶やローションに。

ポットマリーゴールド ⑧
Calendula officinalis
キンセンカ・キク科・一年草

別名カレンデュラ。ハーブティーは消化を助け、肝臓の調子を整える働きがあり、花びらのオイル漬けは火傷や皮膚の回復に役立ちます。

オレンジピール ⑫
Citras aurantium ／
Citrus sinensis　ミカン科

オレンジの果皮を小さく刻んで乾燥させたものです。香りは甘く爽やかで、ハーブティーに加えると味を調えてくれます。酸味はありません。消化を助けます。

風邪の時のブレンドティー

30年も前のこと。私の二人の息子は、いつもリンデンとカモミールが風邪のお薬でした。このお茶は免疫を上げ、抗菌力もあり、身体の巡りを良くします。汗もかくでしょう。ふーふーと熱いお茶を飲めば、身体が楽になります。お布団にもぐってぐっすり眠って下さい。

ブレンド
ジャーマン・カモミール、リンデンフラワー、ペパーミント、エルダーフラワー、タイム…各小さじ½（合計約３g）

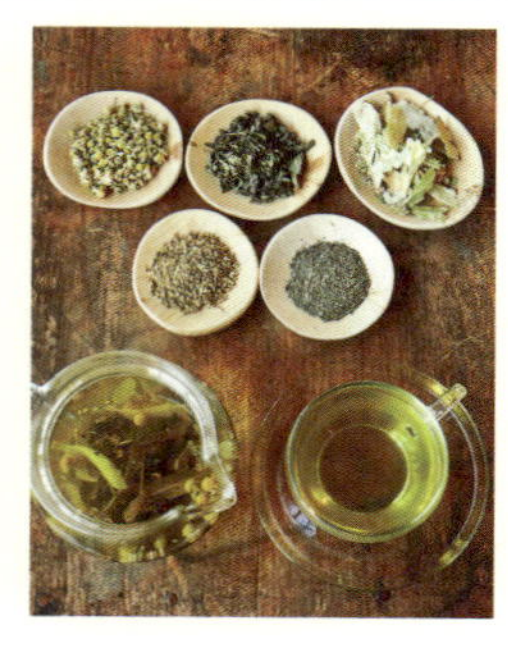

ハーブティーのいれ方

２００㎖の沸かしたてのお湯に、約３gのドライハーブが目安ですが、ひとさじ、ひとつまみ、ひとにぎり、あなたの身体でおおらかに量るのが大事です。必ずふたをして蒸らします。浸出時間は４〜５分。実や種、木の皮などが混ざれば、もう少し浸出時間がかかります。出にくいものは刻むこともあります。煎じることもあれば、ブレンドであれば、二杯目の味わいや薬用効果も試してみて下さい。

芳香療法の世界へ

ハーブ畑を渡る風、かごいっぱいのミント、ひと枝のバジル。ひと粒のラベンダーの蕾にさえ、私は癒されてきました。ハーブは姿も薬用効果も魅力ですが、何より香りが時代を超えて人々に愛されてきたのは間違いありません。その香りのスピリットをこの手に捕まえたい、知りたいと思いました。夫とその親友が集めたたくさんの精油（エッセンシャル・オイル）を、蓼科の大地で暮らした私の鼻で嗅ぎました。この中に、透きとおって、畑を思わせる豊かな香りをひとつ見つけました。

その精油を携えて、ベルギーの薬剤師、ドミニック・ボドゥー氏は一九九四年に初めて日本にやってきました。まだ春浅き蓼科で、うっすらと雪をのせたタイムの枝を嗅ぎながら、その土地の光と環境が植物の香りを変えることを心をこめて話してくれました。化学成分と薬用効果のみを重んじると思われた薬剤師が、森羅万象の作り出す香り、植物の命の不思議を信じていることに、私は感銘を受けました。以来20年、私も同じ想いで芳香植物に触れています。

アロマテラピーは「芳香療法」と訳されています。香りの植物から採油した精油を用いた手当てです。森羅万象の生み出した香りの植物を野から集め、育て、丁寧に蒸留して何も加えず、何も引かず瓶に詰め、分析をする一連の作業は、人の手に委ねられています。自然と人とが正直に関わって生まれた精油は妙薬となります。鼻を通して香りは人間の本能に語りかけ、記憶と感情へとまっすぐに届くといいます。皮膚を通して、血流やリンパの流れに乗って、植物の薬理効果が身体中を巡ります。

例えばハーブティーは、植物の持つすべての薬用効果を利用しますが、精油は香りの成分に限ってのすべてを利用します。一杯のハーブティーに比べて、一滴の精油を採るためにはたくさんの植物が必要です。ですから、品質の確かな精油を選び、手当てにはよりふさわしい精油を適切な濃度で大切に使ってほしいのです。

初めて精油を手にした時から20年、私がしてきたことは、植物に、人の心と身体に学び触れること、力となる精油を見つけ、禁忌を知るために化学を学ぶことでした。それは深い森に分け入るような冒険の喜びと心地よさでした。ハーブもアロマテラピーもあなたが思っている以上に役立つ手だてで、自然療法の中でも幸せな技です。瓶の中から立ち昇る香気はきっとあなたに、御用は何ですかと問いかけるでしょう。アラジンの魔法のランプのように。その時、必要なものはこれ、と言うことができたなら、あなたは自分にも人にも、役立つ人になるはずです。

基本の精油10種

あなたの緑の薬箱に置く精油は、次の10種類をおすすめします。植物油などに混ぜあわせて使います。

ラベンダー・アングスティフォリア
Lavandula angustifolia
シソ科　蒸留部位：花穂
緑の薬箱の最初の一本です。痛みを和らげ、傷を癒し、眠りを誘います。幼児からお年寄りまで使える優しい精油です。

ユーカリ・ラディアタ
Eucalyptus radiata
フトモモ科　蒸留部位：葉
咳を鎮め、痰を切ります。花粉症、インフルエンザなどの予防、緩和に役立ちます。ユーカリの中でも安心して使用できるタイプです。

ティートゥリー
Melaleuca alternifolia
フトモモ科　蒸留部位：葉
芳香療法のスターと呼ばれ、世界中で使われています。免疫を調整し、抗感染作用に優れています。呼吸器

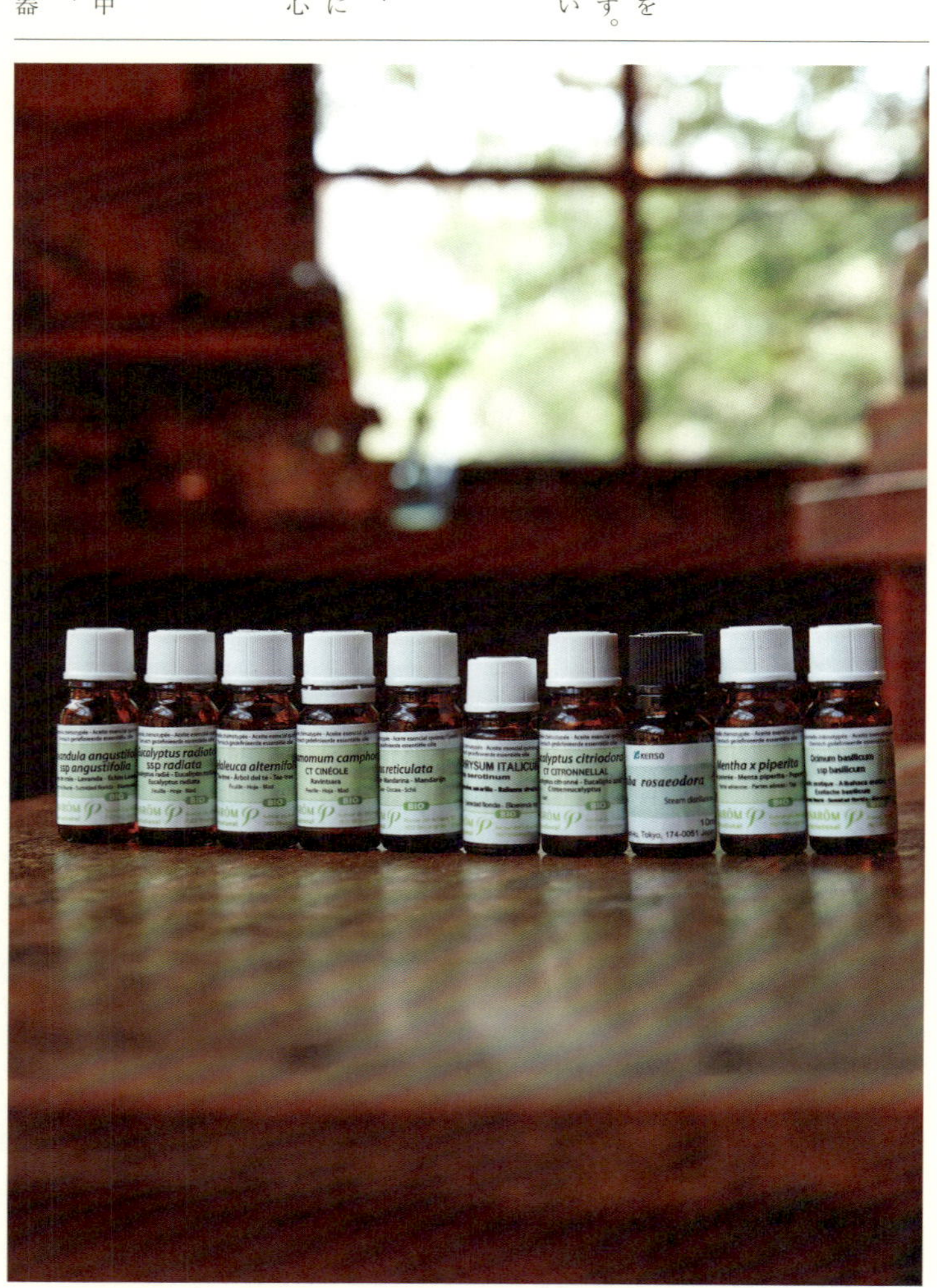

系、口腔、消化器、皮膚、咽頭など、幅広く利用されています。

ラヴィンツァラ
Cinnamomum camphora
クスノキ科　蒸留部位：葉付き小枝

ラベンダー・アングスティフォリアと並ぶ、万能薬です。毒性がなく、どなたにも使えます。ウィルスや菌にも強く、肝臓を保護し、安眠を誘います。

マンダリン
Citrus reticulata
ミカン科　蒸留部位：果皮

甘いみかんの香りは不安を鎮め、眠りを誘います。鬱、子供の夜泣きにも役立ちます。

ヘリクリサム
Helichrysum italicum
キク科　蒸留部位：花と茎葉

太陽の精油、精油の宝石といわれます。卓越した血腫抑制作用があり、打撲、捻挫に即効性があります。傷跡、皮膚の老化にも役立ちます。

ユーカリ・レモン
Eucalyptus citriodora
フトモモ科　蒸留部位：葉

炎症を鎮め、痛みを和らげます。肩こり、関節炎、腰痛に。蚊除けの効果もあります。

ローズウッド
Aniba rosaeodora
クスノキ科　蒸留部位：木部

ウィルスや菌に強い、優しい精油です。皮膚疾患、肺疾患、美容、小児の気管支炎に役立ちます。

ペパーミント
Mentha×piperita
シソ科　蒸留部位：全草

強壮刺激作用、鎮痛作用があり、頭痛、消化器の不調、鼻炎などにと、ブレンドは多様です。ただし、乳幼児、妊産婦、授乳中の女性、てんかんや高血圧の方には使用しません。

バジル
Ocimum basilicum
シソ科　蒸留部位：花と茎葉

胃痛、生理痛、筋肉痛の症状を和らげ、様々の痙攣を鎮めます。自律神経の調整、消化促進作用もあります。

風邪の時のブレンドオイル

ティートゥリーはウィルスや菌に強く、弱った身体を元気づけます。ユーカリ・ラディアタは喉の炎症を鎮め、咳や痰を緩和します。ラヴィンツァラには優れた抗ウィルス作用と安眠作用があり、身体を休ませることができます。3つの精油をあわせれば、安全で最強のチームです。

精油には即効性があります。じっくりと効いてくるハーブティーも捨てがたいものです。両方を使うのも良いし、場面に応じて試してみると身体が憶えていきます。

ブレンド(5%濃度)

精油　ティートゥリー…4滴
精油　ユーカリ・ラディアタ…4滴
精油　ラヴィンツァラ…2滴
植物油　ホホバ油…10㎖
※1滴＝0・05㎖

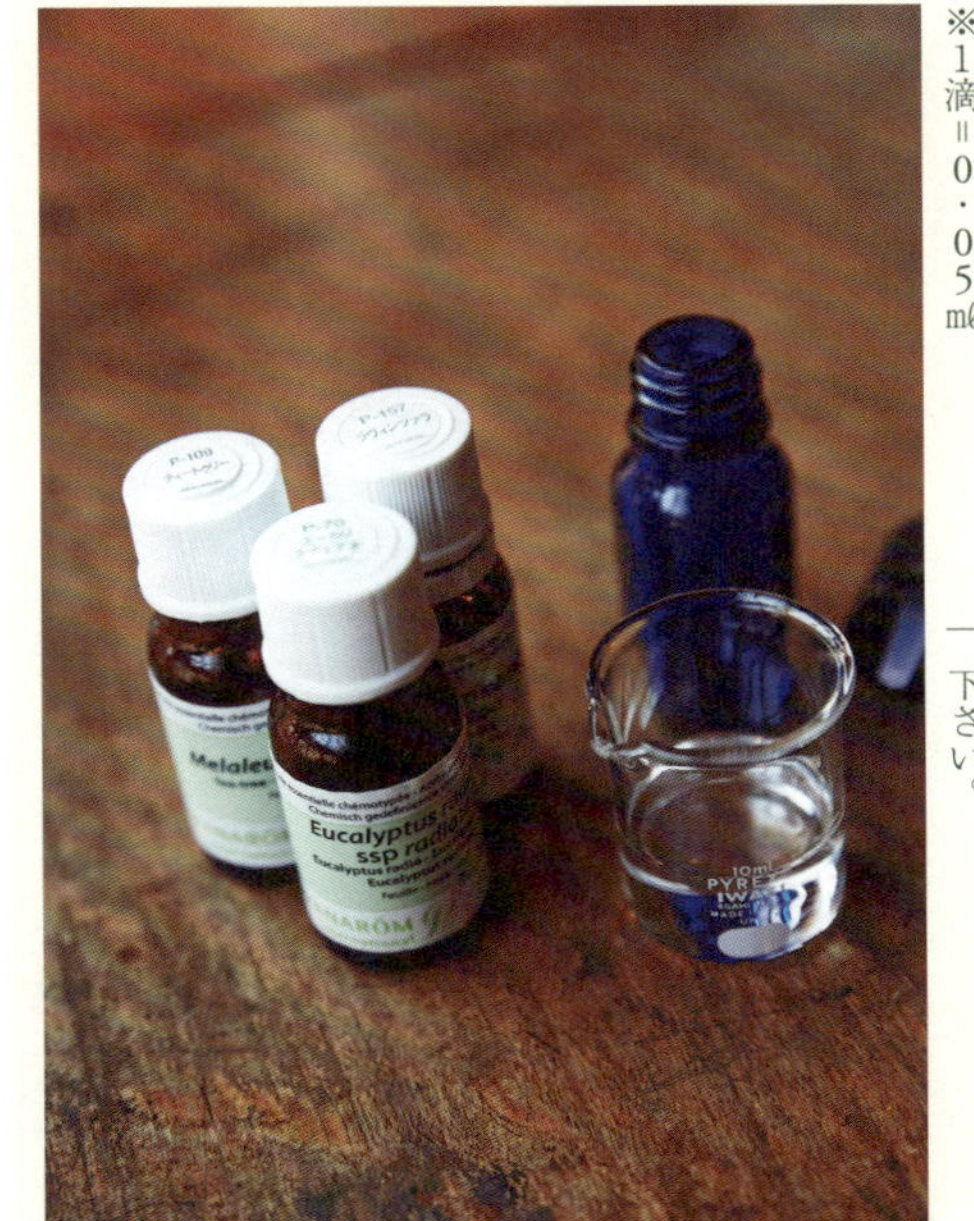

作り方・使い方

ホホバ油に精油を滴下して混ぜます。3～4時間ごとに一度、胸や手首に4～5滴を塗布します。5歳くらいからの小児に使う場合には、ホホバ油を20㎖にします。より小さな幼児には、小児用ブレンドを半分ほどの量で塗って、様子を見ながらお試し下さい。

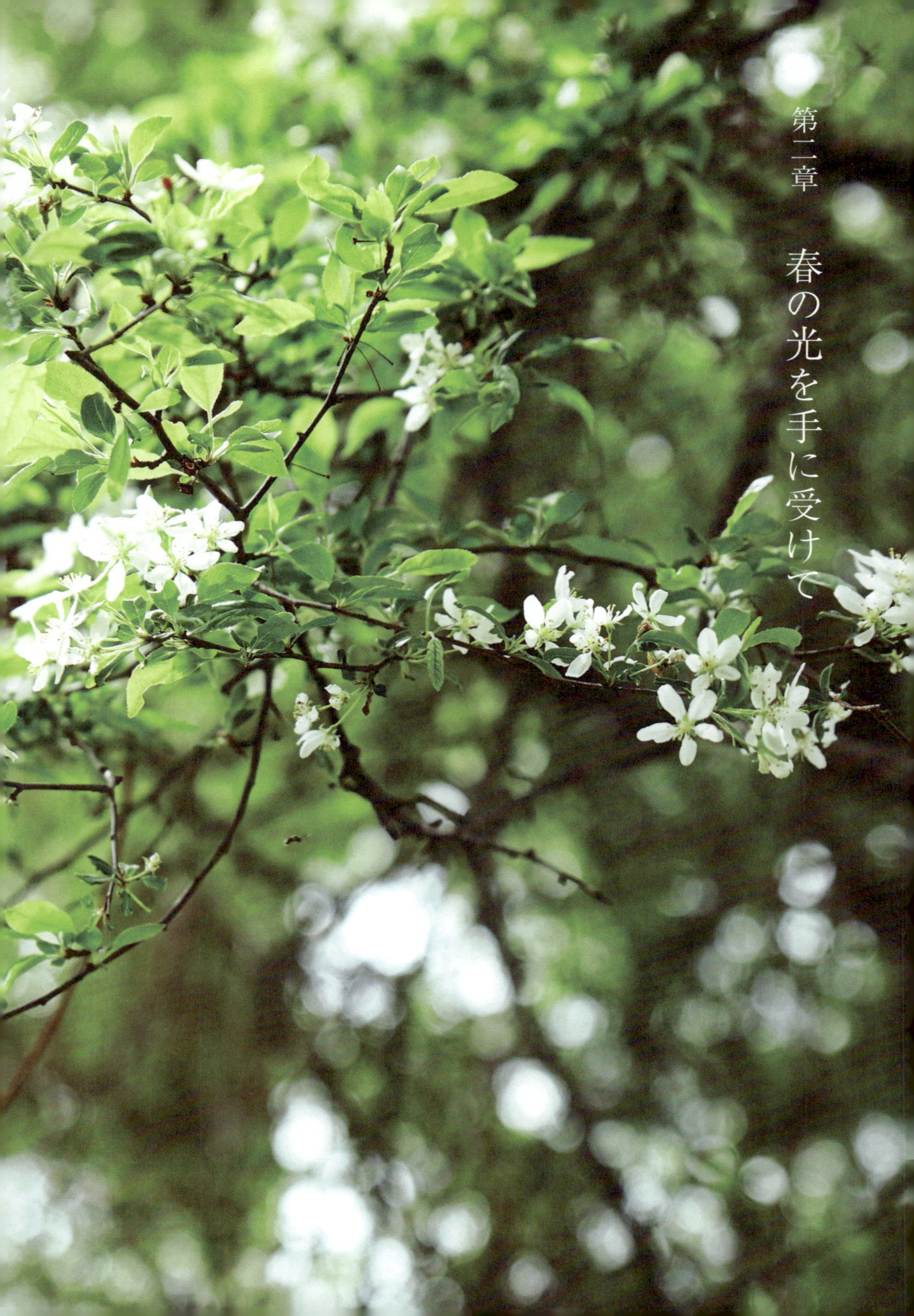

第二章

春の光を手に受けて

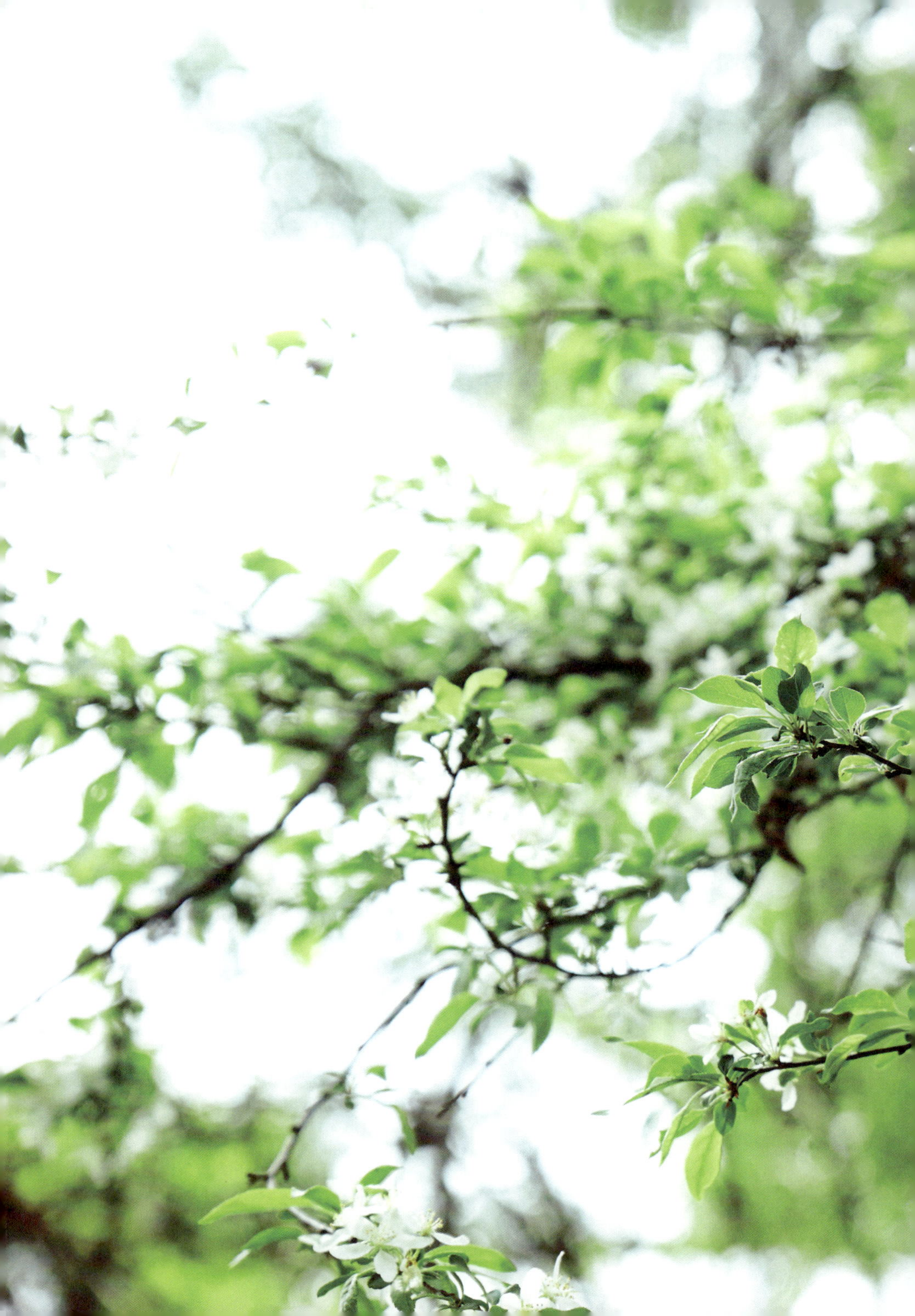

春の香り、春の色

朝もやの中を歩きましょう。木々の蕾の膨らみを確かめて、落葉の下から顔を出した球根の芽に頬は緩みます。小川のほとりにはプリムローズ、カウスリップが、林の中にはニオイスミレが小さな花を咲かせました。

黄、紫、緑。香りをうちに秘めた幼い花々や葉で、お茶をいれましょう。このお茶は、お日様の光で温めて作ります。ネイティブ・アメリカンは「サンティー」と呼びました。ガラスポットの中で、植物たちはのんびりとひなたぼっこをするでしょう。夏ならばもっとしっかりと香るのですが、この季節のそれは淡く仄かです。初めてのひと花を摘み、鼻と舌で味わい、水の中で揺れる美しい姿を見る時、まぎれもない春を感じます。五感で味わう感覚のお茶。私はこれをセンサリーティーと名付けています。

砂糖菓子は如何ですか。92歳の母も小さな子供たちも目を輝かせてつまみます。桜やスミレ、カモミールの花、レモンバームの小さな葉に、細い絵筆でゼラチン液をつけて、グラニュー糖をまぶします。昔のレシピは卵白でしたが、アレルギーのある方にも、これなら召し上がれます。

剪定した梅の枝を戴きました。春一番の染色をしましょう。風に折れた桜

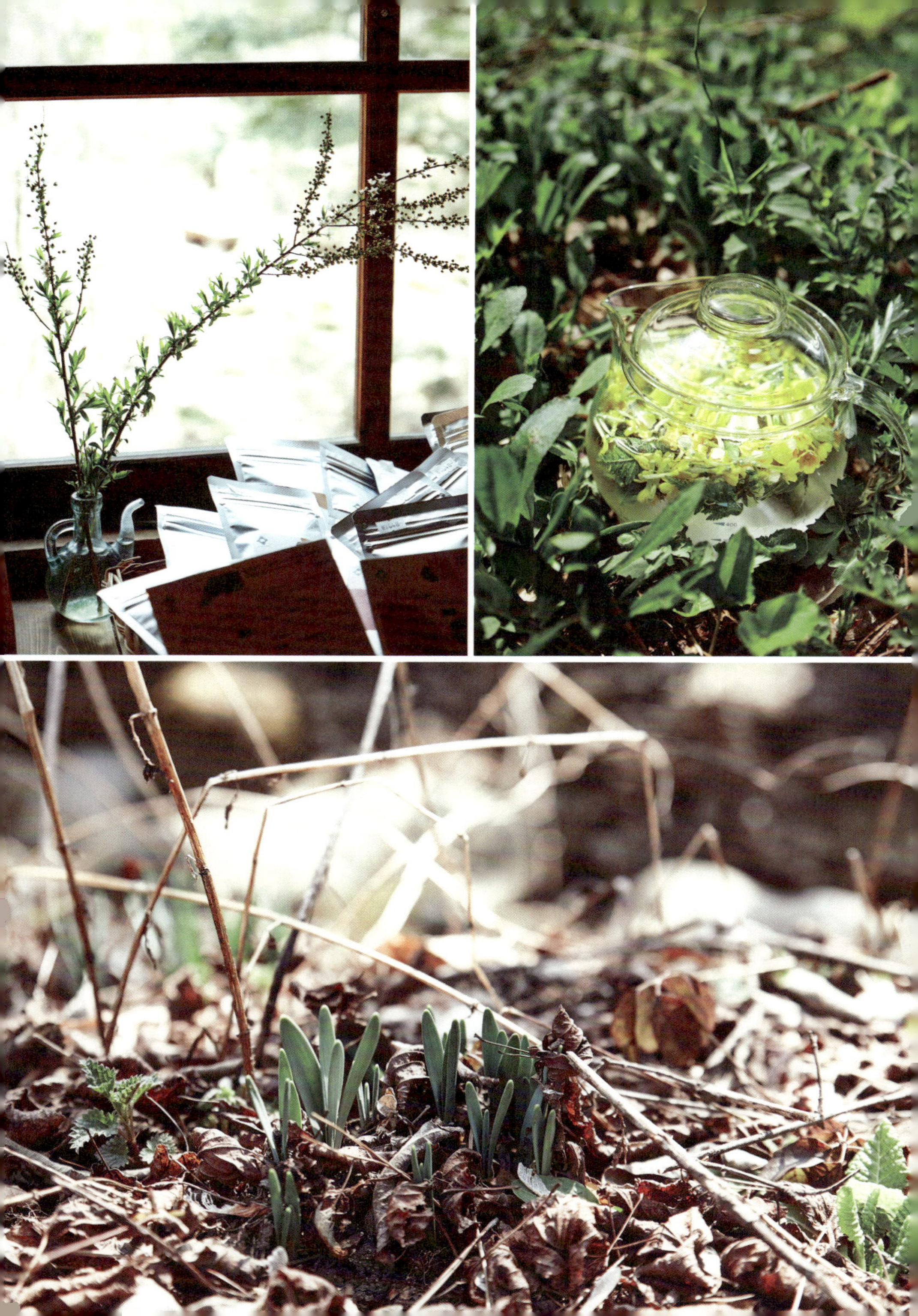

の枝も手に入りました。糸や布は淡い桃色、桜色に染まります。ぐつぐつと煮る大鍋からも、春が匂いたちました。香りは春霞のように庭に流れます。空気の全身浴をすれば、頬も薄桃色です。竹の枝を渡して、染め上がった布を干せば、庭はひときわ華やぎます。

雪解け水に種を浸し、箱に播きました。その上からもそっと、この水をかけて種に春を知らせます。古い園芸書に書かれた方法です。「さあ、お目覚めの時間よ」と、水と光と私が声をかけます。毎春、少しだけですが試してきました。種播きはそれだけで楽しく、生真面目に芽が出てくることが嬉しいのです。

林の中には何本もの山桜があります。可憐な花は楚々と咲き、静かに草の上、小道の上に舞い降ります。花びらのついたまま、野生のミツバを大切に茹でました。ここの暮らしの喜びを手にした初めての春の思い出です。

まだ雪も降るし霜も降りるけれど、冬とは違うと身体は気がついています。種たちも光の長さで、春が来たことを知っています。川縁のバニラグラスは猫たちのサラダ。柔らかな夢のような薄緑色の草に走って行きます。私はゆっくりとひとつひとつを触り、嗅ぎ、味わい、耳を澄ませ、瞳を凝らします。

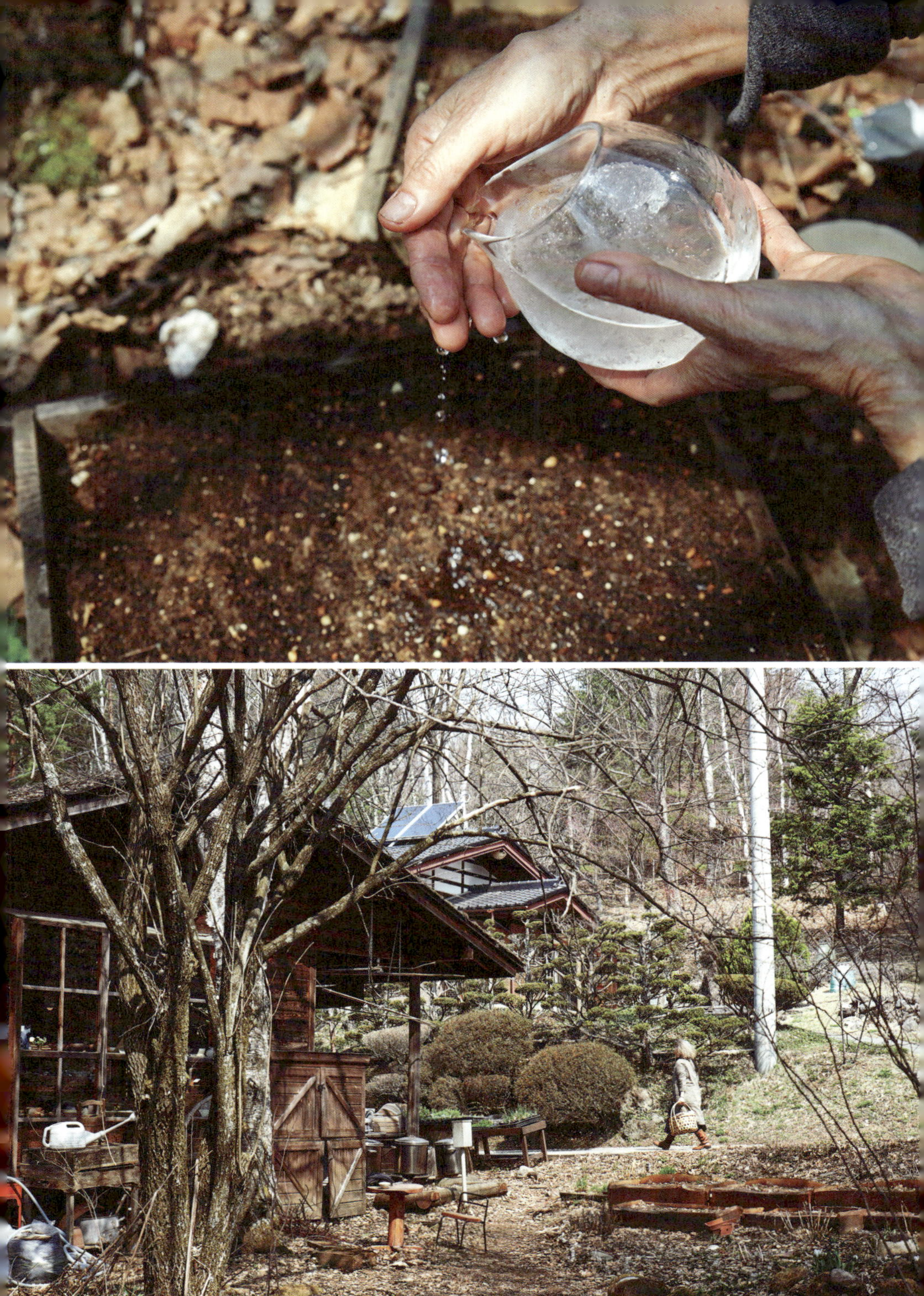

こころのお茶、からだのお茶

使い慣れた薬草碗に、ひとひらの花や葉を入れました。熱い湯をそそぐと密やかに香りがたちます。白湯に近い、薄い薄いお茶です。いつものように両手で包んで味わえば、波立つ想いは静かになって、温かさが心を満たします。これは、心に届くお茶のかたちです。

不調の時は、たっぷりの薬草をしっかりといれます。少し濃いめで召し上がって下さい。春や夏の草々が精いっぱい助けてくれるでしょう。これは身体に届くお茶です。

ハーブショップを営む中で、お茶のいれ方、飲み方、濃さでも、心や身体に伝わる様子が違うことに気づきました。二つのお茶のかたち、ご自分にも身近な人にも役立つはずです。今日の私は、春を眺めながらこころのお茶を飲みました。

今日の「からだのお茶」(写真左)

ネトル……2g
タイム……2g
熱湯……200㎖

＊冬の滞った身体にふさわしいお茶です。鉄分、ミネラル、葉緑素などを含むネトルは毒素を排出し、タイムは抗菌力と免疫力を高めます。普段より少し濃いめにいれて下さい。

今日の「こころのお茶」(写真右)

ヒース……指ひとつまみ
金木犀……指ひとつまみ
ジャスミン……2花
熱湯……200～300㎖

＊レモンバームやレモンバーベナの葉一枚、ラベンダーのひと枝、バラの花びら、カモミールの花ひとつなど、シンプルに楽しむものもたくさんありますが、今日はムーアに咲くヒースに、月光の友ジャスミンと金木犀をひと枝、いれました。心が澄むお茶です。薄くいれて下さい。

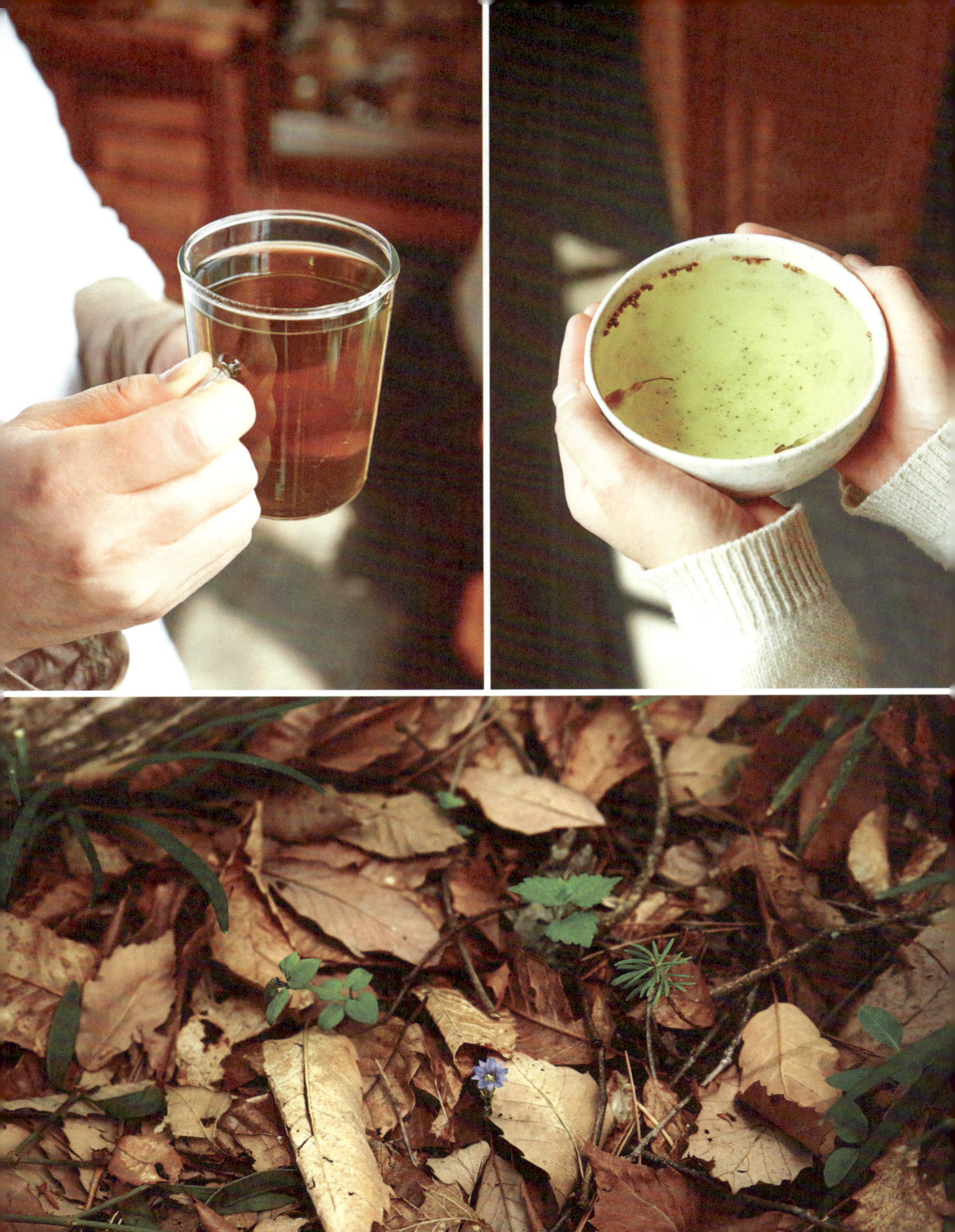

草の名を持つ猫たち

店に猫が居るようになったのには、訳があります。ハーブショップを始めた頃のことです。杉板の節目に穴をあけ、ネズミが顔を出しました。童話に出てくるような野ネズミでしたが、いたずら者には変わりありません。対抗策はなかなか功を奏さず、姿を見かけると私の顔はひきつりました。警備員が必要です。捨てられた猫を保護する団体から小さな二匹がやってきました。「すぎな」と「よもぎ」、働くショップ猫の誕生です。

やがて、優しくて人なつこく柔らかなよもぎは子猫を生みました。それぞれにもらわれたのですが、愛嬌のない一匹は行く末が不安で残すことにしました。この子が「わさび」です。よもぎは最愛の娘、わさびに木登りを教え、ひと夏と秋を共に過ごして旅立ちました。美しい秋の午後、車にはねられ、私の腕の中で眠りにつきました。通り沿いの看板に「ヨモギレーン（よもぎ通り）」と刻み、この看板に気づいて車のスピードが少しゆっくりになったらと願いました。柔らかい柔らかいよもぎの若葉に触れては、甘いひなたの匂いの猫を思い出すのです。

わさびは母と同じ季節に母さんになりました。逞しいこの娘は出産後、庭のキャットニップを食べに走るつわものです。おじいちゃんになったすぎなは人間の子供たちとも適度な友好関係を保ち、ほぼ、玄関の椅子で昼寝です。わさびは子供が苦手。今も愛嬌はありません。すぐ逃げ出すのに、気に入った人にだけ庭を案内するのが大好きです。子猫たちはあずき、きなこ、ミルク、セージなどの名をもらい、新しい家族を得ました。スコットランドでネズミからウィスキー樽を守る猫たちのように、ここ蓼科で、今日も父さんと娘の猫は誇らしく仕事をして暮らしています。

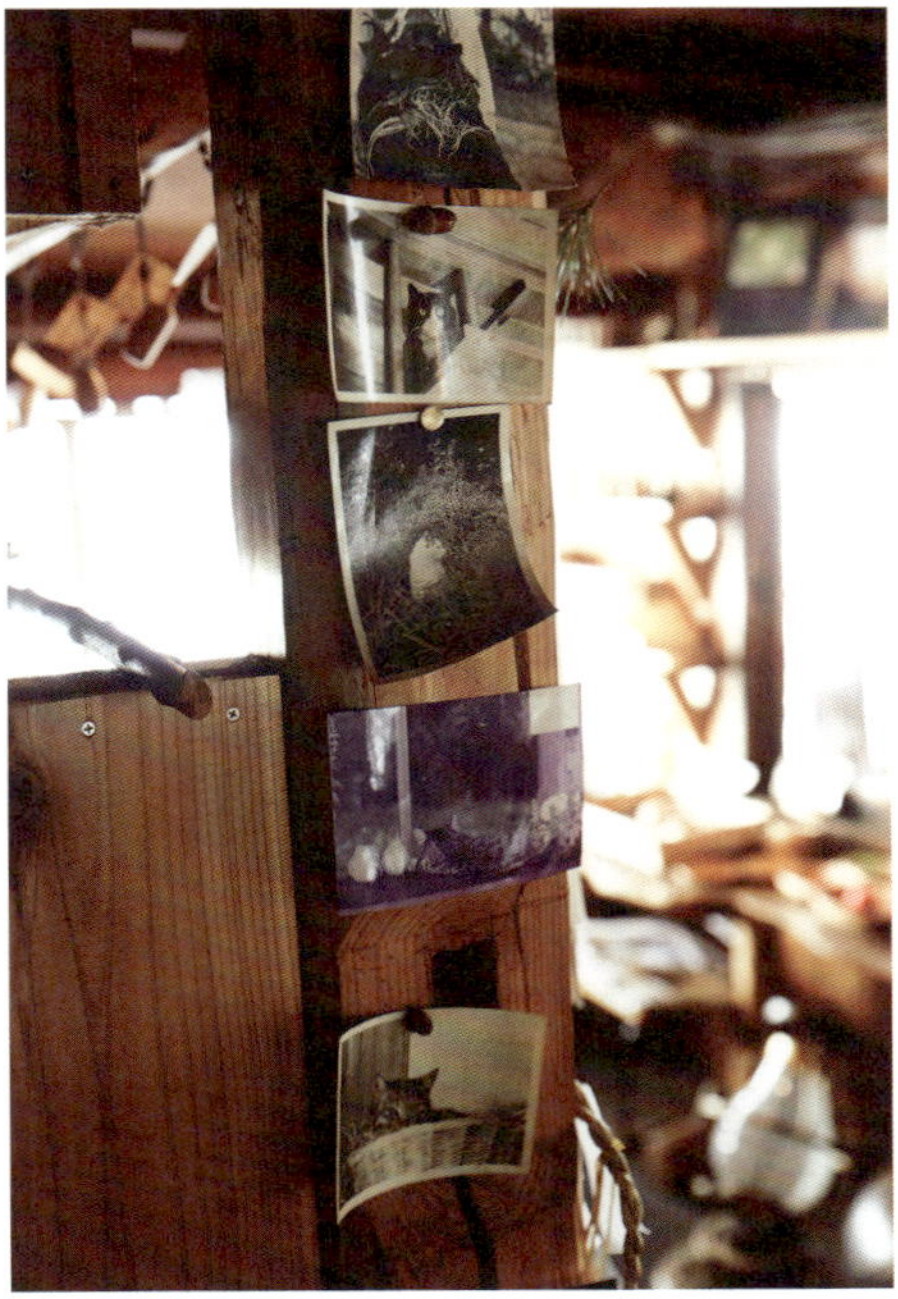

早春の味
ネトルのスープ

ネトルが小川辺りに姿を見せました。西洋イラクサ、童話の中では継母や魔女のお気に入り。触れればチクチクと痛い草です。ヨーロッパではありふれた野の草ですが、薬効とレシピはたくさんあって、どれも魅力的です。

私はその姿を見たいと思い、種から育てました。今は庭のあちこちに殖えています。走りまわる子供たちが痛い思いをしないよう刈り取るのですが、追いつきません。庭に植えるのはくれぐれもご用心を。

これは栄養満点で美味しい、春のネトルならではのスープです。棘の刺激は茹でたり干したりすればなくなります。ドライハーブでも作れますが、このチクチクに触れないよう「いただきます」と声をかけ、革の手袋をしてポキリと摘み取る緊張もちょっと好きなのです。

ネトルのスープ（4人分）

新玉ねぎ……中玉1個
じゃがいも……中玉1個
昆布だし……4～5カップ
ネトル……茹でて½カップ
塩、こしょう……各少々
生クリーム……100mℓ
オリーブオイル……大さじ2

作り方

1. 玉ねぎはみじん切り、じゃがいもは粗くカットしてオリーブオイルで炒める。
2. 玉ねぎがしっとりやわらかくなったら昆布だしを加え、じゃがいもに火が通るまで弱火で煮て、塩、こしょうをする。
3. 茹でたネトルを刻み入れ、ハンディーブレンダーなどでポタージュ状にする。
4. 生クリームを加える。乳製品を摂らない方は豆乳クリームなどでも。量はお好みで。
5. もう一度温めて、食卓へ。

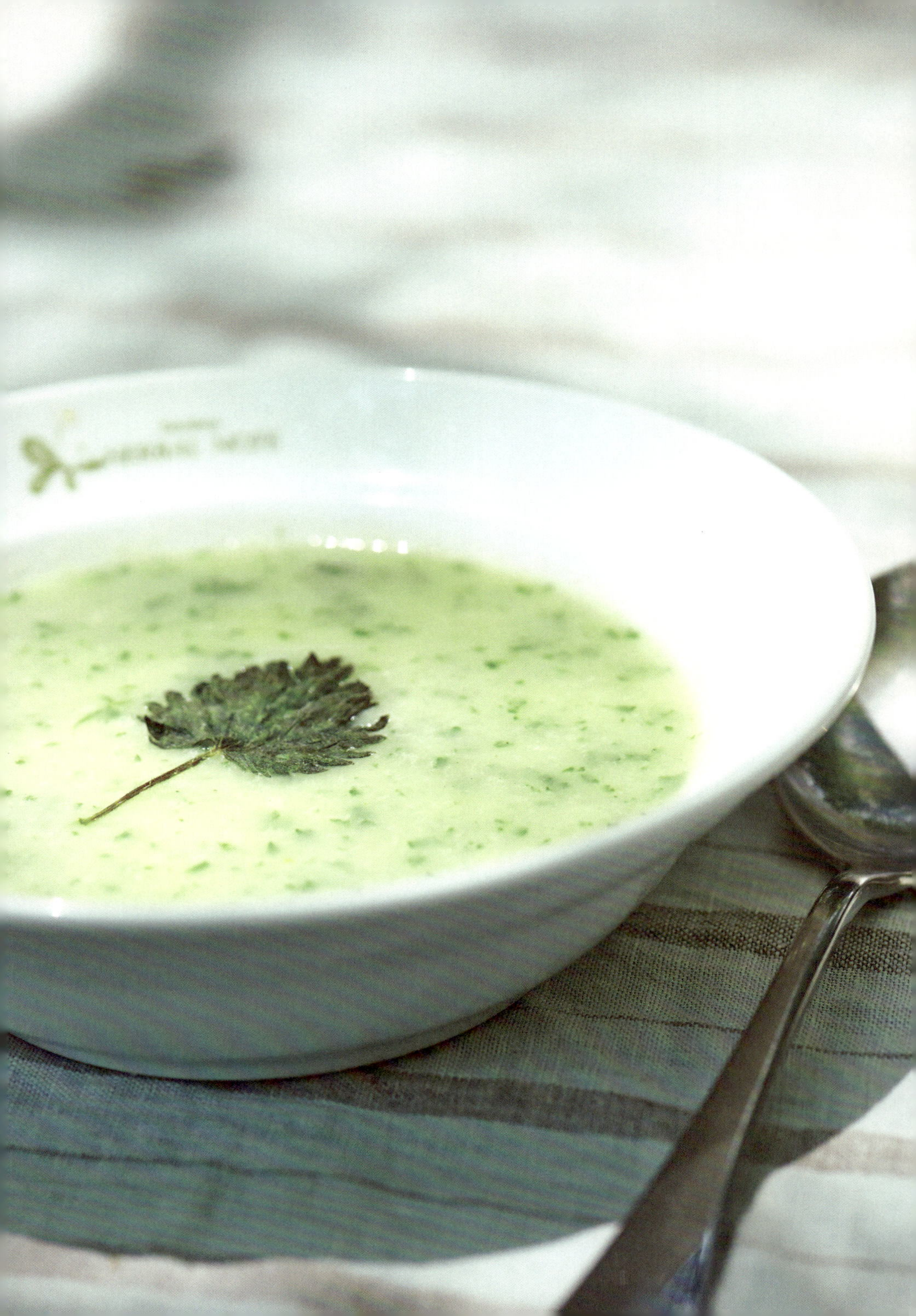

夏蜜柑の重さ

浅い春に、水俣から甘夏と伊予柑が届きました。南の光もいっぱいに詰めこまれています。無骨で丸々とした果実は、自分たちは誰をも傷つけない、安心して食べられるものを手渡したいと、農薬もワックスもかけず、愛情をかけて育てられたものです。故なき病いに苦しみ、国や企業と戦い続けた漁民の多くは農民でもありました。

水俣に深く関心を寄せたのは、石牟礼道子さんの『苦海浄土　わが水俣病』という本からでした。朝に夕に美しい不知火の海と、その海で暮らしをたてる善良な人々と生きもの。理不尽な公害はすべてを壊し、奪いました。切ないほどの哀しみと、筆舌に尽くせないはずの苦しみを書きながら、その文章はそれは美しかったのです。当時、諏訪中央病院の医師だった今井澄さんは、水俣の農民たちを支援していました。私も生産者と会う機会を得、その声に胸を打たれ、仲間たちと共同購入というかたちで40年近くこの蜜柑を食べ続けてきました。小さな力でも、長く続けることが私の信念です。

信州に暮らし始めた頃、本を買う余裕のない私の楽しみは、市を巡る移動図書館車でした。限られた本の棚から最初に選んだのは『苦海浄土』、福岡

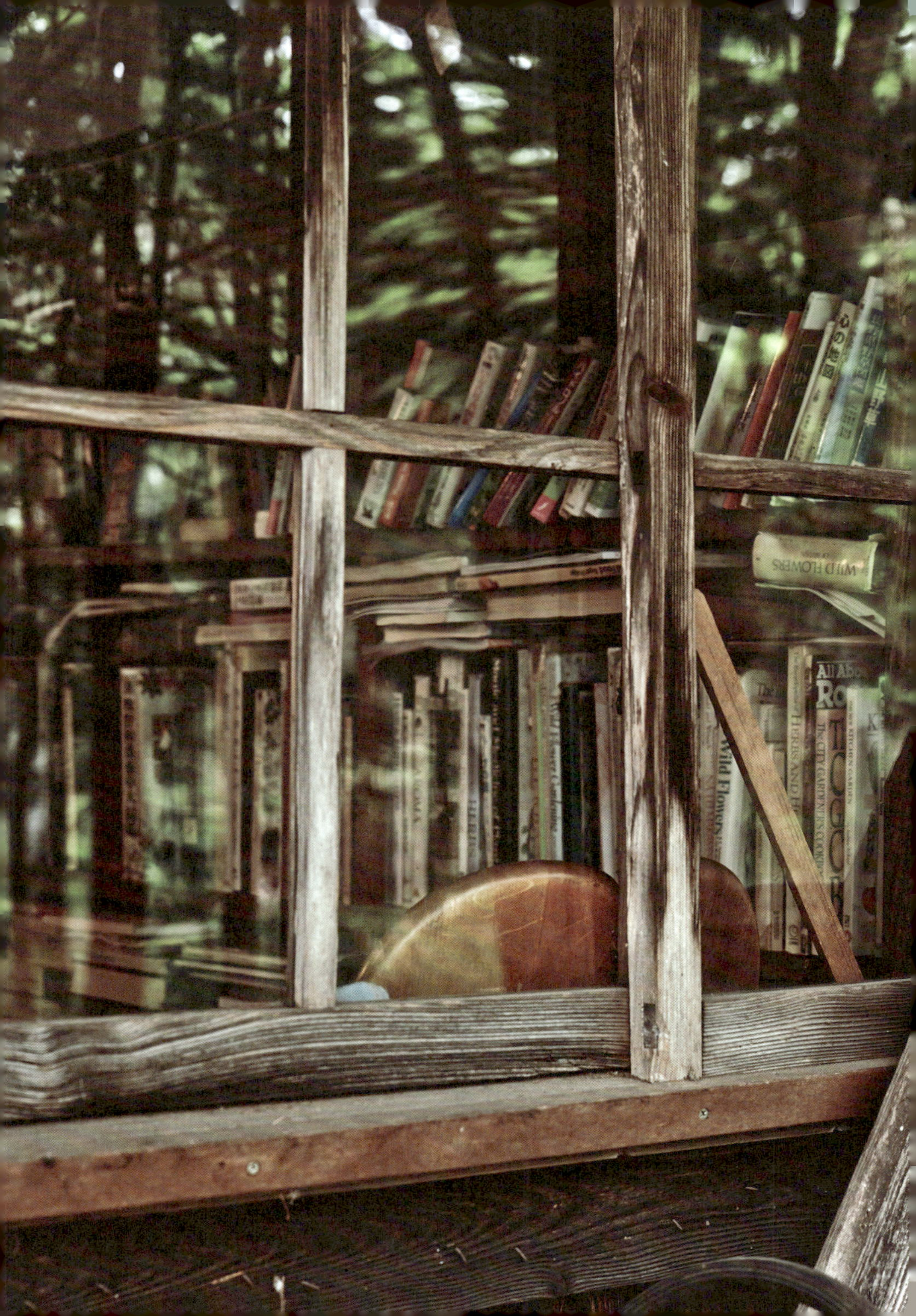
WILD FLOWERS
Wild Flowers
All About

正信の『自然農法　わら一本の革命』、住井すゑの『橋のない川』でした。巡り会った本は私の背中を押しました。

30余年前は食品添加物の入った食べものも増え、食の安全が問われ始めた時代です。子供たちに食べさせたいものを探して共同購入を続け、魚や卵の青空市を開きました。なぜ共同購入かと思われるかもしれません。今ならば、取り寄せることも簡単にできるし、多くの商品の中から必要なものを選べますが、その頃は自分で行動しなければ手に入らないものもあったのです。

トラックにいっぱいの魚を持って、銚子から魚屋さんが来ることになりました。天然氷に詰められた魚はピカピカです。魚の見方、捌き方も覚え、その日のうちに買った魚を処理し冷凍するのは骨の折れることでしたが、子供たちは魚の日を待つようになりました。それほど美味しかったのでしょう。海のない県で新鮮な魚を食べることは、贅沢がしたかったからではありません。近海の魚を丁寧に戴くことが美しい海を守り、次代に手渡すことに繋がると、子を持つ母たちは信じていました。

だからこそ、甘酸っぱい夏蜜柑は両手にずっしりと重く、自然の中でつつましく生きようと決めた私の原点となりました。食べ方は生き方と、深く胸に刻み、再びの春を抱きしめます。

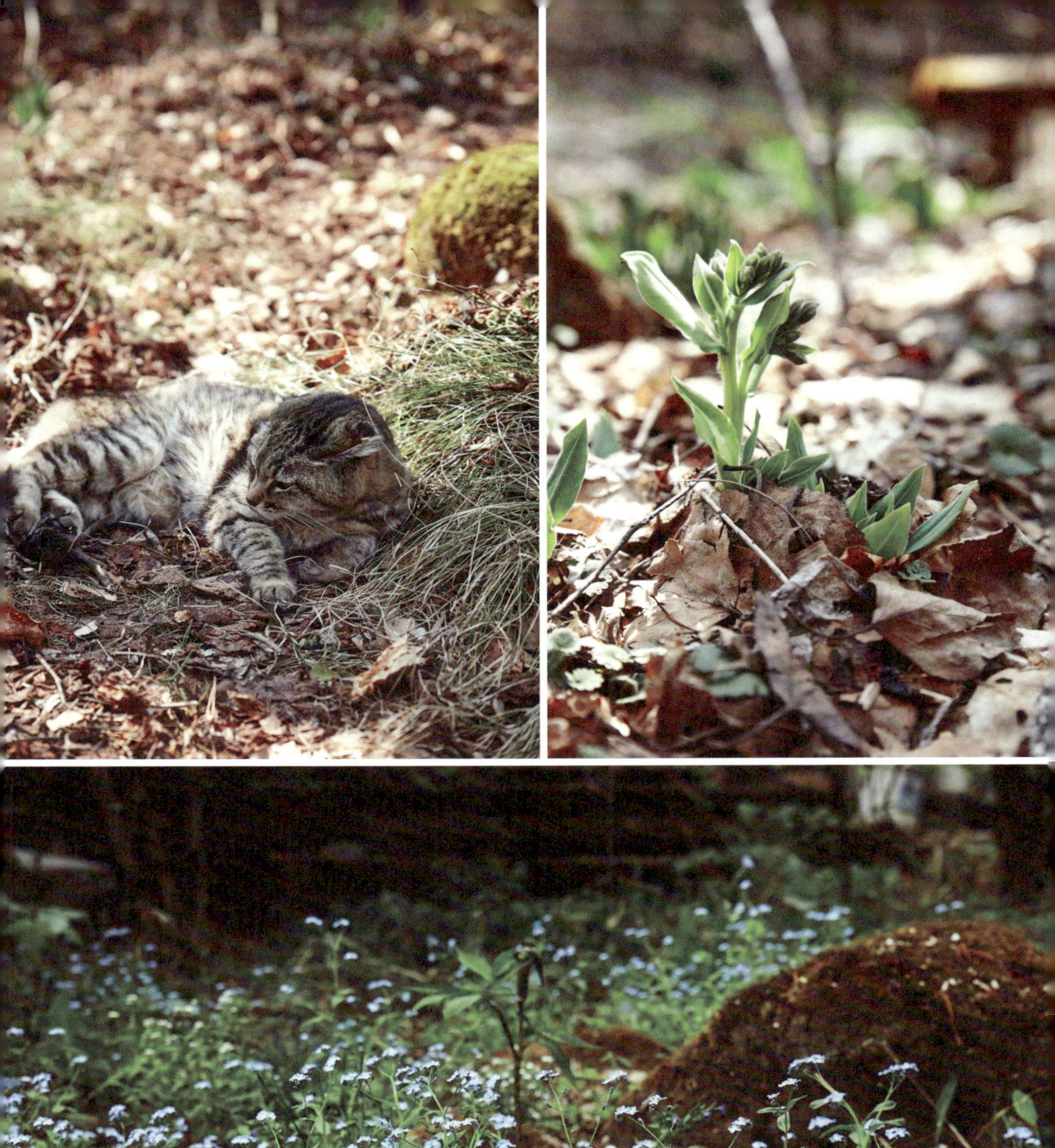
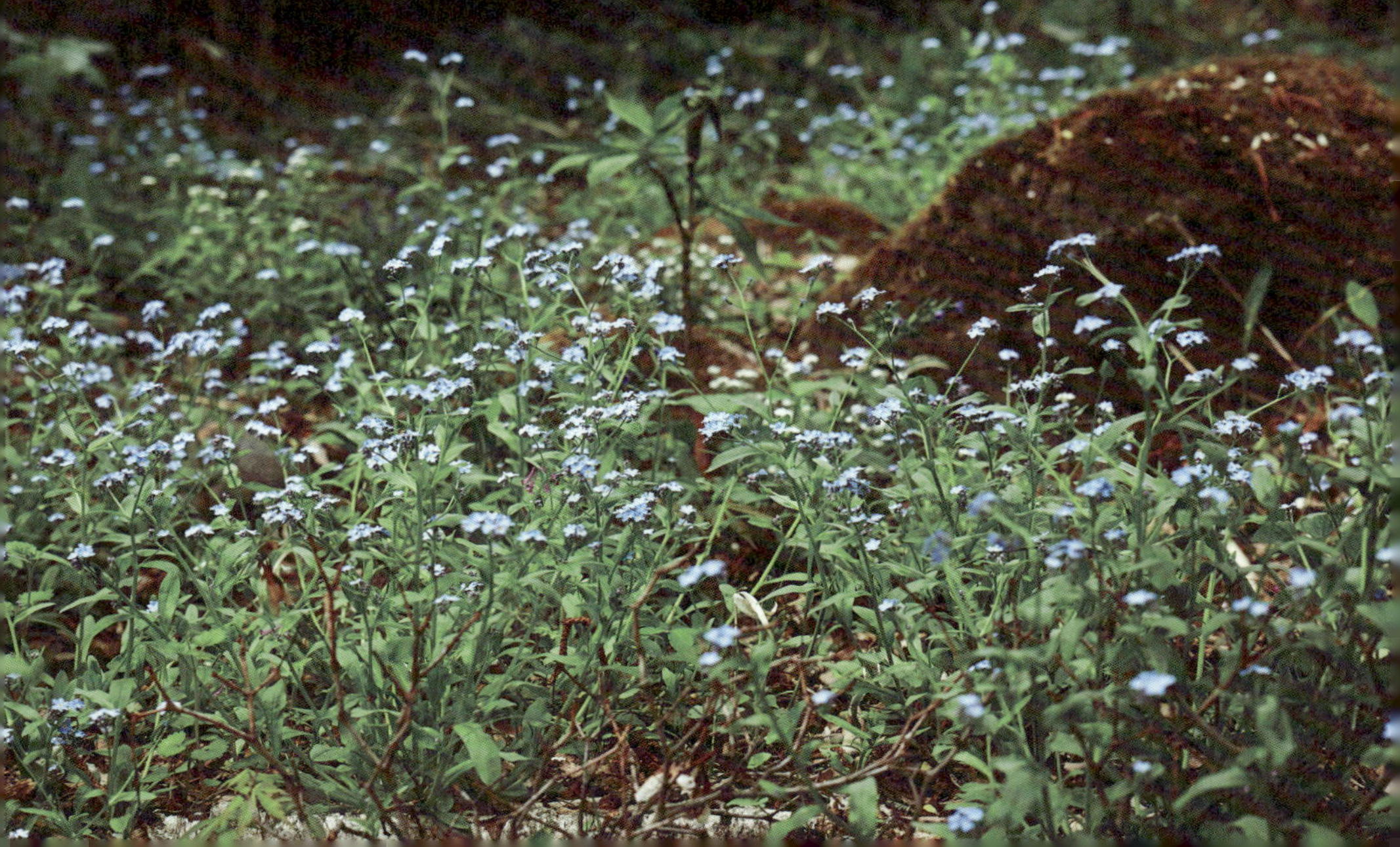

橙色の光で作る
サラダとポプリと入浴剤

　作り手のわかる蜜柑たちを戴きましょう。食べるごとに出た皮は、マーマレードだけでなくポプリにも入浴剤にもなりました。もうひとつ、皮は洗剤いらずの食器洗いです。白いところはスポンジ。洗い物も良い匂いです。丁寧にすべて使い切ります。

　うちのサラダの定番は、にんじんとの組み合わせ。ビタミン豊富なひと皿です。ポプリは、瞳と鼻を喜ばせ、いつでも心は温かくなります。去年の春や夏に干しておいた緑たちを混ぜれば、ホッホッと身体が温まる入浴剤の誕生です。

　箱いっぱいの水俣の幸、幸せは三倍にも四倍にもなりました。

伊予柑とにんじんのサラダ（2人分）

伊予柑……1個（皮は小さじ1程度使う）
にんじん（細切り）……½本分
オリーブオイル……大さじ1
塩、こしょう……各少々

作り方
1. 伊予柑¾個分は、薄皮をむいて果肉を出し、ひと口大にする。残りは果汁を搾る。皮は薄く切り取り、細く刻む。果肉、皮、にんじんを混ぜる。
2. 1の果汁とオリーブオイルを混ぜ、塩、こしょうする。食べる直前に1とあえる。

春のポプリ

よく乾いた柑橘の皮にミモザの花と葉を入れました。愛らしいミモザは春になると友人が送ってくれます。ひと滴、プチグレン（オレンジの葉枝）の精油を加えました。

光溢れる入浴剤

柑橘類の皮、ローズマリー、ローレル、シトロネラ、レモングラス、ジャーマン・カモミールなどをあわせます。ひとにぎりを布袋などに入れてお使い下さい。

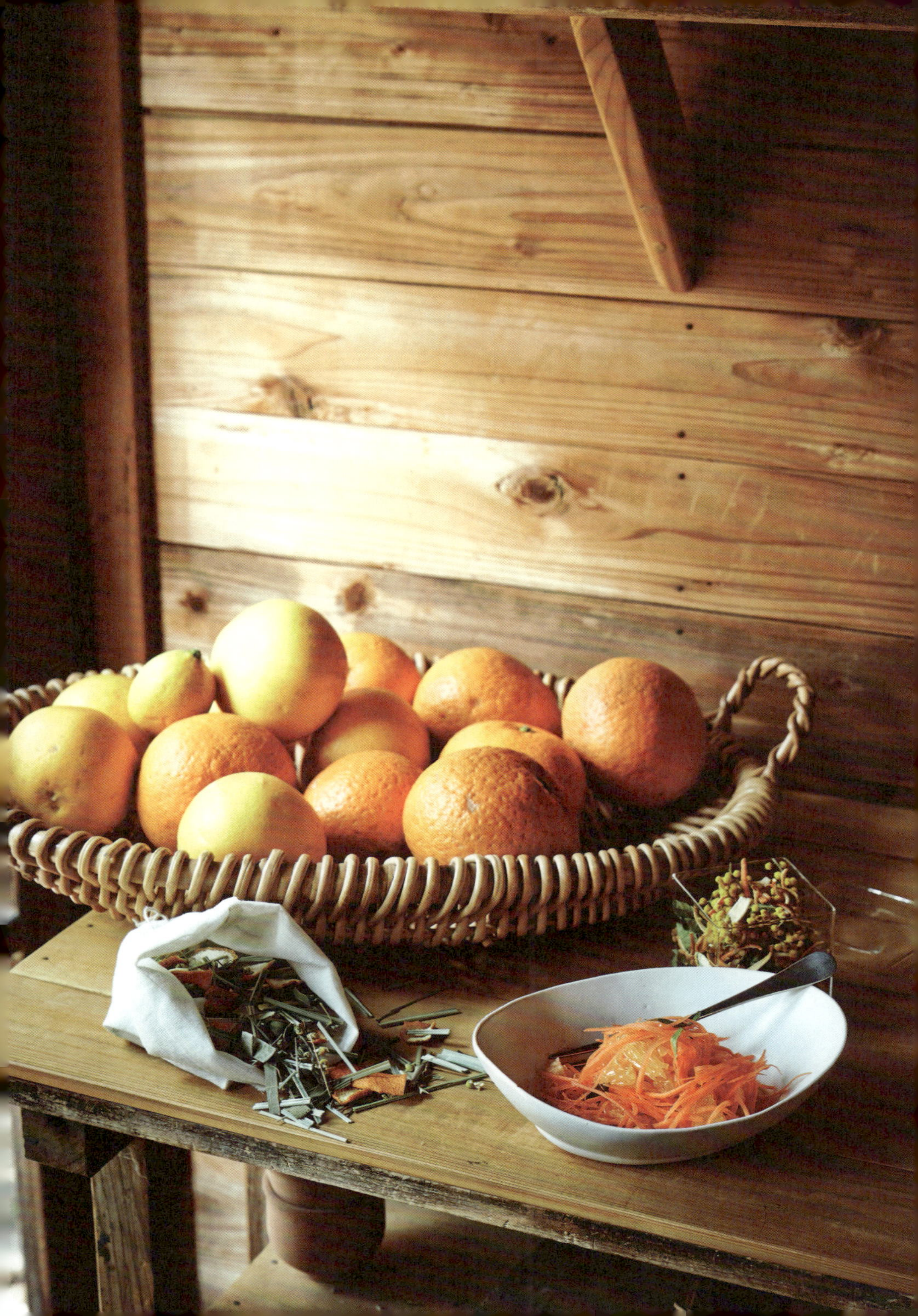

菫色の糸

久しぶりに本棚から菫色(すみれいろ)の美しい本を取り出しました。30代の頃、訪れたロンドンの古い香水店の薄暗い片隅に置かれていたものです。香りの花々のエピソードが、美しい絵と共に綴られています。思い出すのは、その本につけられていたビオレッタという香水の香りです。

窓の外に目をやれば、林の中にも庭にもさまざまの菫が咲いています。小さな花なのにすぐに見つけることができるのは、愛らしい妖精のようだからです。その中でもニオイスミレ(スイートバイオレット)はほんとうに甘い匂いがします。

この春も、手の中に入るほどの菫の花束を作りました。ここ何年かは、友人を想って摘んでいます。彼女に出会ったのは20年ほど前のことです。香りの植物への憧れは共に深く、気も合いました。時おり出る福島弁はとてもチャーミングです。旅もしました。コルシカ島ではヘリクリサムの黄色い花を摘み、野の植物に触れ、夜の海辺でいろいろな話をしました。マダガスカル島ではバオバブの木々に落ちる夕陽の美しさに涙し、イランイランの花の原始的な蒸留に目を丸くしました。旅の初日に私は捻挫し、彼女はひどい風

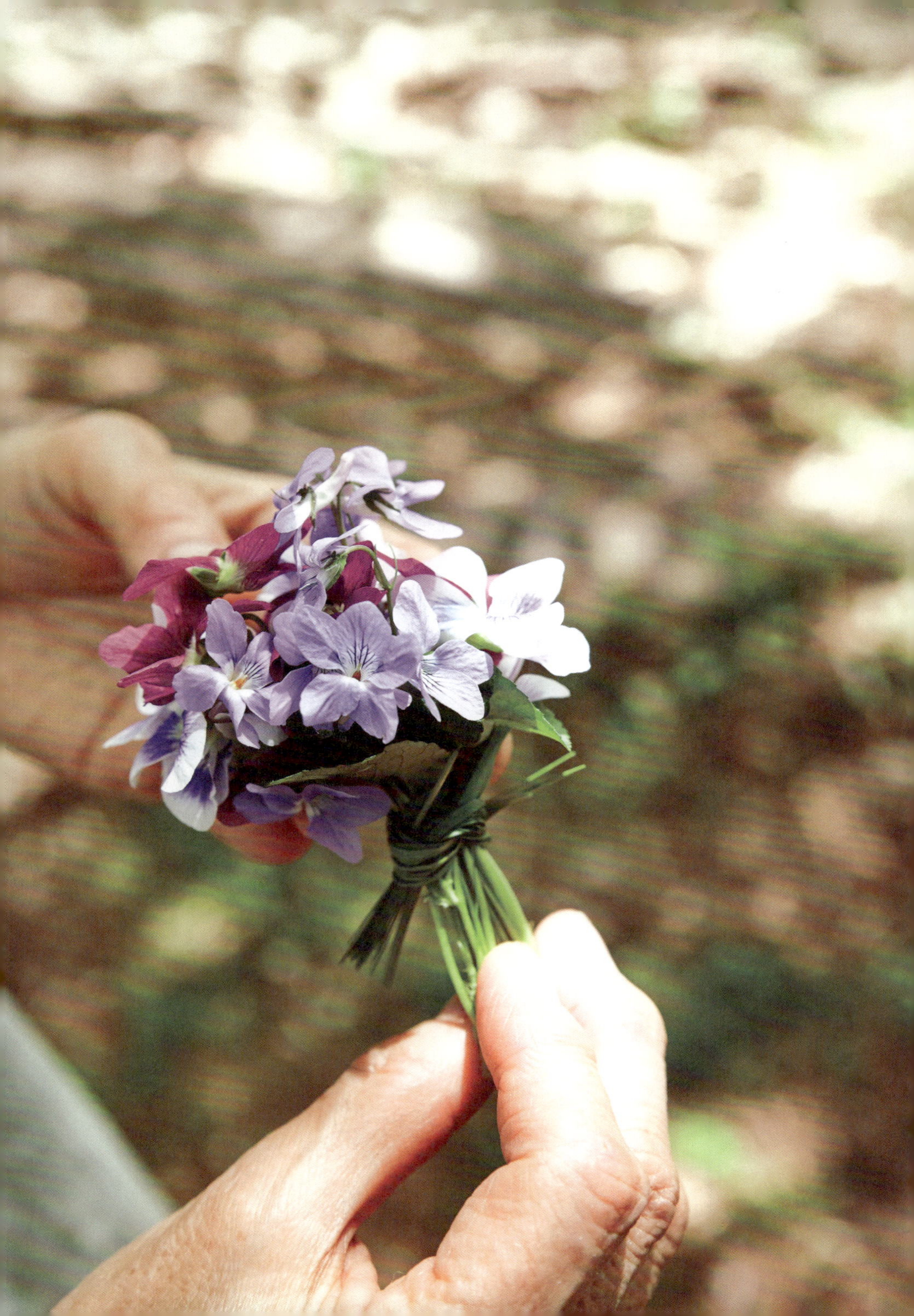

邪をひいたけれど、楽しいことばかりを憶えています。

彼女はパートナーとカフェを営み、アロマテラピーも教えていましたが、震災で住むところも仕事場も一度に失くしました。やがて空気と大地は汚れてゆき、植物の好きな彼女は春の菫も山菜も採ることができなくなりました。恐れと悲しみは、心と身体を傷つけました。卵巣がんになり、苦しい日々を送ります。

この大切な友人に私のできることは、たんたんと暮らし、種を播き、花を摘み、遠くから静かに変わらず寄り添うことでした。やがて彼女は辛さも喜びも言葉に出して、絵や手紙、メールにのせてくれるようになりました。それを静かに受け取り、言葉を綴れば、彼女の背中を撫でているような気持ちにもなりました。季節が巡り、今、彼女は朝日を眺め、阿武隈川のほとりを歩き、身体を温め、お灸をし、誰かのために少し働いて、辛いことはユーモアで包み、日々を慈しんで暮らしています。教室を再開し、出張カフェも始めました。

日常を取り戻すことは自分を取り戻すこと。仄かに香る菫の花束は私たちにとって、目には見えない細い細い命綱でした。菫色の命の糸が、あなたの手にもあるはずです。それは日常の中でこそ紡がれるものと思うのです。

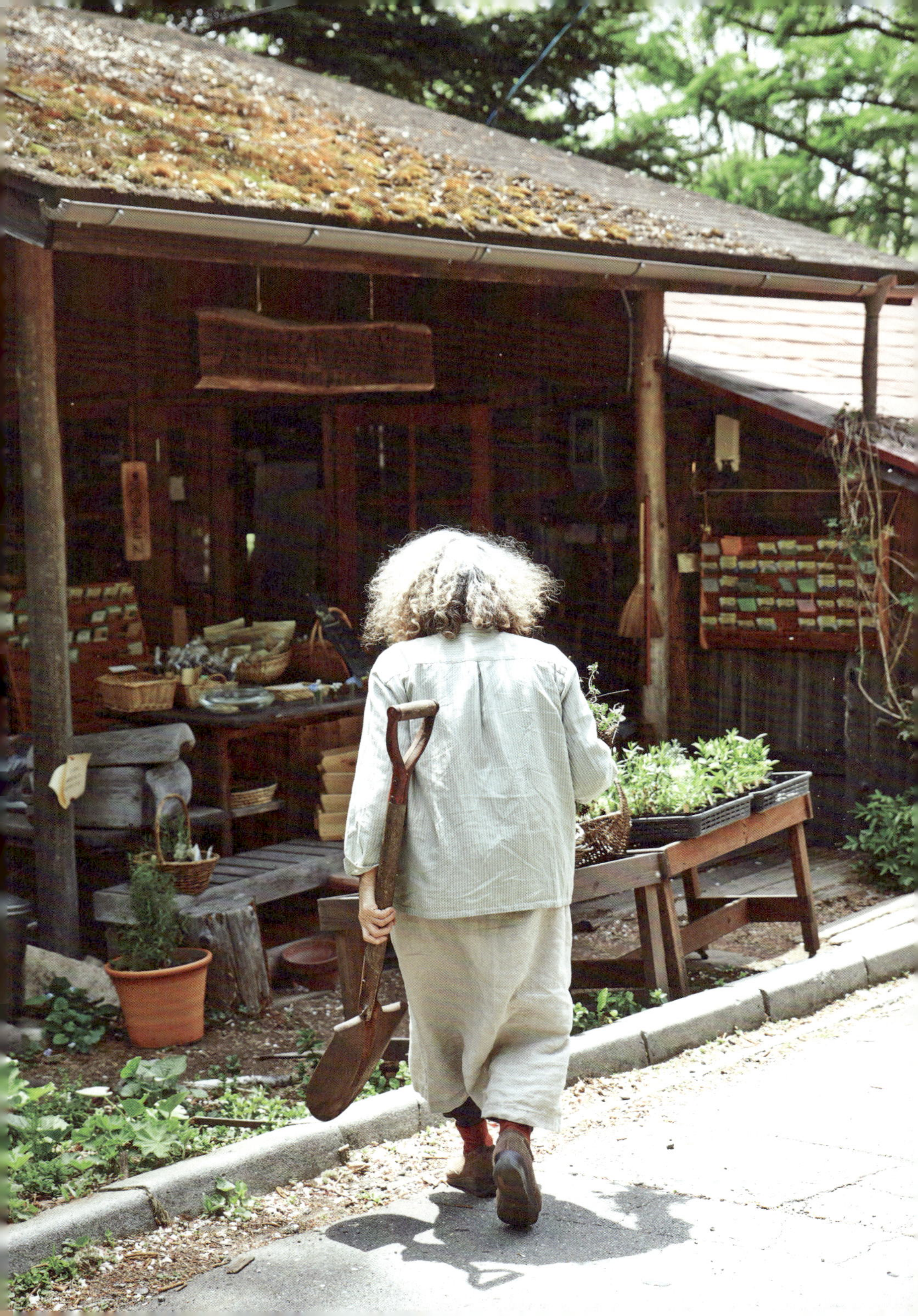

つつましく、伸びやかに「今」を食べる

庭先から摘んだばかりの緑をさっと茹でて、お醤油をたらしたものを戴きました。草の名を聞くと、その人は「シャグシャグ」と答えます。キュッとまとめた髪にかんざし、化粧っ気なしに赤い口紅。粘土だらけの手には、いつもウィスキーのお湯割りを持ち、もの言いは辛辣で、驚くほど率直な人でした。私が北鎌倉で陶芸を学んでいた時の師匠は、いつかまた訪ねたいと思ううち、この世では会えない人になりました。

その「シャグシャグ」は甘くてぬるりとして、野草の強さはなく優しい味です。蓼科で初めて「ヤブカンゾウ」と知りました。春の味はやはり優しくて、粋な陶芸家の心根のようです。味わうごとにその人を思い出す、今も私のシャグシャグです。

冷たい小川にはクレソンが、日溜まりの枯れ草からはフキノトウがのぞきます。可憐な菫を探していた瞳は、食卓に載せる恵みを探します。台湾ゼリと呼ばれるクレソンを初めて見つけた時は、小躍りしたものです。セリが出れば、葉と茎は味噌漬けにしました。刻んで炊きたての白いご飯に混ぜると、春の匂いがします。根はよく洗って、薄い衣をつけて揚げます。根っこの長

いセリを東京では見たことがありません。これがまた美味しいのです。庭にあるマユミの新芽を、土地の人は「木の芽」と言います。私は季節に一度、片手に一杯分だけ味わうと決めています。これは油炒めが一番です。

ここに住み始めてからの定番は、野原のかき揚げ。目の前の野原をからりと揚げるのです。美しいのは、たくさんの色が透けて見えること。ヨモギ、カキドオシ、タンポポ、スミレ、ミツバ、クサボケの花などを混ぜあわせます。今日はヨモギとタンポポを揚げました。どれも味付けはシンプルに塩ひと振り、お醤油ひとたらしです。山に分け入って採る山菜ではなくて、身のまわりにある野の恵みを工夫して戴くことが私の喜びです。

かごを下げてうきうきと外に出れば、いつもの緑たちが待っています。顔見知りが増えましたから、もう植物図鑑を手に歩くことはなくなりました。春も夏も秋も冬も巡るたびに新しく、いつものように屈託なく会えたらそれは幸せです。今日の野に出よう。私の身体も春になりました。

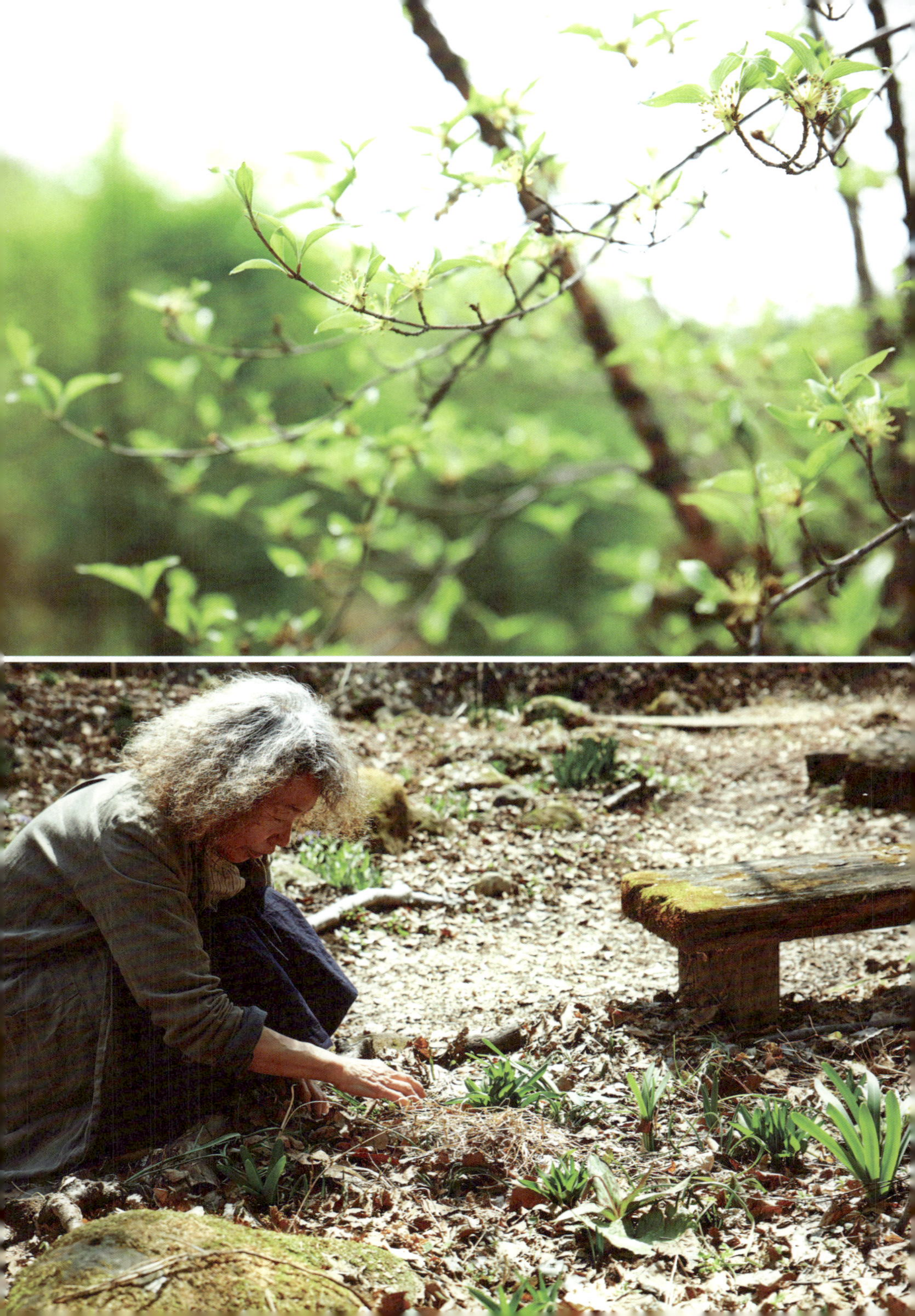

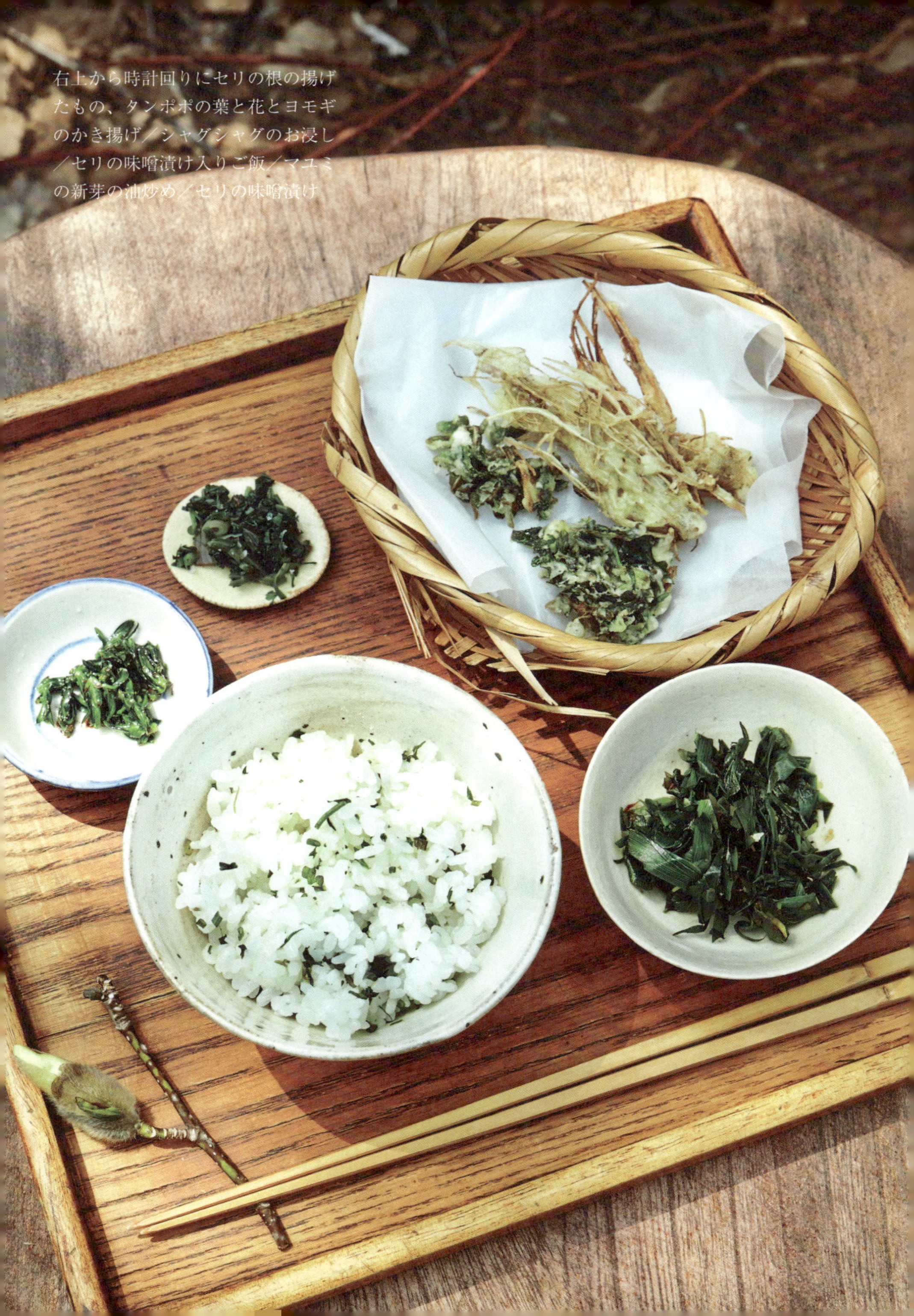

右上から時計回りにセリの根の揚げたもの、タンポポの葉と花とヨモギのかき揚げ／シャグシャグのお浸し／セリの味噌漬け入りご飯／マユミの新芽の油炒め／セリの味噌漬け

庭を作るあなたに

花は光に溶け、そよ風に揺れ、庭は薄い緑色に霞みます。厳しい冬を過ごした植物たちは空気の美酒をおっとりと味わい、静かに身繕いをしているようです。

庭を作る時は、大地に直接、設計図を描くことにしています。長い木の棒を持って、ここは小道、ここは菜園などと線を引くと、赤いトンガリ帽子を被った小人のような気持ちになります。何もない土の上に風が吹き、日が当たると想像の庭が現れて、それは夢のような時間です。私の庭仕事は、植物たちが心地よく過ごせるよう少しだけ手を添え、あとは時間に委ねます。こうして育った野のような庭を愛しています。

あなたはどんな庭が好きですか。私は食卓のための香草や、贈るための花があったら言うことはありません。ケイト・グリーナウェイの絵本『窓の下で』には、二人の少女のお茶会が出てきます。緑の草とヒナギクがカーペットのように広がり、テーブルにはプラムたっぷりのケーキと苺が載り、りんごの木は満開で、クロツグミが鳴いています。絵の中に入ってゆきたいと思うほど可愛い。これは私の憧れの庭です。

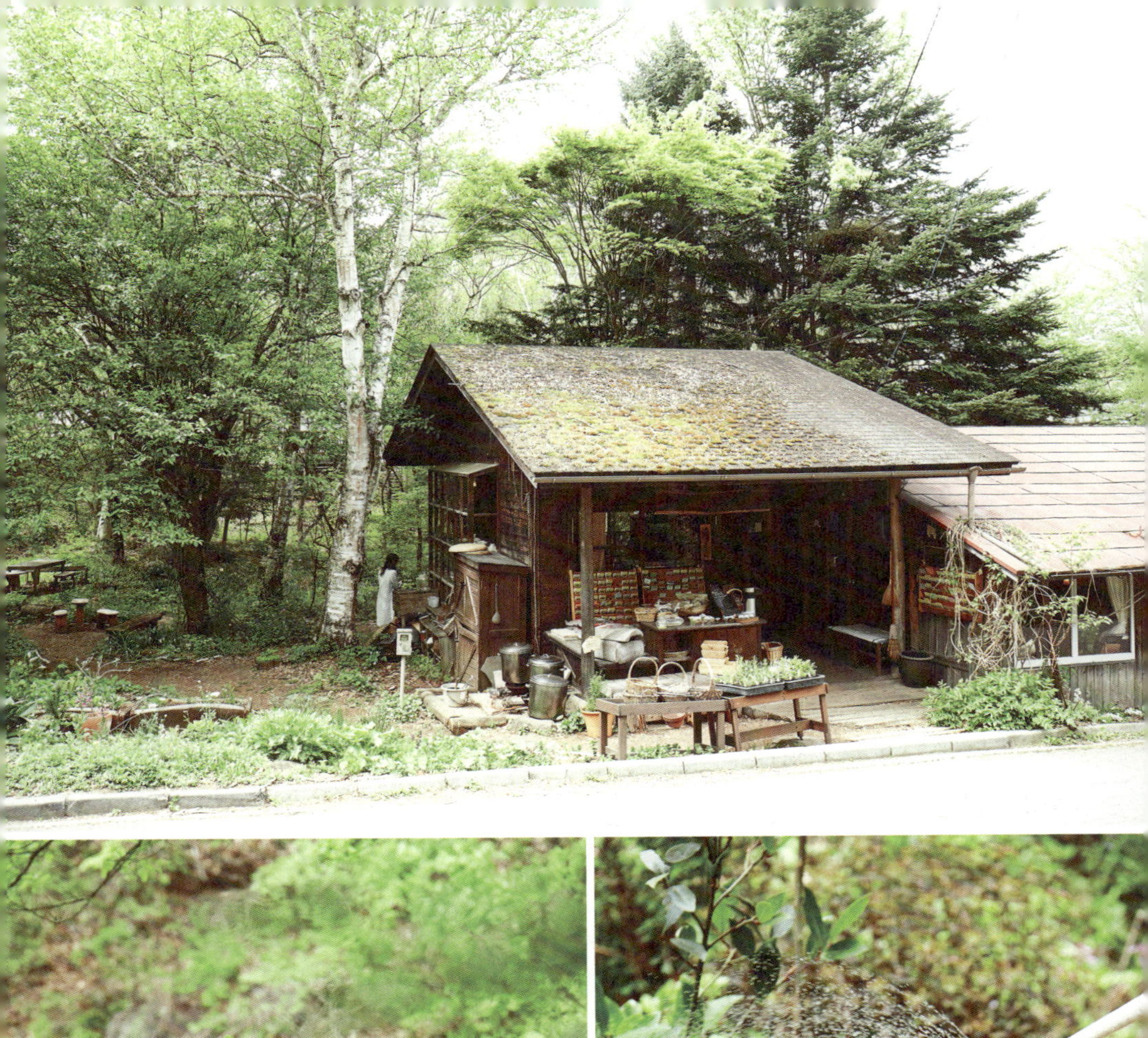

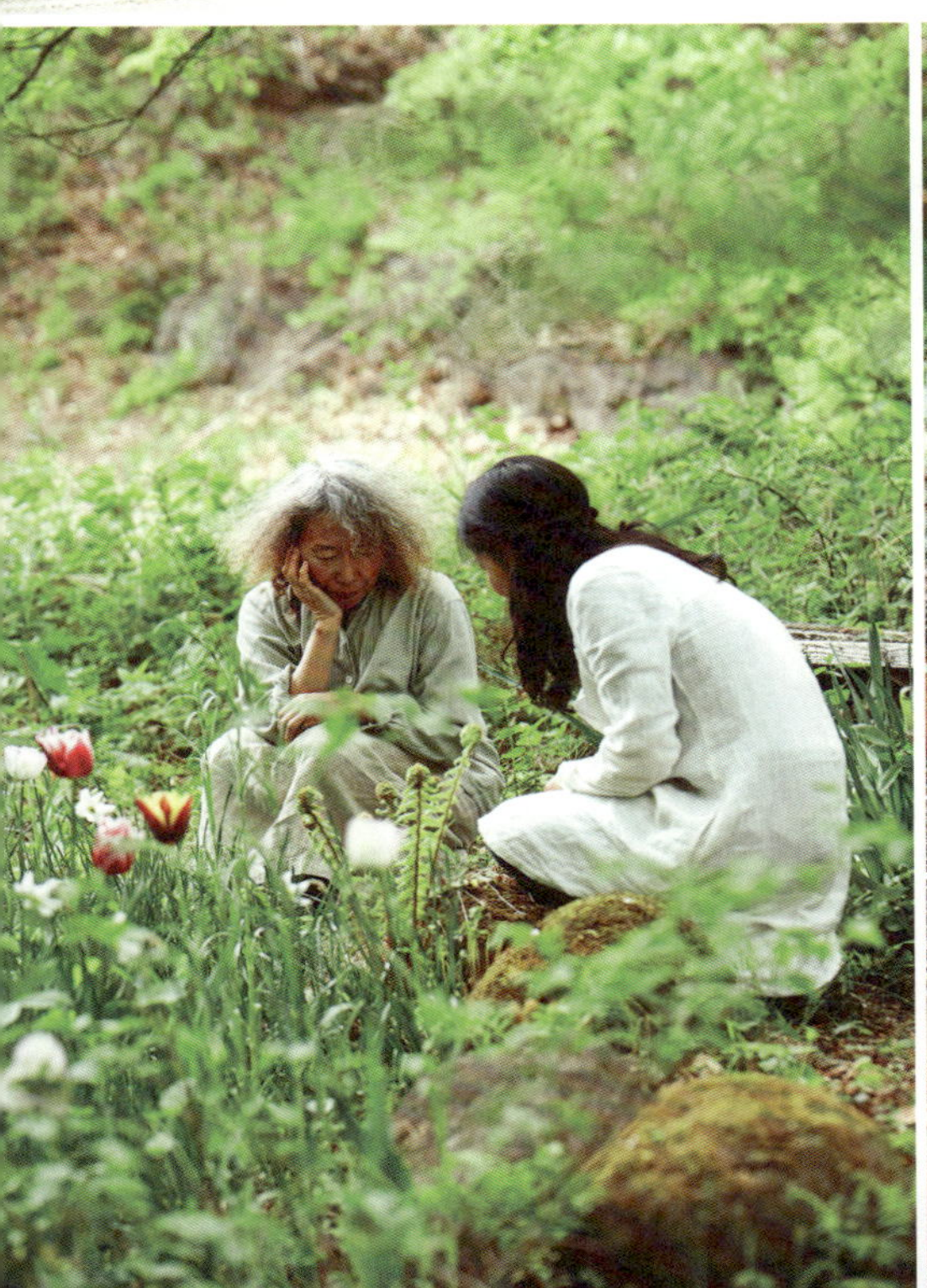

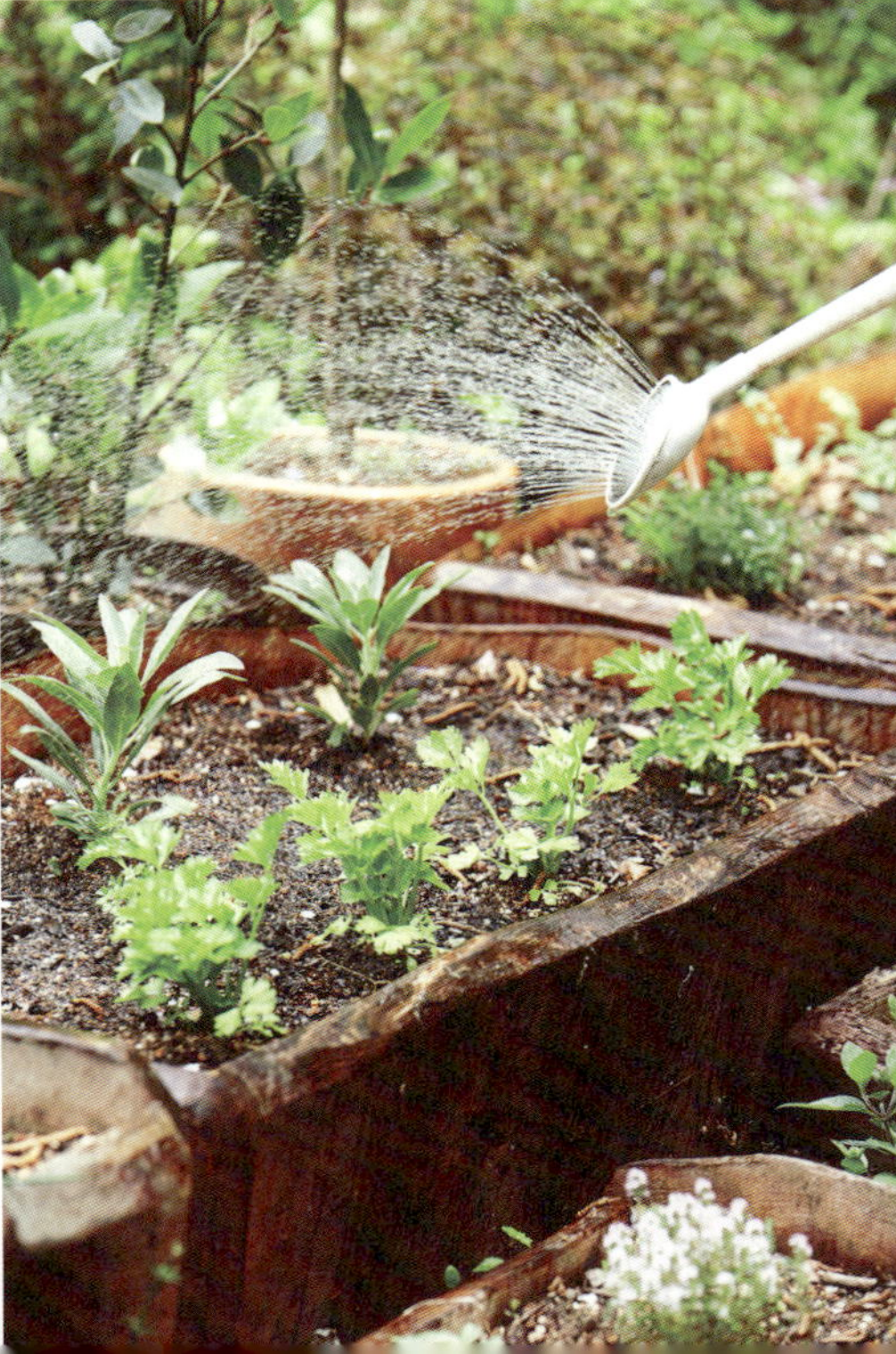

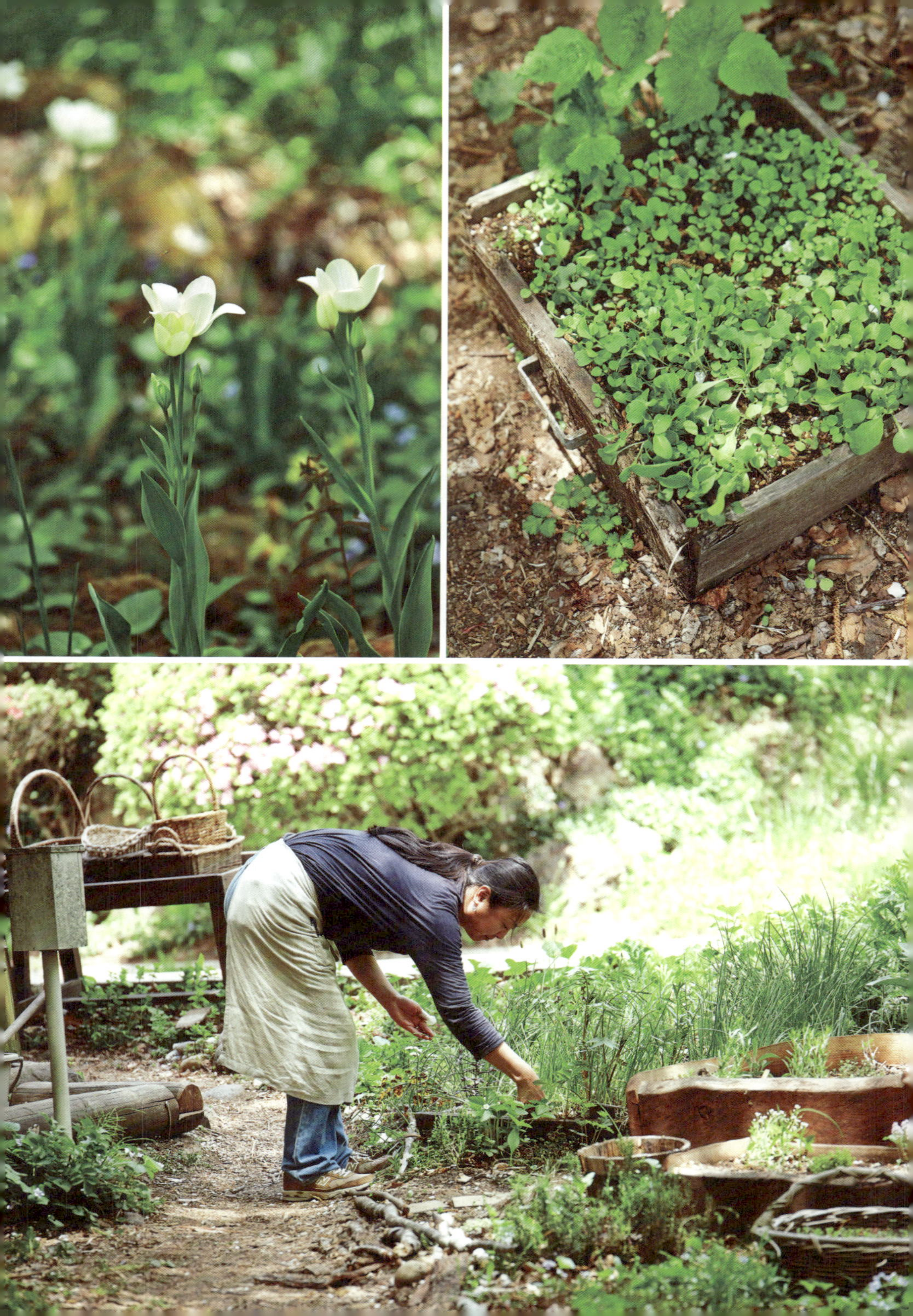

幼い頃遊んだ祖父の庭は、哀しみも幸せも重なっていて、今も夢に見ます。椿の木の下が私の隠れ家、すずかけは木登りの木でした。物置の屋根に登るといちじくが食べられて、木苺やグミで喉を潤したものです。丸い小さな池には金魚がいて、慌てた猫が時々落ちました。父方の祖母の庭は、ありふれた田舎の花々に溢れ、祖母の人柄もあってただ安心していられる日溜まりのようなところでした。この二つは大切で懐かしい庭です。蓼科の暮らしは記憶の庭を、想像の庭をいっそう色鮮やかにしてくれました。モミジイチゴ、ギボウシ、ヒイラギナンテンといった思い出の植物の名を知り、ヒナギクやりんごの花に触れ、心の中にたくさんの植物が住むようになりました。

子供たちには瞳を輝かせるような庭を、大人たちにはほっと息をつける場所があったらと、庭を作ってきました。病院や図書館でもまず、野を母に持ち、自然の扉を開く鍵となるハーブを植えることから始めました。一鉢のハーブもあなたの庭。子供の頭を撫でるように、香りたつ緑に触れて下さい。指先から伝わる感覚は、心にも庭を育てることでしょう。身体もふわりと軽くなって、明日も豊かになるはずです。

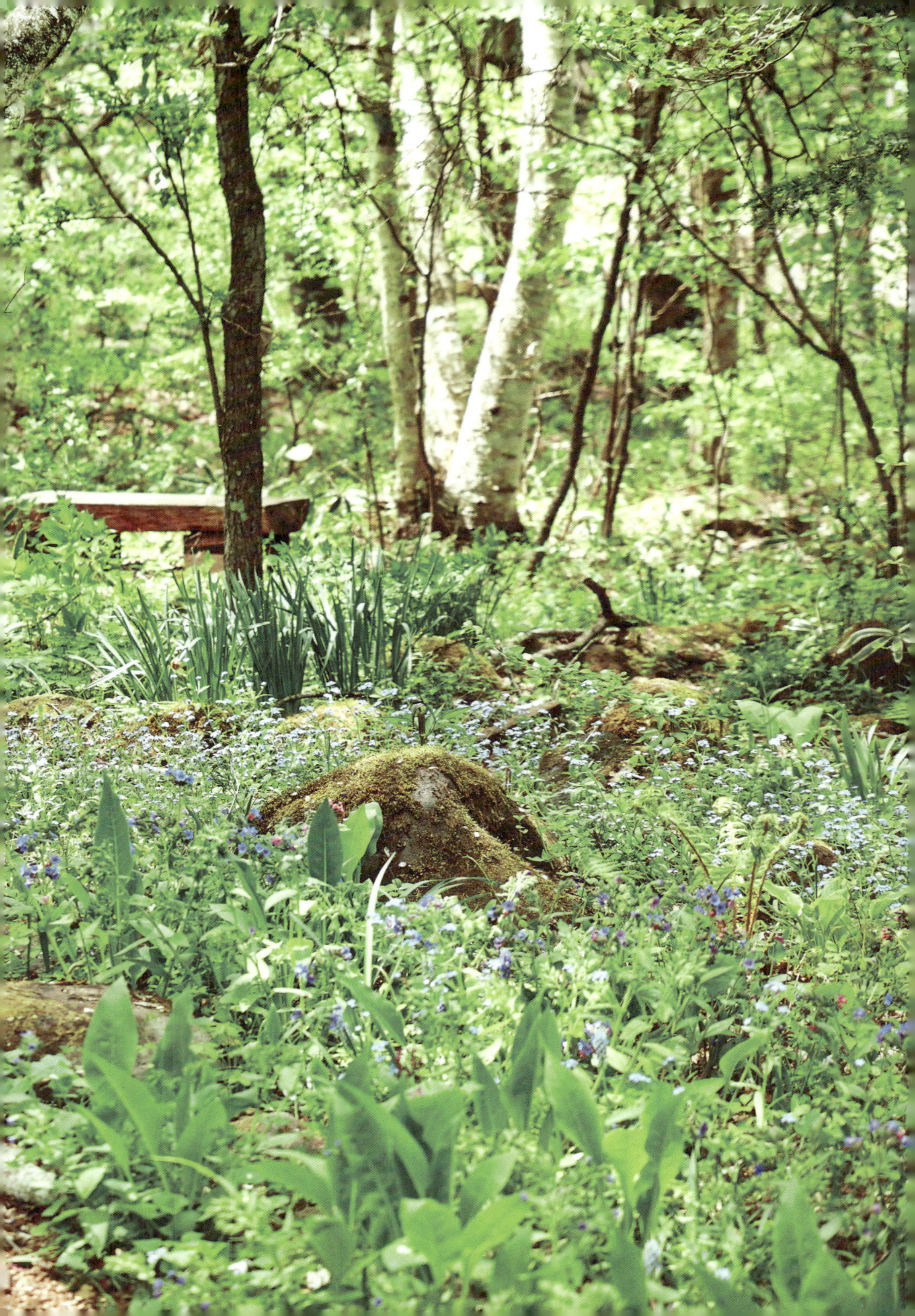

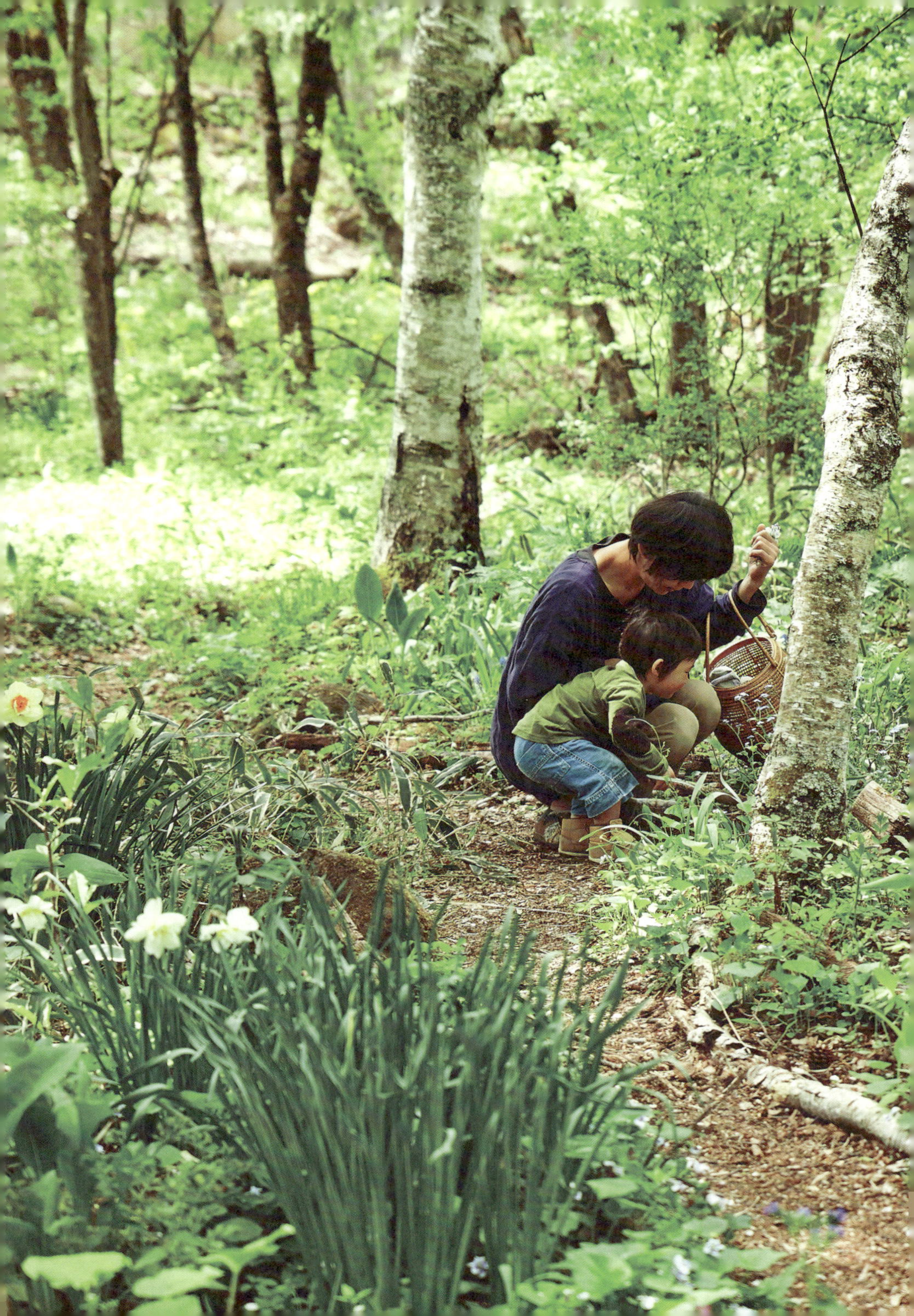

幼な子に必要なもの

小さな子供たちにとって、ハーブショップは不思議がいっぱいの場所です。いろいろな匂いがするし、見上げるとガラス瓶にお花や葉っぱが入っていて、猫が時々横切るし、お母さんはやたらに触ってはいけませんと言うし。初めての子はおずおずと入ってきますが、お馴染みになると颯爽と扉を開けます。小さい子はみんな、レジでお母さんのお手伝いをしたがります。小さな手にお釣りをもらって、「ありがとうございます」の言葉に精いっぱいの背伸びをして得意そう。お店屋さんの人とお話をしたり、サービスティーを飲んでみたり、庭に走っていったりと、スーパーマーケットのお買い物とは全く違う楽しさです。

そんな子供たちも、レジのカウンターよりずっと大きくなると、もうお母さんと買い物には来ません。しばらく時が経つと、ひとりでやってきます。不思議の国は等身大になったのに、あの匂いはそのまま。小さい頃とひとつも変わらぬ場所なのです。漂う香りで、アリスのように大きくなったり小さくなったりしているのかもしれません。

私も二人の男の子を育てました。当時はまだ精油はなく、日々の不調はハー

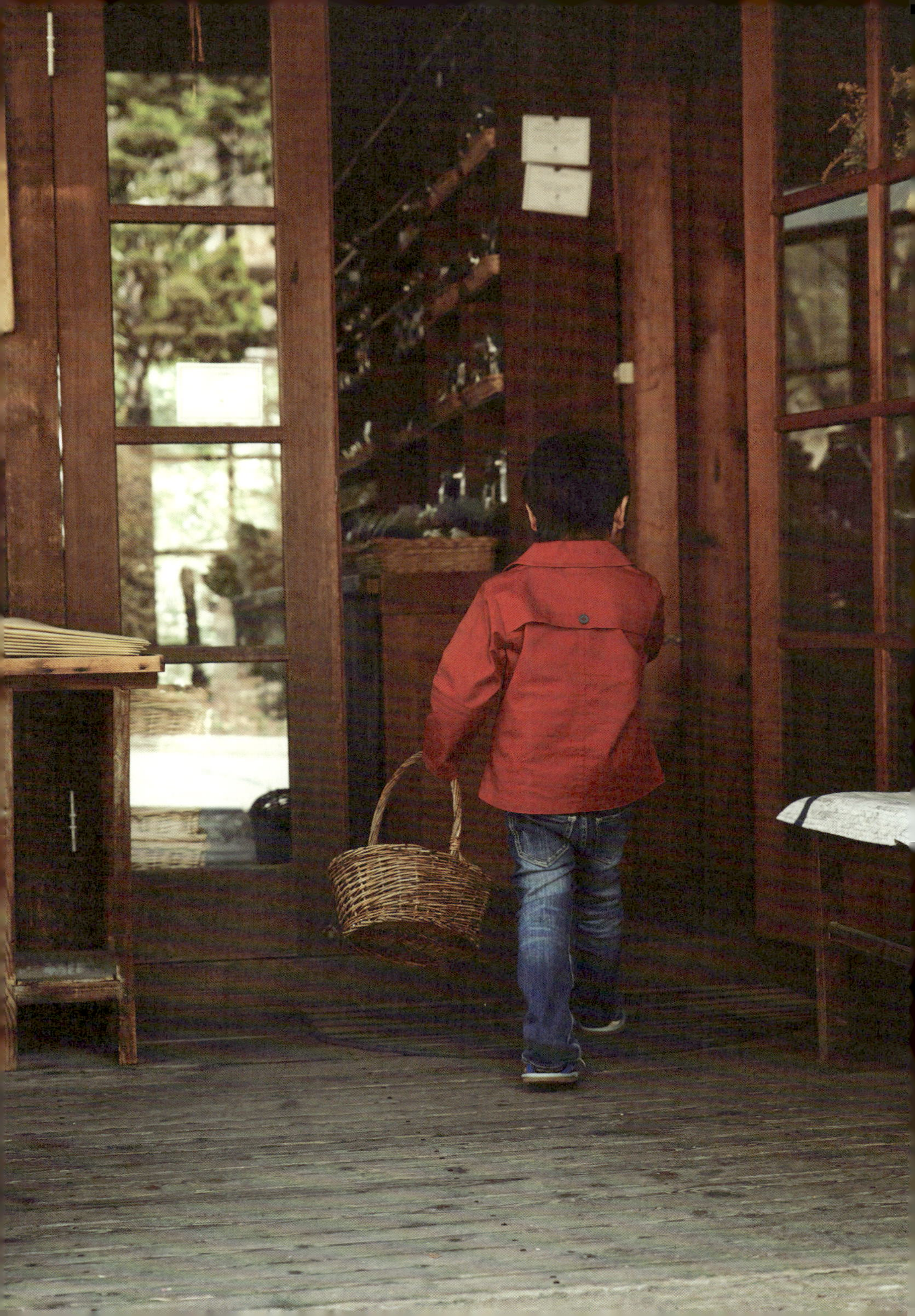

ブを頼りにしたものです。薬箱は草の箱になりました。今、孫たちは精油もハーブウォーターの恩恵も受けています。例えばおむつかぶれや痒みにはラベンダーウォーターやカレンデュラオイルを。夜泣きにはマンダリンの精油など、幅も広がりました。薬草のケアをした子供たちはみんな、穏やかで植物好き。庭に出ればあれこれ触り、まず香りを嗅ぎます。その姿がとても愛らしくて、つい笑みがこぼれます。

幼な子は春のよう。種から双葉になり、初々しい緑を夢見る時。美味しい水と素朴な食べもの、人の温かさ、柔らかな自然、そしてたくさん抱きしめることが必要です。植物と同じように時に手を添え、見守れば、必ずすくすくと育ちます。子供たちが大人になって、またその子供たちを連れて来るほどの時間が、そのことを教えてくれました。

緑に輝く夏は、旅する若者のよう。しばらくはほのぼのと春に浸り、この若者を待ちましょうか。

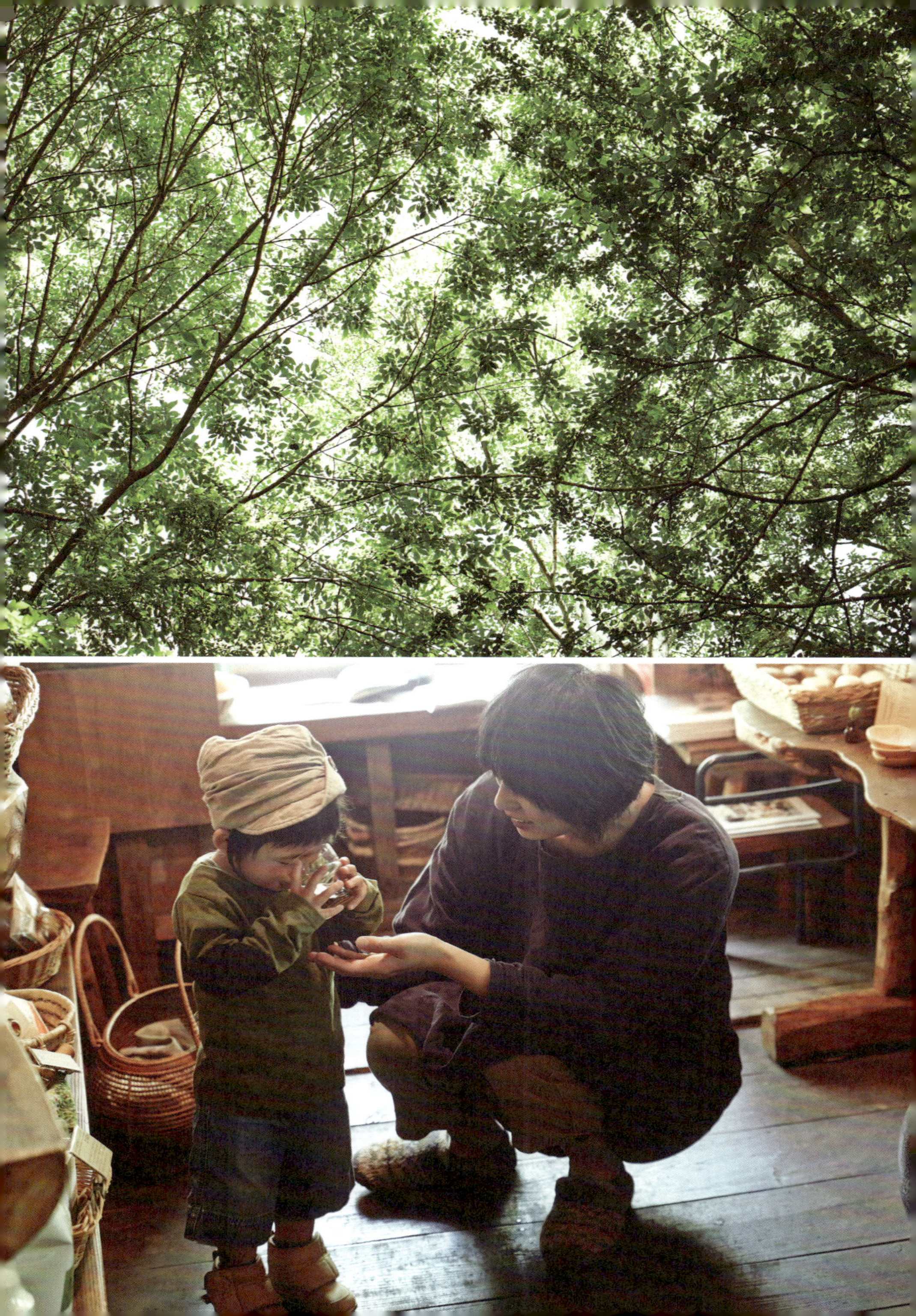

命の足場を草の上に　ハーブとアロマテラピー　2つの手だて ②

ハーブ、育てる喜び

昔に比べてドライハーブは手に入りやすくなりましたが、フレッシュハーブはスーパーの野菜コーナーに並ぶ程度です。水耕栽培や温室栽培のものが多く、万人受けする味と香りですが、本来の野生の力は薄いように思います。品種を選べば、ハーブを育てることはそう難しくありません。是非ご自分でこの喜びを味わって下さい。

世の中にはたくさんの園芸書が出ています。育て方も丁寧に書いてありますから、知識を手に入れることはできるでしょう。けれども、もっと大切なことは、あなたの目の前にある植物たちをよく見てやることです。頭で考えるのではなくて、見て触れて、思いやって下さい。植物になくてはならないものは、水と空気と日の光、そして適度な栄養です。知っておきたいことは、その植物のふるさとの気候風土です。あなたの庭とその環境が似ていれば、育てるのはとても簡単です。そうでないなら工夫が必要です。

一番大切な、土のことをお話ししましょう。日に干してふかふかとしたお布団を想像してみて下さい。手足を伸ばしてゆっくりと眠り、明日は元気に目覚める、そんなお布団です。土も同じです。ふかふかと柔らかく適度に空気が入り、根がのびのびとできると、ハーブたちは健やかに育ちます。お布団が固いと、居心地も悪いでしょう。ふわりと握ればふわりとくずれる土が理想です。

お金をかけずに時間をかけることができるなら、腐葉土を入れましょう。バーミキュライトや赤玉土などを加えれば、より理想的です。草木の灰も時々入れてあげて下さい。土作りは大げさに考えず、ひと苗の根を包む程度の範囲から始めましょう。植えながら少しずつ土を豊かにしていけばいいのです。

鉢植えの場合は少しだけ、園芸用土の勉強もして下さい。鉢を離して置かないで、グループを作って寄せ植えのようにまとめましょう。土が乾きにくく、共生する力も出てきます。

慈しみ育てた草たちを撫で、話しかければ、もっと仲良くなれるはずです。一度や二度失敗をしても、種や苗たちはきっと許してくれるはずです。まずはあなたの手で育ててみましょう。

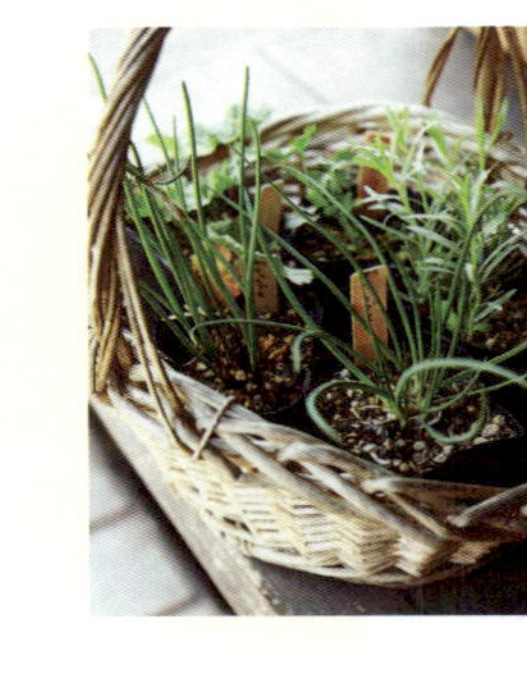

育てやすくて役に立つ 基本のハーブ10種

香り豊かな緑たちがあなたの庭やベランダにあれば、暮らしは生き生きとするでしょう。

ジャーマン・カモミール
Matricaria recutita
カミツレ・キク科・一年草

日当たりが良く、水はけの良い、柔らかい土を好みます。多くの収穫を望むなら種播きをお勧めします。花を少し残せば、こぼれ種で殖えていきます。葉や茎は刻んで土に鋤き込むと優良な肥料となります。タイムと共に「植物のお医者様」といわれ、周りの植物を元気にします。特徴・用途などはP.43をご覧下さい。

レモンバーム
Melissa officinalis
セイヨウヤマハッカ・シソ科・多年草

半日陰で、湿りがちの土を好みます。耐寒性があるので寒い地方の露地でも、手間がかからず良く育ちます。一株でたくさんの収穫がありますから、苗を買う方が良いでしょう。ドライハーブにはない瑞々しい香りのお茶が楽しめます。蒸れて黒ずまないように、なるべく洗わずにきれいな葉を使います。特徴・用途などはP.43をご覧下さい。

ペパーミント
Mentha × piperita
シソ科・多年草

耐寒性があり、繁殖力も旺盛です。日向でも日陰でもそれなりに育ちますが、湿気のあるところが好みです。苗が一株あれば、挿し木で簡単に殖やせます。交雑しやすいので、種類の違うミントは離して植えます。特徴・用途などはP.44をご覧下さい。

コモンタイム
Thymus vulgaris
タチジャコウソウ・シソ科・常緑小低木

日当たりが良く、水はけの良い土を好みます。ご家庭の庭には一株か二株あれば十分ですから、苗から育てるのが良いでしょう。色々な種類がありますが、薬用効果の高いコモンタイムは外せません。香りの良いレモンタイムもおすすめです。花も葉も同じように、いつでも収穫して使えます。立性のタイムは花壇の縁取りに、ほふく性のタイムはグランドカバーに。特徴・用途などはP.44をご覧下さい。

ローズマリー
Rosmarinus officinalis
マンネンロウ・シソ科・常緑小低木

花言葉は「記憶」。葉には強壮、刺激、収れん、利尿、駆風、鎮痛作用があります。お風呂は血行を良くし筋肉を緩め、お茶は溜まった毒素を流して、身体を元気にします。花も食べられるので、サラダやデザートに飾ります。日当たりと水はけの良いところを好みます。品種によって耐寒性が異なるので、寒冷地では露地に向かないものもあります。種は時間がかかるので、挿し木でも殖やせる苗が一株あれば十分です。収穫はいつでも、必要な分だけ切って使います。ただし刈り込み過ぎないようにします。

ラベンダー
Lavandula angustifolia
シソ科・常緑小低木

花の香りには鎮静作用・殺菌作用があります。心と身体を穏やかにしてくれるお茶やポプリ、安眠枕などに使えば、暮らしが豊かになります。イングリッシュ系、フレンチ系、そして交配種もたくさんあり、環境の工夫で色々と楽しめます。水はけと日当たりの良い、乾燥した土を好みます。種から育てるのは難しいので苗を購入するか、挿し木をしましょう。花穂は次の花芽の上で切り取ります。

コモンセージ
Salvia officinalis
ヤクヨウサルビア・シソ科・常緑低木

「救う」という意味を持つ草です。低木のハーブはいずれも苗から育てることをお勧めします。葉は肉の臭みを消し、保存性を高め、詰め物の香料にもなります。お茶は消化を助け、強壮作用もあります。濃いお茶は優れたうがい薬になります。女性ホルモン様作用があるので、妊娠中の方は大量に使わないで下さい。お料理に入れる程度なら問題はありません。

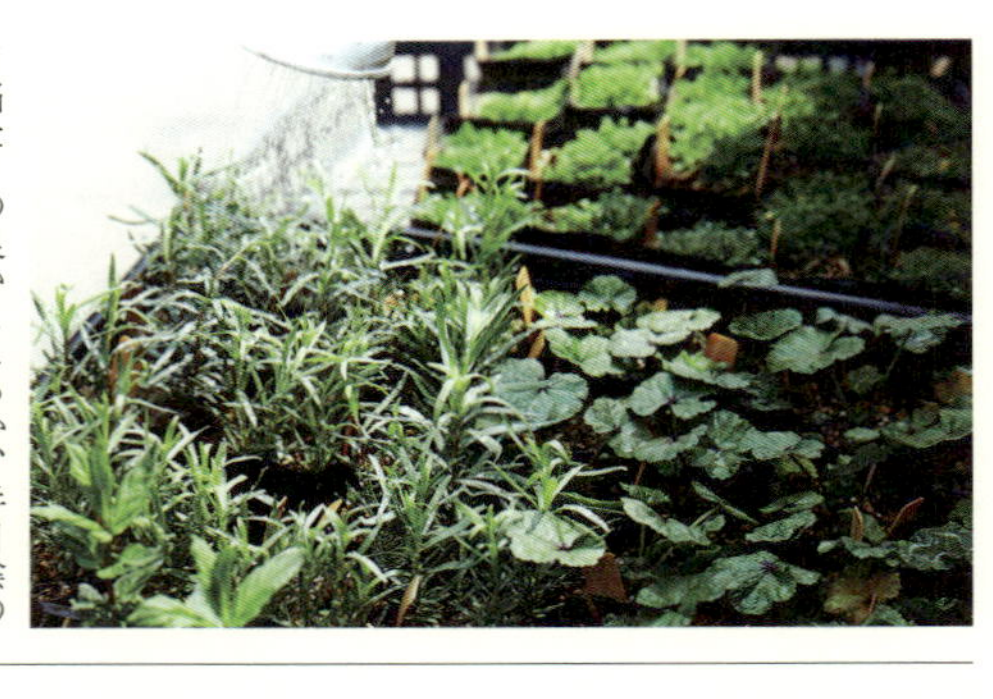

日当たりの良いところか、半日陰の水はけの良い土を好みます。殖やすには挿し木をします。葉はいつでも摘み、花もサラダに使えます。

オレガノ／スイートマジョラム

Origanum vulgare

Origanum majorana

ハナハッカ／マヨラナ・シソ科・多年草

オレガノとマジョラムは同じ仲間です。「山の喜び」という意味を持つ、野性味のある草で、主に料理の風味付けに利用します。オレガノの葉と花のお茶は強壮、消化促進作用があり、スィートマジョラムの葉と花のお茶は、神経を鎮め、頭痛や生理痛を緩和します。

日当たりと水はけの良いところを好みます。オレガノは旺盛に育つので一株で十分です。マジョラムは繊細なので、数株あると良いでしょう。またマジョラムは寒冷地では冬越しができません。どちらも種よりも苗をお勧めします。

スイートバジル

Ocimum basilicum

メボウキ・シソ科・一年草

料理用としての利用が主ですが、お茶として薄めにいれると元気が出て、消化も良くなります。乾燥させたり、ペーストにするのも良いでしょう。

日当たりが良く、水はけの良い肥沃な土を好みます。たくさん使うのなら種を播きましょう。長く使うのなら播く時期をずらすと、霜が降りるまで収穫できます。葉はいつでも摘み取れますが、花の蕾を摘むようにして生長点を摘んでおけば、脇から新芽が出て長く楽しめます。

ポットマリーゴールド

Calendula officinalis

キンセンカ・キク科・一年草

日当たりが良く、肥沃な土を好みます。寒さにも強く丈夫で、こぼれた種からも発芽します。直播きから箱播きまで容易です。一重、八重、黄色、橙色と花の形や色は様々ですが、どの種類も同じように花を使います。毎日咲きますから、収穫の喜びも続きます。特徴・用途などはP.44をご覧下さい。

巡り(デトックス)のブレンドティー

冬の間に溜まった老廃物を流してくれる、春になったら飲むお茶です。身体中がすっきりと軽くなって、スキップしたくなるでしょう。

ブレンド(ドライハーブ使用)

ローズマリー…2g／ネトル…2g
ペパーミント…2g／レモンピール…4g

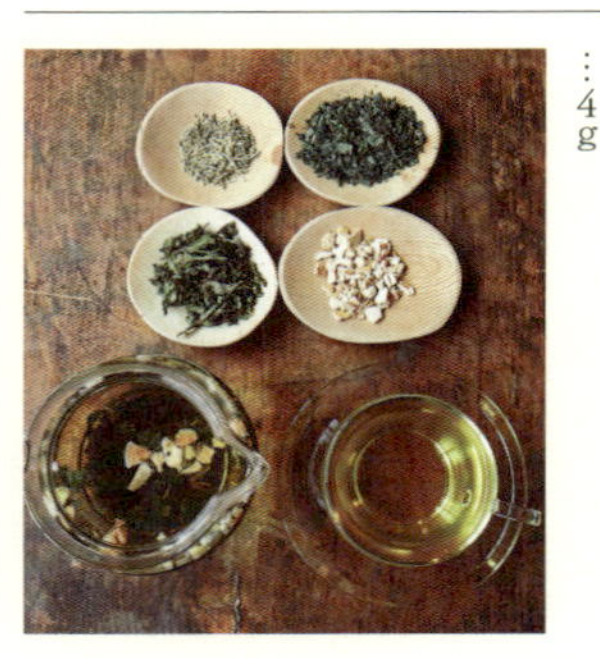

花粉症のためのブレンドティー

ヨーロッパの伝統的なブレンドを参考に工夫しました。症状が出る前から飲めば楽になるし、辛い時でも頼り甲斐のある、人気のお茶です。ブレンドに含まれるアイブライトはその名の通り、眼に良いといわれるハーブです。涙や鼻水の分泌を調節します。眼が赤くなったり、炎症を起こした時、単独の茶材は洗眼に用いることもあります。

エルダーフラワーとペパーミントについてはP.44を、エキナセアとネトルについてはP.160をそれぞれご覧下さい。

ブレンド(ドライハーブ使用)

エルダーフラワー、ペパーミント、エキナセア、ネトル、アイブライト…各2g

正しい精油とそれを運ぶもの

アロマテラピーという言葉も、今では世の中に知られるようになりました。日々の暮らしの中で香りを楽しむのも良いことですが、ここで私がお伝えしたいのは、もっと積極的に自分や大切な人の健康を支えることのできる頼もしい技です。それは、現代医療と対立せずに共存ができる方法でもあります。ハーブよりもさらに専門的な知識が必要になりますので、必ずスペシャリストに学ぶか、相談をした方が安全で効果的です。

芳香療法はまず精油から始まります。どんなに想いや知識があっても、確かな精油がなければ意味がありません。具体的にどんな精油が良いかは後に書いておきますが、その中でも大切な「ケモタイプ」のお話をしましょう。

「ラベンダー」と言うだけでは、どんな種類のラベンダーなのかわかりません。ですから植物には一般名の他に、必ず学術学名があります。例えば、アングスティフォリア種とラティフォリア種(スピカ)では姿かたちは似ていますが、香りは異なります。そこに含まれる芳香成分も異なるため、精油の使用目的もおのずと変わります。同様にユーカリなども種によって成分組成や治療特性が異なります。

さらに複雑なことには、植物学名が全く同じでも芳香成分の組成が違う場合があります。ローズマリー(Rosmarinus officinalis)で言えば、例えば南フランスで育つカンファー、モロッコではシネオール、コルシカ島ではベルベノンというように、育つ環境で異なるタイプが生まれ、それぞれに治療特性が変わるのです。

ワインの味や香りは、ぶどうの品種や生育地、収穫年によって異なりますが、このような違いを化学的に分析し分類したものが、精油のケモタイプ(化学種)です。メディカルアロマテラピーを安全に的確に実践するために、是非覚えておいて下さい。

もうひとつ、キャリアオイルやその他の基材も精油の大切なパートナーです。特に植物油は、精油と同じように品質管理され、脂肪組成が明示されたものを使いましょう。

私たちが化学を学ぶのも、芳香成分を知るのも、精油の品質にこだわるのも、すべて人を支えるためには必要なことだからです。不調を抱えたり、病いで苦しむ人の辛い顔や悲しい顔を見れば、近しい人にとって手をこまねいているのはやるせないことです。けれども、その人がどんなことを望んでいるのかを一番良くわかっているのは、身近なあなたです。芳香療法は、その望みの一端を叶えることができるでしょう。どうぞ香りを手にして、一歩を踏み出してみて下さい。あなたにこそできる手だてです。そこには安心と勇気が育つはずですから。

芳香療法のための精油の条件

1. 100%天然の精油であること

芳香植物から水蒸気蒸留法または圧搾法で抽出した芳香分子の集合体で、採油後に成分の分離・添加やブレンドなどの加工が一切されていないもので、採油国・採油時期・消費期限が明記されているものでなければなりません。

2. ケモタイプ精油であること

ケモタイプとは「化学種」と訳されます。植物学名が同じであっても、精油の含有成分の割合が大きく異なる場合があるので、化学的に検証を行い分類・同定した精油でなければなりません。

3. 成分分析結果が確認できること

精油が製造された単位＝ロットごとに分析を行い、そのデータを公開し、結果を確認できることが必要です。蒸留、製造元（原産国）での分析にとどまらず、国内（輸入国）で再分析し、個々の精油に成分分析表を添付したものが理想です。

4. 残留農薬などについて検査をしていること

有機栽培の表記があっても、無農薬であるという根拠にはなりません。公的機関で成分、農薬、酸化防止剤などの分析や検査を行い、結果を公表している精油を使いましょう。

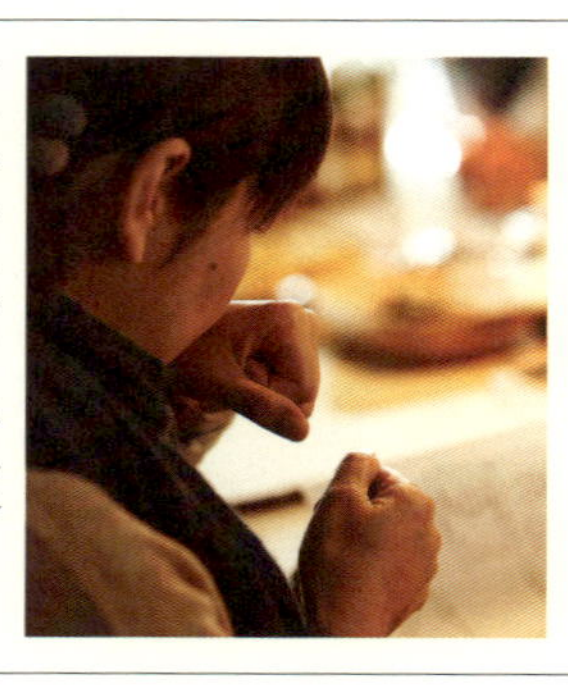

アロマテラピーで使う主な基材

基材を利用することで精油を希釈し、作用を穏やかにし、精油の持続性を高めます。用途によって使い分けて下さい。

1. キャリアオイル（植物油）

主に冷圧搾で採られた植物油です。植物油そのものが持つ作用も加えられます。

ホホバ油

Simmondsia sinensis

ツゲ科／抽出部位：実

成分組成：エイコセン酸 70〜80%、エルシン酸 10〜15%、オレイン酸 5〜12%

北米に育つツゲ科の植物の実から採油します。皮膚の酸性度を改善し、脂性肌から乾燥肌までに適します。不飽和ロウエステルで10℃〜15℃以下で固化します。炎症を鎮め、保湿作用に優れ、すべての肌質に適合し、安定性があります。

ヘーゼルナッツ油

Corylus avellana

カバノキ科／抽出部位：実

成分組成：オレイン酸 65〜85%、リノール酸 8〜25%、パルミチン酸 4〜10%、ステアリン酸

ヘーゼルナッツ（ハシバミ）の実から採油します。浸透性が高く、皮膚に脂を残しません。皮膚、血管を活性化させ、傷跡の治癒を早め、乾燥を防ぎます。

ローズヒップ油

Rosa rubiginosa

バラ科／抽出部位：実

成分組成：リノール酸 40〜45%、α-リノレン酸 20〜40%、オレイン酸 5〜20%、パルミチン酸、ステアリン酸

野イバラの実から採油します。コラーゲンの生成を促し、皺を予防します。皮膚組織の再生作用があり、色素沈着を改善し、傷跡の治療に効果的です。

アルガン油

Argania spinosa

アカテツ科／抽出部位：種の中の仁

成分組成：オレイン酸 40〜50%、リノール酸 30〜40%、パルミチン酸 8〜15%、ステアリン酸、ビタミンE（α-トコフェロール）

モロッコのアトラス山脈に自生する植物、アルガンから採油します。表皮細胞に栄養を与えます。皮膚の再生とトラブルの回避に優れ、最高の老化予防薬ともいわれます。

シアバター

Vitellaria nilotica

アカテツ科／抽出部位：実

成分組成：オレイン酸、ステアリン酸、リノール酸

アフリカに生育するシアの実から採油したバター状（常温で固体）の植物油です。保湿効果が高く、皮膚の乾燥を防ぎます。角質化した皮膚の再生を助け、柔軟にし、老化による皺を予防します。

2. 浸出油

花などを植物油に漬け込み、有効成分を浸出させて作ります。ベースになる植物油によって成分組成に違いが出ます。

カレンデュラ油

Calendula officinalis

キク科／抽出部位：花

成分組成：リノール酸 55～70％、オレイン酸 20～35％、パルミチン酸 5～10％

キンセンカの花びらの浸出油です。ベースはオリーブ油またはひまわり油を用います。皮膚の抵抗力を高め、炎症、荒れた皮膚、ひび割れ、痒み、ザラザラした皮膚のケアに使用します。乳幼児に最適の植物油です。

アルニカ油

Arnica montana

キク科／抽出部位：花

成分組成：オレイン酸 50～70％、リノール酸 10～20％、パルミチン酸 10～20％

標高一、〇〇〇～二、八〇〇 mの高山地帯に自生するキク科の植物で、ヒナギクに似た黄色い花を使用した浸出油です。鎮痛、消炎作用があります。血腫、打撲、骨折、リウマチ、関節炎に、また、心的外傷を鎮める作用があります。外用のみで、内服はしません。

3. その他の基材

精製水

化粧水などを作る際に清潔な純水として利用します。早めに使い切ります。薬局で購入できるものです。

無水エタノール

化粧水、香水、ルームコロンを作る時に使用します。肌に使用する場合は刺激と乾燥に注意して、精製水とあわせて濃度を調節します。これも薬局で購入できます。

中性ジェル（ジェル基材）

キャリアオイルに比べてべたつかず、さっぱりした使用感があります。植物油に比べ、皮膚への精油の吸収が早いのが特徴です。

乳化剤・分散剤（バスオイル）

入浴剤を作る時に使用します。精油は水に溶けにくく、原液では湯面に浮いてしまいトラブルの原因にもなるので、必ず溶かして使いましょう。

蜜ろう

蜜蜂が分泌する天然のワックス素材です。皮膚を乾燥から守り、柔らかくします。植物油、ハーブウォーター等とあわせれば最高のスキンクリームになります。

巡り（デトックス）のブレンドオイル

ローズマリーの化学種のひとつ、ローズマリー・ベルベノンとレモンの精油は肝臓をきれいにする効果を持ち、バジルには肝臓強壮作用があります。この3つの精油をあわせると、溜まっていた毒素が排出され、身体の巡りが良くなります。

ブレンド（5％濃度）

精油　ローズマリー・ベルベノン…9滴
精油　レモン…6滴
精油　バジル…5滴
植物油　ホホバ油…20㎖

使い方

疲れやすく、身体がだるい時、顔色が悪いと感じる時に、肝臓や消化器の位置に適量を塗布します。妊娠初期の方は使用を控えて下さい。

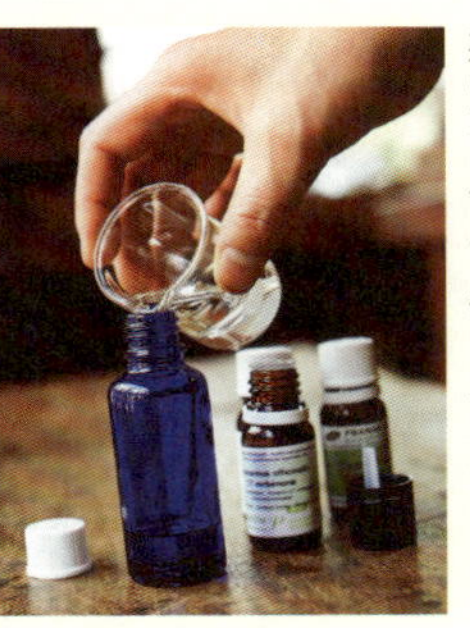

花粉症のためのブレンドオイル

ティートゥリーは免疫を調整し、鼻水や涙を抑えます。ユーカリ・ラディアタとラヴィンツァラ、ペパーミントは粘膜の炎症を抑え、鼻の通りを良くします。ハーブティーよりも即効性があります。

ブレンド（5％濃度）

精油　ティートゥリー…7滴
精油　ユーカリ・ラディアタ…7滴
精油　ラヴィンツァラ…4滴
精油　ペパーミント…2滴
植物油　ホホバ油…20㎖

使い方

季節の変わり目、症状が出る前や、症状が出た時に、鼻の下や胸に適量を塗布します。また、手のひらに数滴を垂らし、両手でこすり合わせてから鼻を覆うように香りを嗅ぐと楽になります。

お子様にはペパーミントの代わりにラベンダー・アングスティフォリアをブレンドしましょう。ホホバ油で希釈せず、原液のみのブレンドをマスクに一滴垂らす使い方もあります。その場合は、肌に触れない場所に付けましょう。

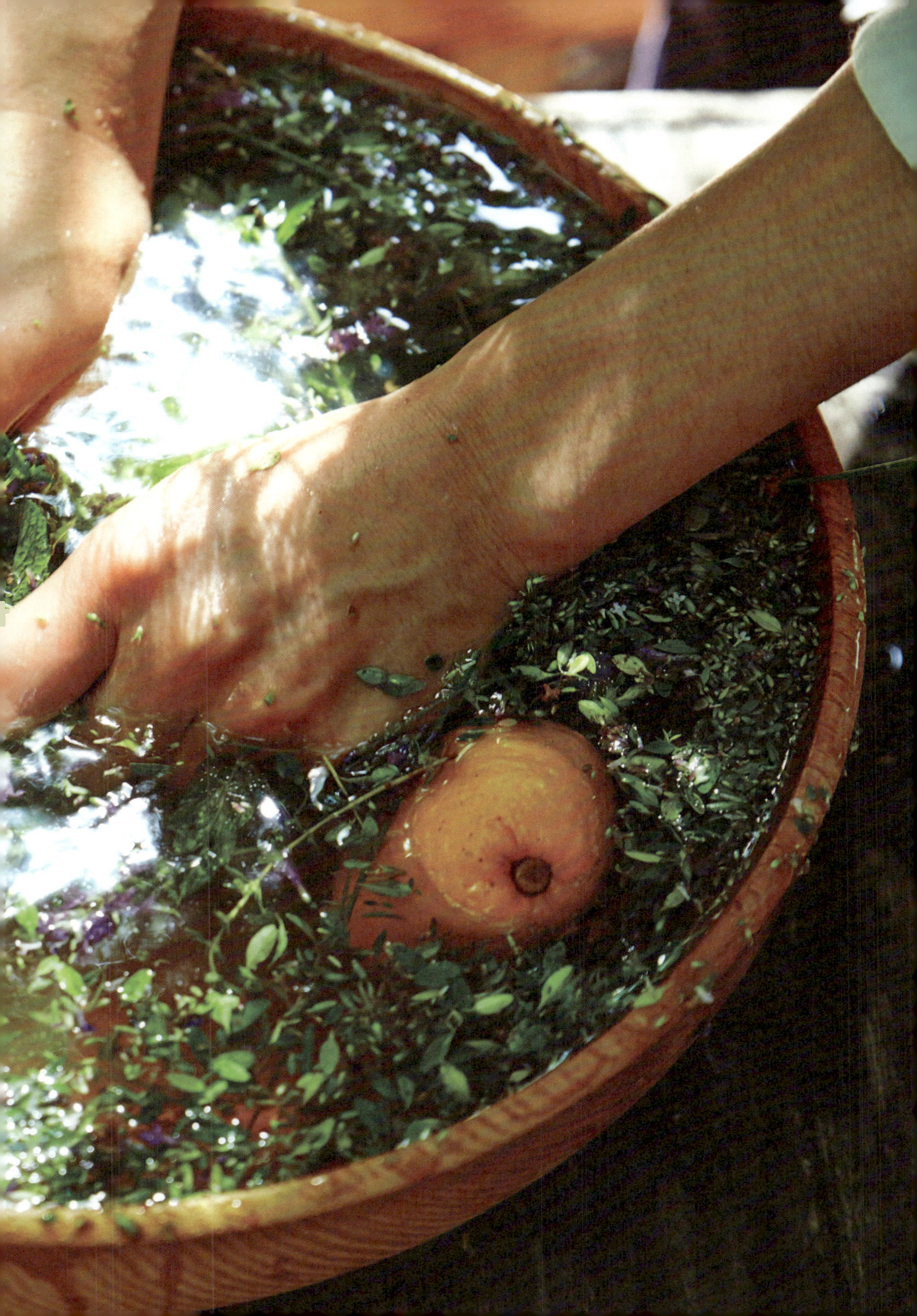

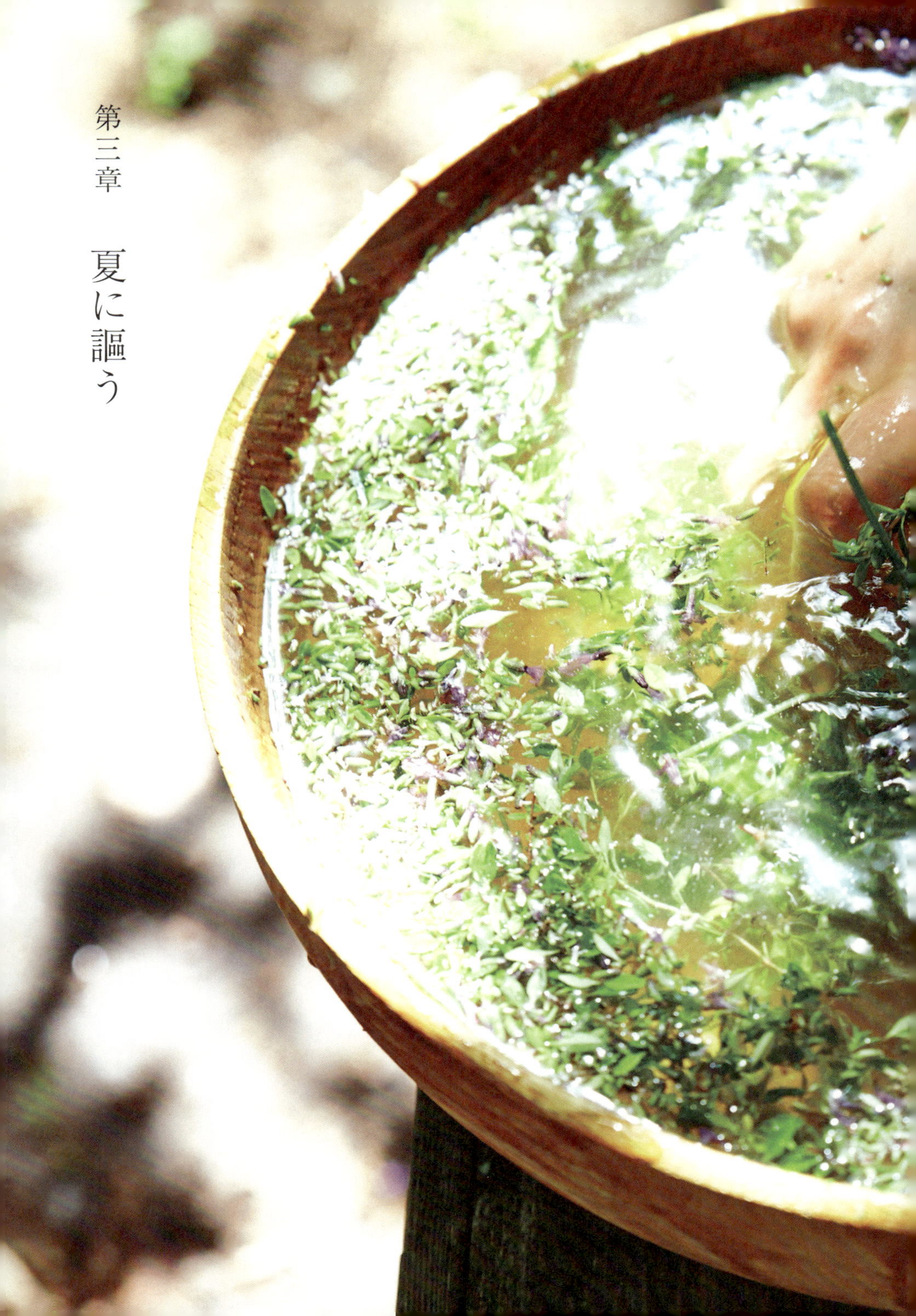

第三章　夏に謳う

木陰のテーブル

日ごとに草丈は伸び、緑は濃くなりました。郭公（かっこう）は鳴きながら林の上を渡り、深呼吸をすれば美味しい空気が身体中を巡って、魂まで青く染まるようです。これが、蓼科の夏。湿度は低く、木陰はひんやりと涼しく、朝夕は長袖が必要な標高一、一〇〇mの避暑地です。植物も動物も私たちも、短い夏を惜しむように謳歌します。

わさわさと育った香り高いハーブたちは、夏ならではの飲みものになります。きゅうりの香りのするサラダバーネットとボリジの花。青りんごの香りの葉、スウィートブライヤー。甘い蜜の味のメドウスウィート、レッドクローバーの花。カシスの葉は例えるもののない良い香り。レモンバーム、レモンタイム、レモングラス、レモンバーベナ、レモンバジルと、レモンもいっぱいです。ジンやウォッカ、白ワインにスパークリングワインなど、好みのお酒とハーブを組み合わせ、きゅうりのマドラーでくるりと混ぜれば、瑞々しい青い香りが広がります。つまむものはナスタチウムの花の詰めもの、からりと揚げたズッキーニ。夏の夕暮れの楽しみです。

ショップと共にレストランをしていたことがあります。テニスコートのク

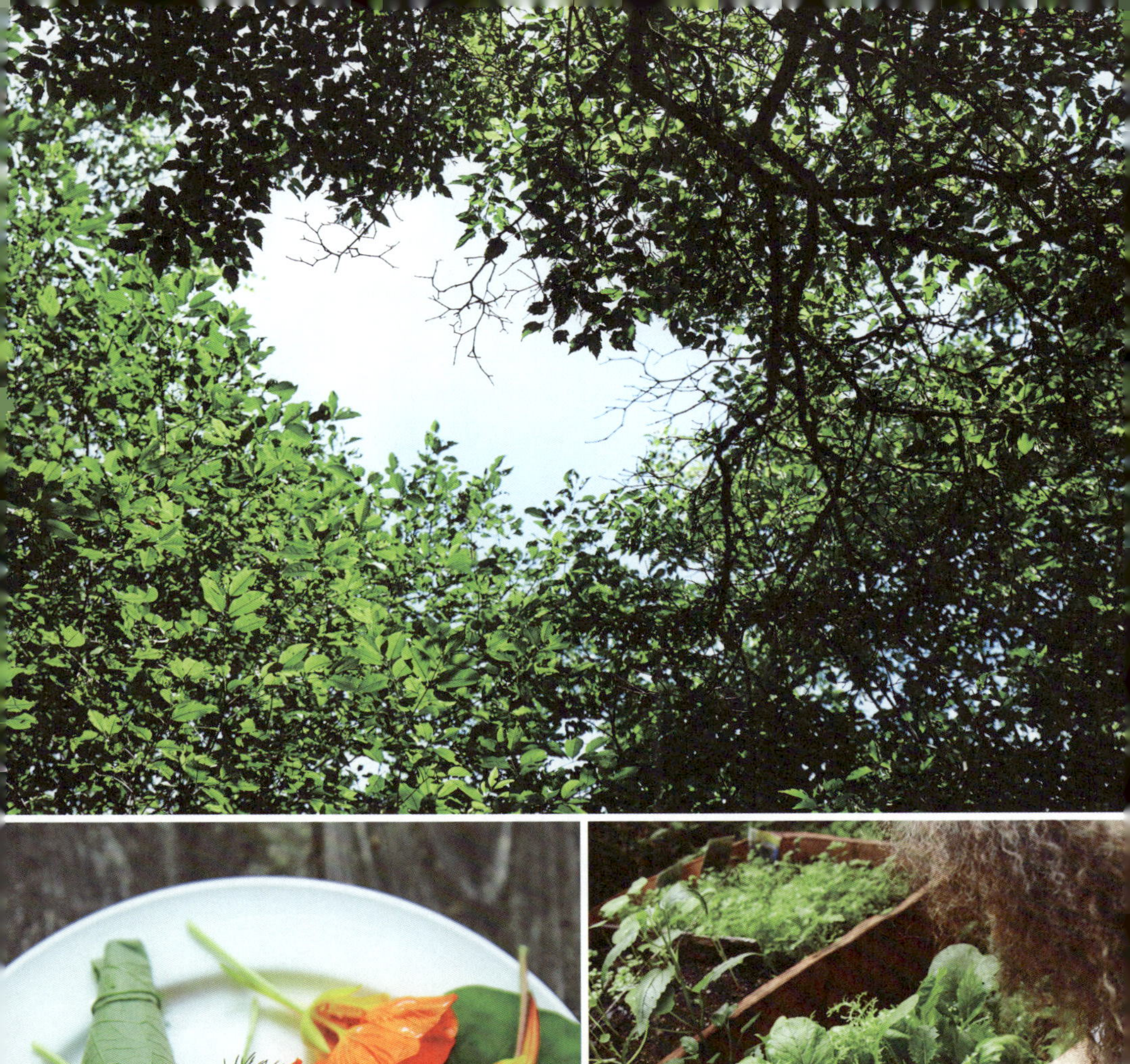

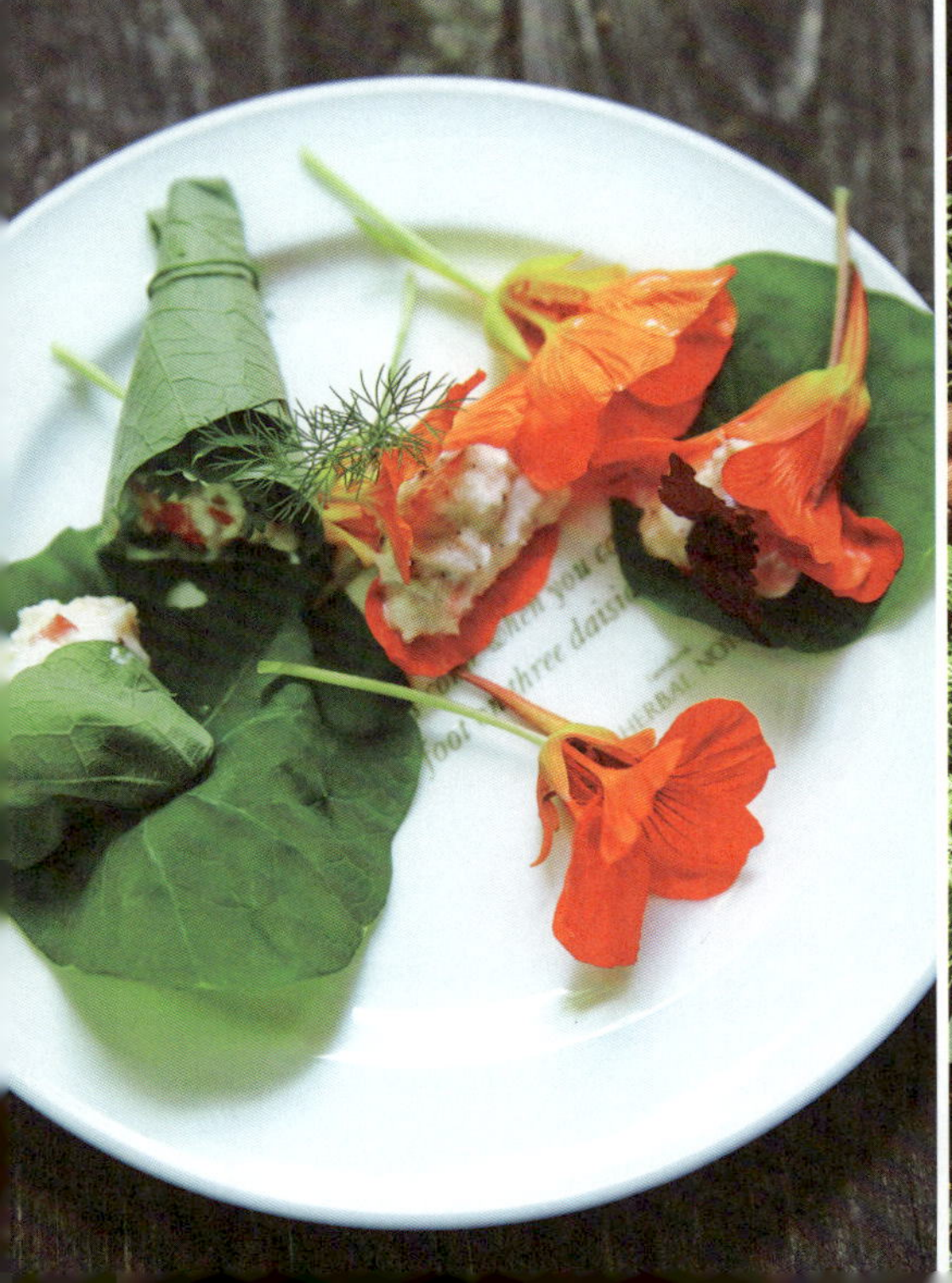

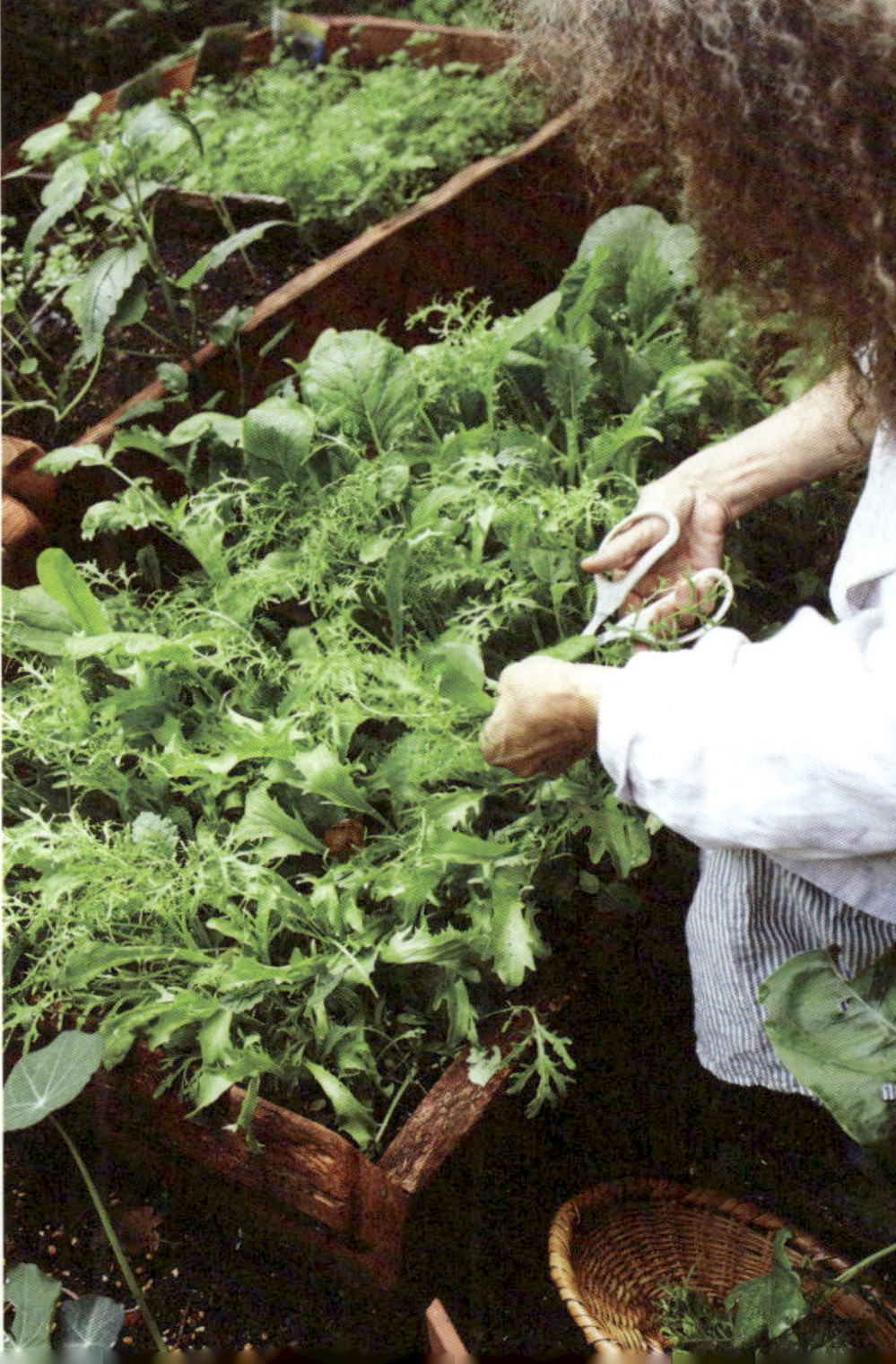

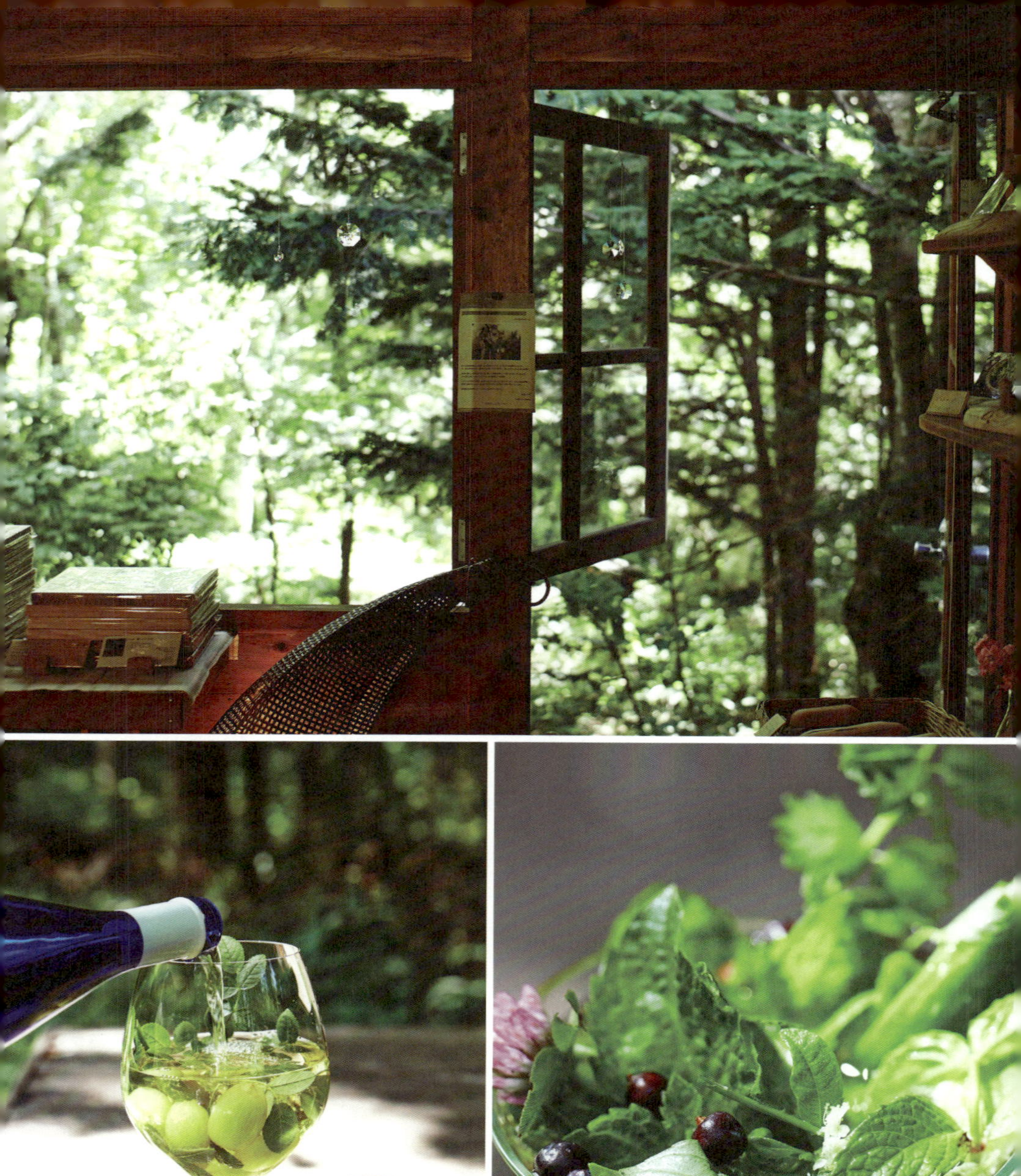

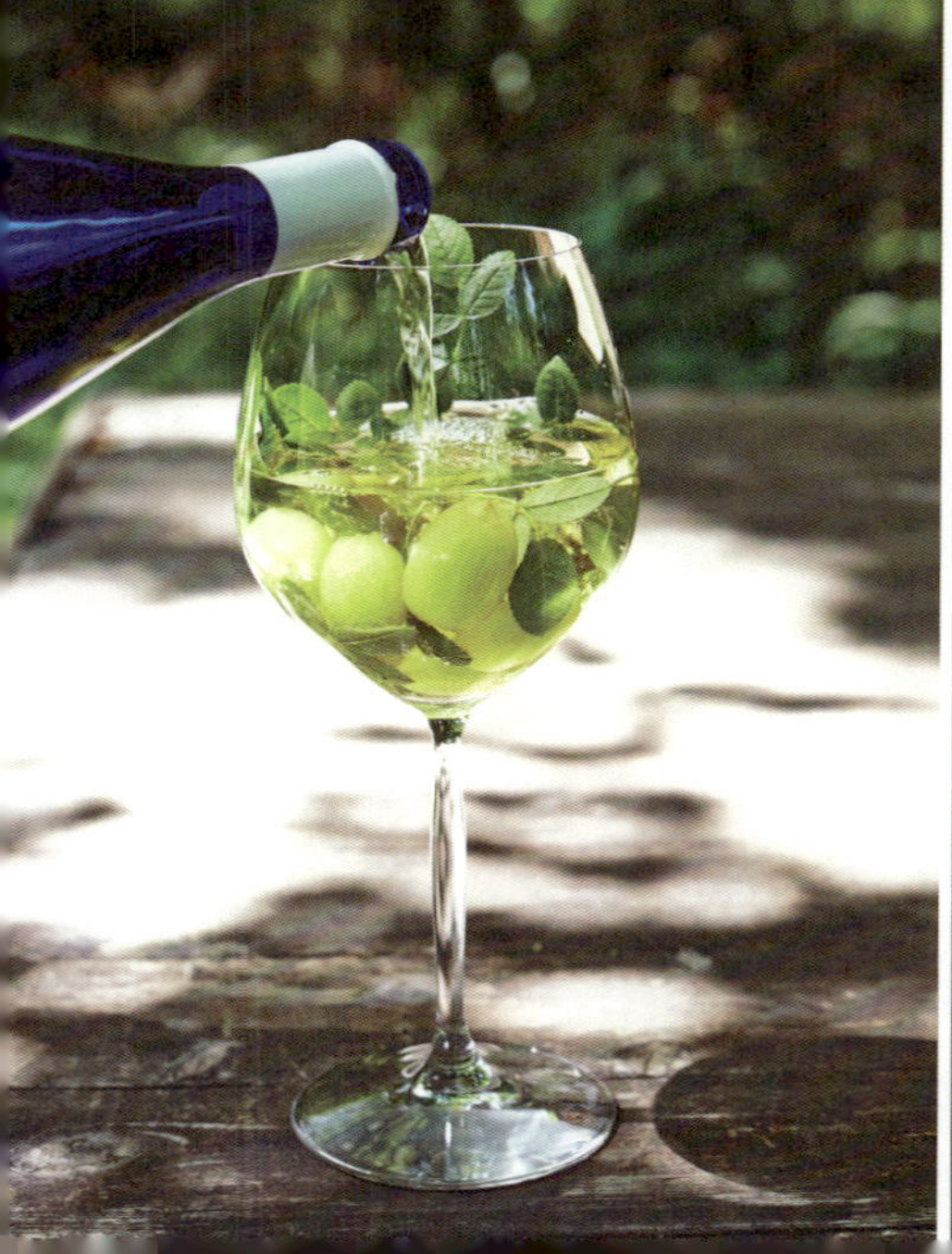

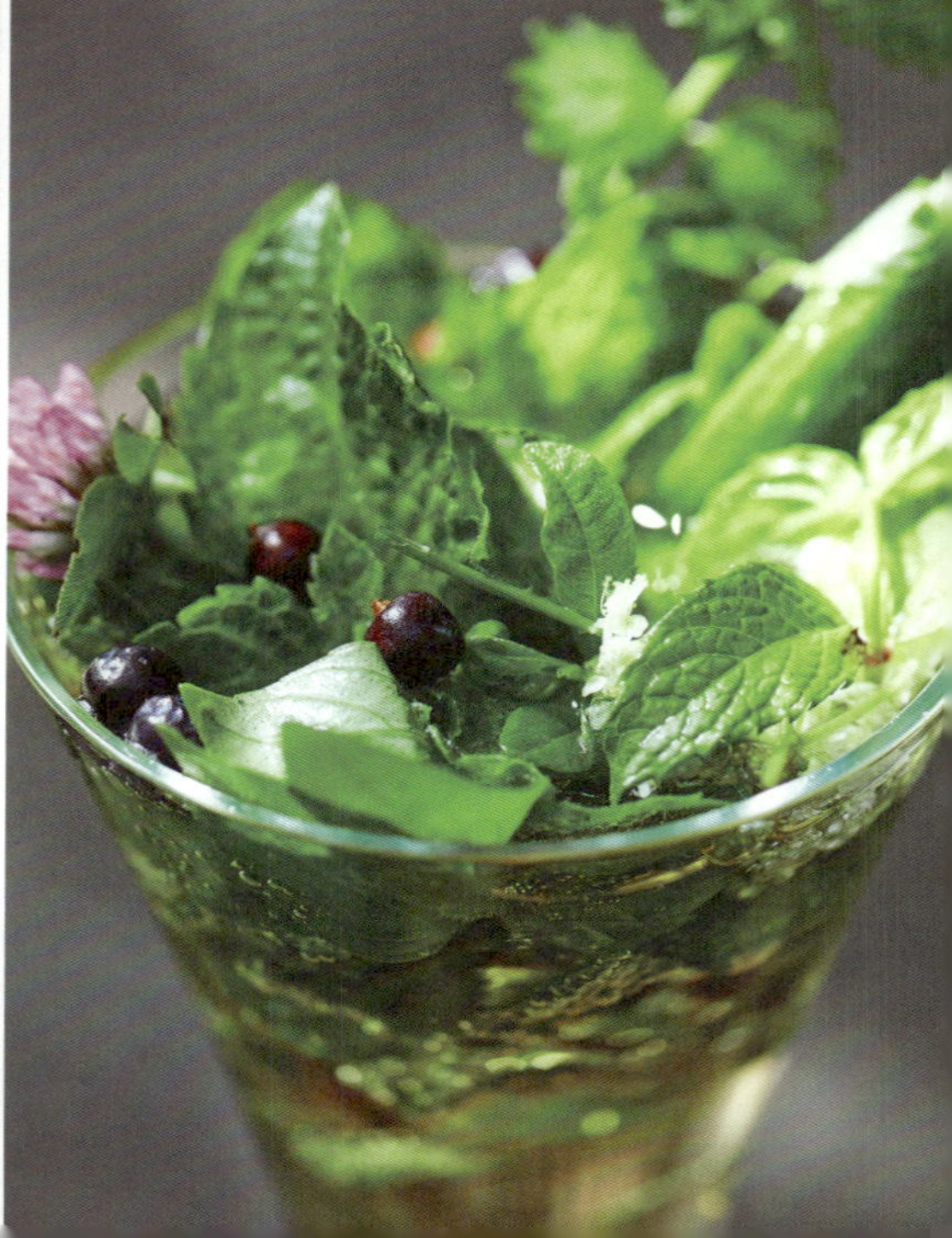

ラブハウスを兼ねたレストランは、ベランダを入れると60席ほどありました。荒れ地を耕し、庭を作り、摘みたてのハーブや花を使って料理をしました。国産小麦でパンとクッキーを焼き、オープンキッチンではきりりと働く女性たちの姿が見える、光溢れる場所でした。ここは「ワイルドデイジーカフェ」と名付け、お皿にはヒナギク（デイジー）の絵と英国の言い伝え（「デイジーを三つ踏む頃には春が来る」）を書きました。その上には、いつも弾むような四季が載ったものです。スタッフルームの扉には「食べ方は生き方」と書き、食器は合成洗剤を使わずに洗い、生ゴミはオーガニックガーデンの堆肥にしました。八年間の忙しい毎日の中で、私の心と身体の腕力、脚力、舌はしっかりと鍛えられました。

故あってここを閉じたのは、一九九九年の初夏でした。ガーデンの植物たちをできる限り諏訪中央病院の庭に移し、ショップは元の「小屋」に戻りました。草に埋もれ、小屋は静かに私たちを待っていてくれました。留守をしていた時間は、この庭の土を豊かにしていました。失ったものは何もない。気がつけば夏のテーブルは、かけがえのない美しいものに満ちています。

付き合った時間は、種を花に変える。一日一日が実を結ぶことに気がつきました。

お皿の上でダンスを踊る
ワイルドデイジーカフェのひと皿

オープンキッチンからは、お客様の顔がよく見えました。お皿が運ばれた時のパッと輝く表情が好きでした。特に子供たちはハンバーガーの上にタンポポが揺れていたり、お皿が蕗の大きな葉に覆われていたりすると、笑顔です。嬉しかったことはもうひとつ、とても残飯の少ないことでした。洗い場に置かれた小さなバケツで十分に間に合いました。

サラダに合わせて毎日、ドレッシングを作りました。春は若いパセリ、クレソン、初夏は苺や杏。秋はりんご、洋梨、冬は作りおきのハーブオイルを。どれも少しだけメープルシロップを加えます。焼きたてのパンには作りたてのジャムを添えました。美味しいだけでなく、美しい食事でした。その頃使っていた食器もテーブルも、私たちの昼食にレッスンに、今も大切に使われています。

ある初夏の日のプレート

四つ葉のクローバーと名残りの菫がこの日の贈りもの。庭のテーブルでどうぞ。

◉小さなサンドイッチ
イタリアンパセリ、レモンの皮、ローズマリー、タイムの花を細かく刻み、ハムとマスカルポーネチーズのペーストに混ぜ、パンにはさみました。

◉グリーンサラダ
タンポポの花と葉、ルッコラ、アルグラ、イタリアンパセリのサラダです。ドレッシングはレモン汁、メープルシロップ、塩、オリーブオイルで作りました。

◉ころりとした小玉ねぎの蒸し焼き
セージとローズマリーで香りをつけました。玉ねぎのだしに、バルサミコを加えて煮詰めたソースをかけてどうぞ。

◉じゃがいものコロッケ
庭のミツバを入れた、シンプルなコロケッケです。生クリームを入れると、口当たりが良くなります。

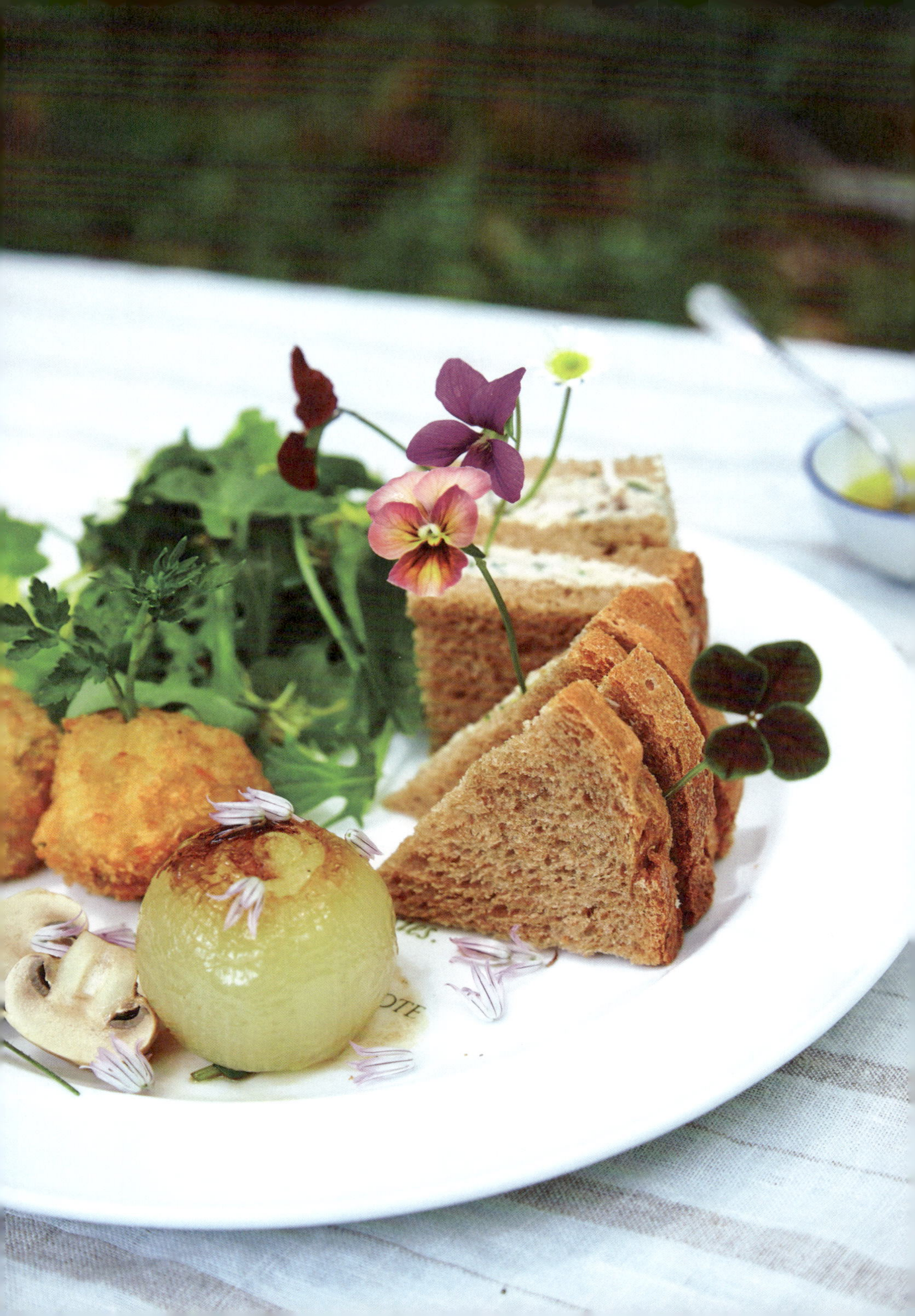

神様の絵筆

ペインテッド・グリーン。神様の絵の具箱は、きっと緑色がいっぱいに違いありません。強い日差しも、緑の葉のパラソルが柔らかにしてくれます。すべての窓を開け放し、冷たいハーブティーと、庭には椅子を用意して、この夏のお客様を迎える準備をしています。植物に触れ、その気配に身を置くと、命は精気を取り戻しますから。

病院のボランティアをするようになったのも、ハーブが結ぶ縁でした。諏訪赤十字病院精神科病棟の師長は、こつこつと屋上ガーデンを作っていました。太陽の光を受けて植物に水をやることが、患者さんの表情を穏やかに変えることを知ったからです。彼女に頼まれて、ハーブ教室というかたちで初めて病棟に入りました。ハーブたちは、患者さんたちの心に届く言葉を持っていました。病院の移転で屋上の庭は消え、師長たちの要望は叶わず、新しい精神科病棟に緑の居場所はありませんでしたが、彼女は退職をした後も長い時間をかけた地道な活動で、川べりのハーブガーデンを生むのです。

それでも、八階の病棟から緑は遠くなりました。私は抱えるほどのハーブを摘んでエレベーターに乗ります。こちらから「庭」を持って行くことにしたのです。ティータイムは手作りの焼き菓子とハーブティー。今では香りのハンドトリートメントが加わり、ここはほんとうの庭になりました。患者さんだけでなく、医師も看護師もこのひとときを心待ちにしています。

諏訪中央病院の庭は、二人の医師との会話から実現しました。30年近く前のことです。今は亡き今井澄先生と今も元気な鎌田實先生は、私の言葉で描く庭に共感して下さいました。願ったハーブガーデンはできましたが、増築のたびに場所が変わりました。予算も少ないことから、ボランティアの手に委ねることを提案しました。四季に抱かれ、そこに在るすべての命を慈しみ、養生のできる息の長い庭作りこそが大切です。時が経ち、種から育ったオークの木も日陰を作り、私の庭から移した植物たちも大きくなりました。

病院は治療の場、医療に必要な時間が優先です。この庭は日常が息づく、生きものの時間が流れています。人知れず涙を流せる木陰も、家族や友人と笑いあえる花々に囲まれたベンチもあります。お茶のためのハーブも、枕もとに飾る花も、甘酸っぱいブラックベリーも自由に摘むことができます。ここで働く人たちがほっと息をつく場所でもあります。

四半世紀かかって、病院にこそハーブガーデンをと、ここで過ごした人は思うようになりました。神様の絵筆は誰にでも平等に振るわれるでしょう。あなたが今、少し弱っているのなら、この緑色がより深く浸みいるはずです。

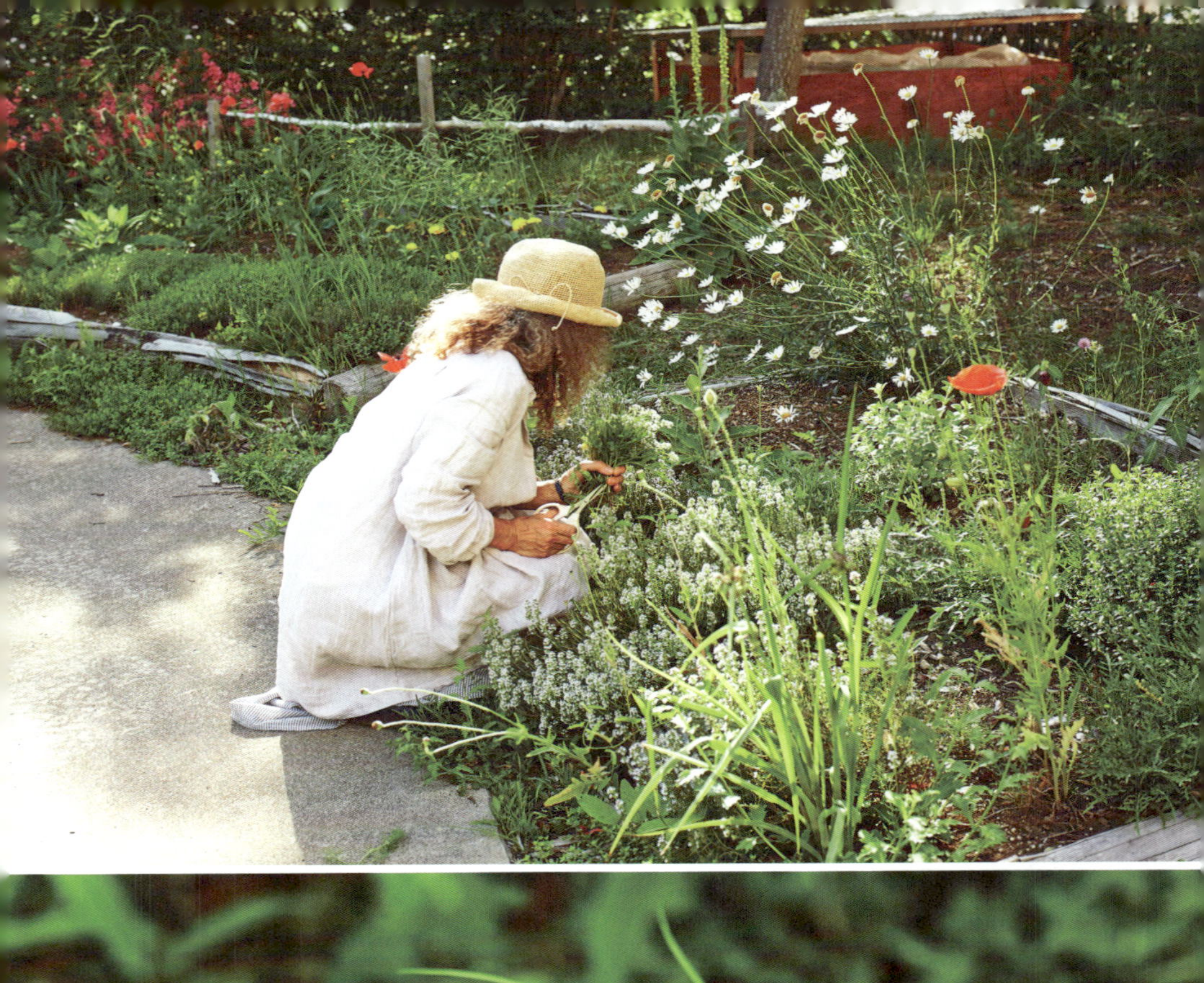

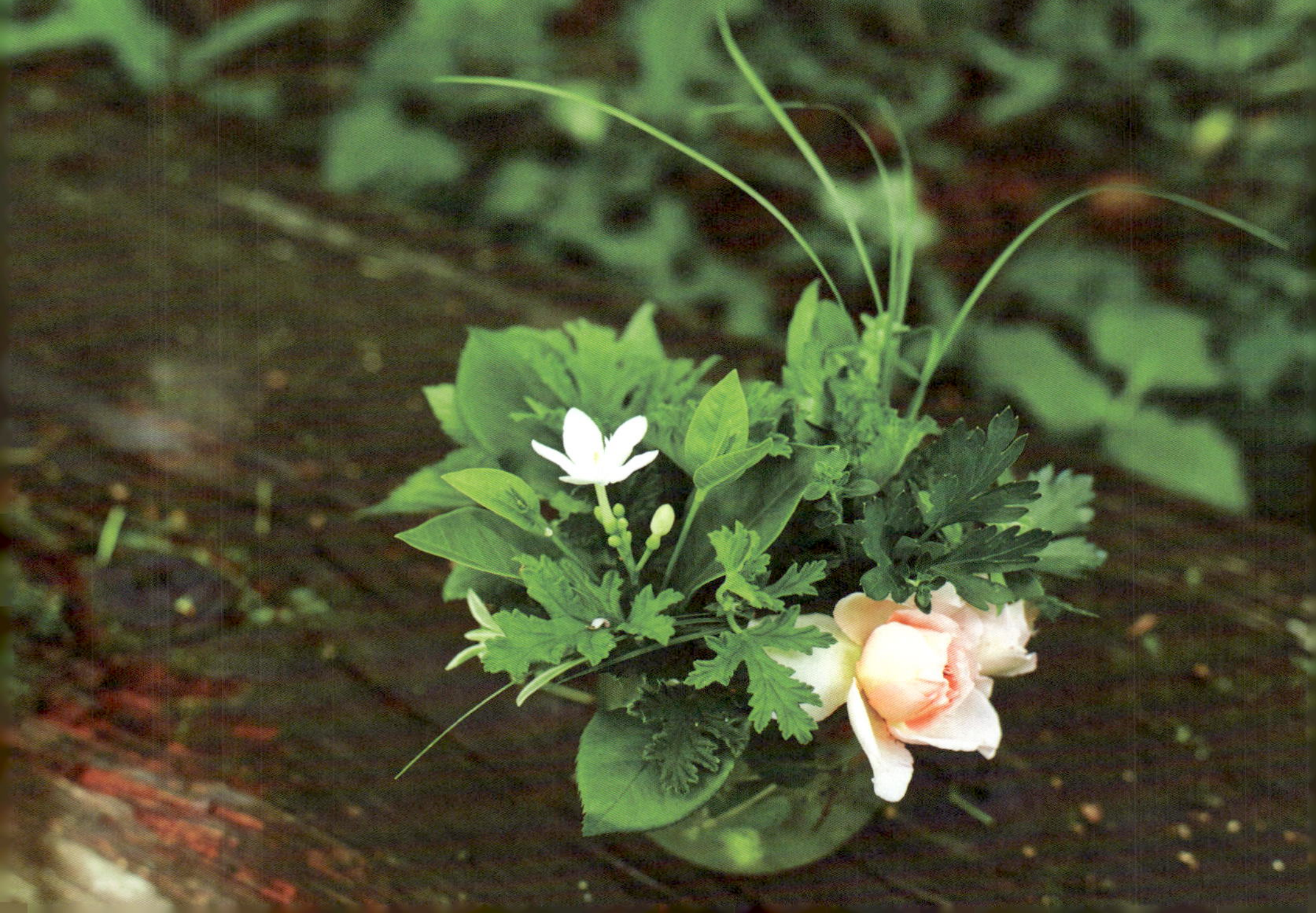

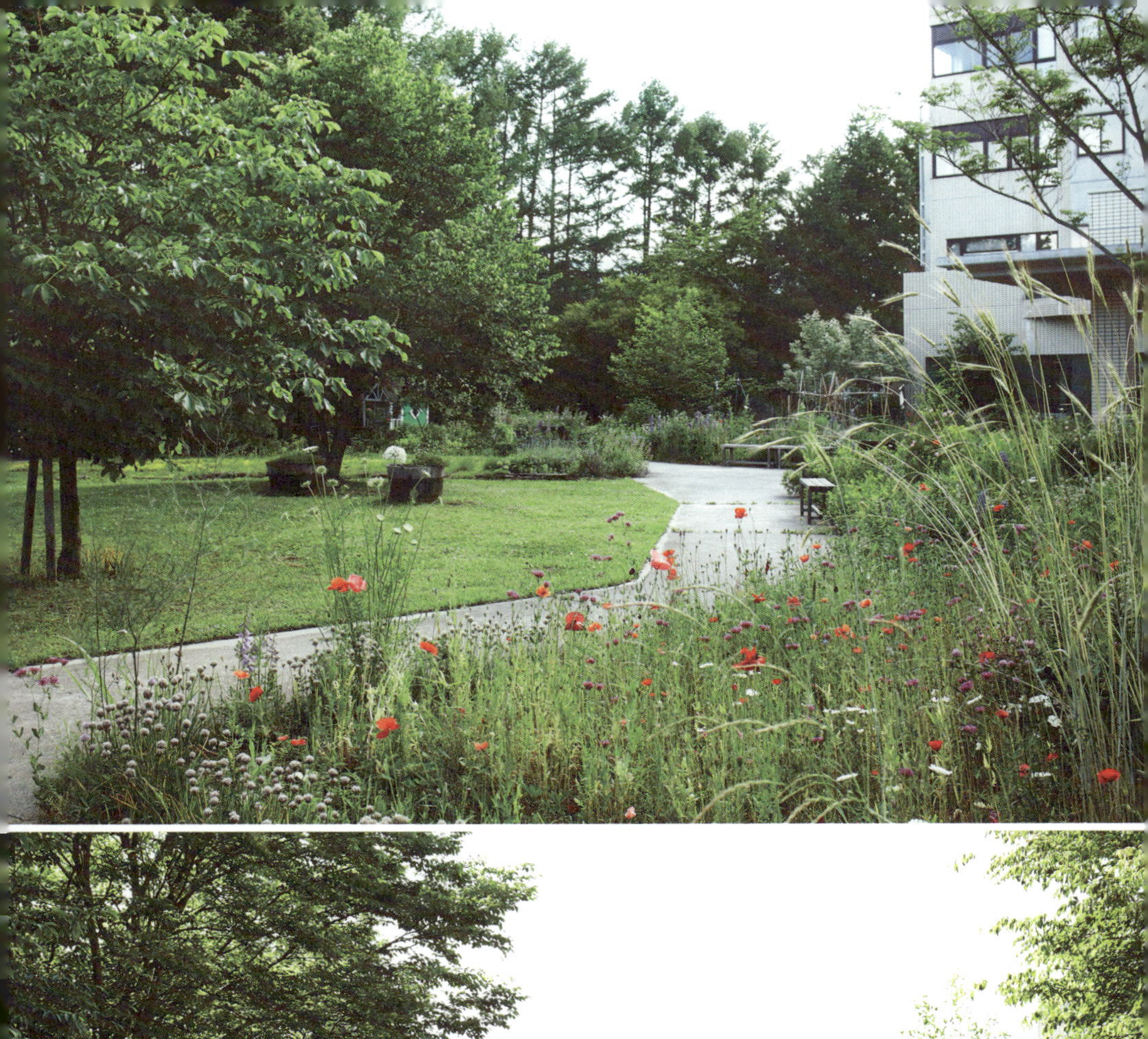

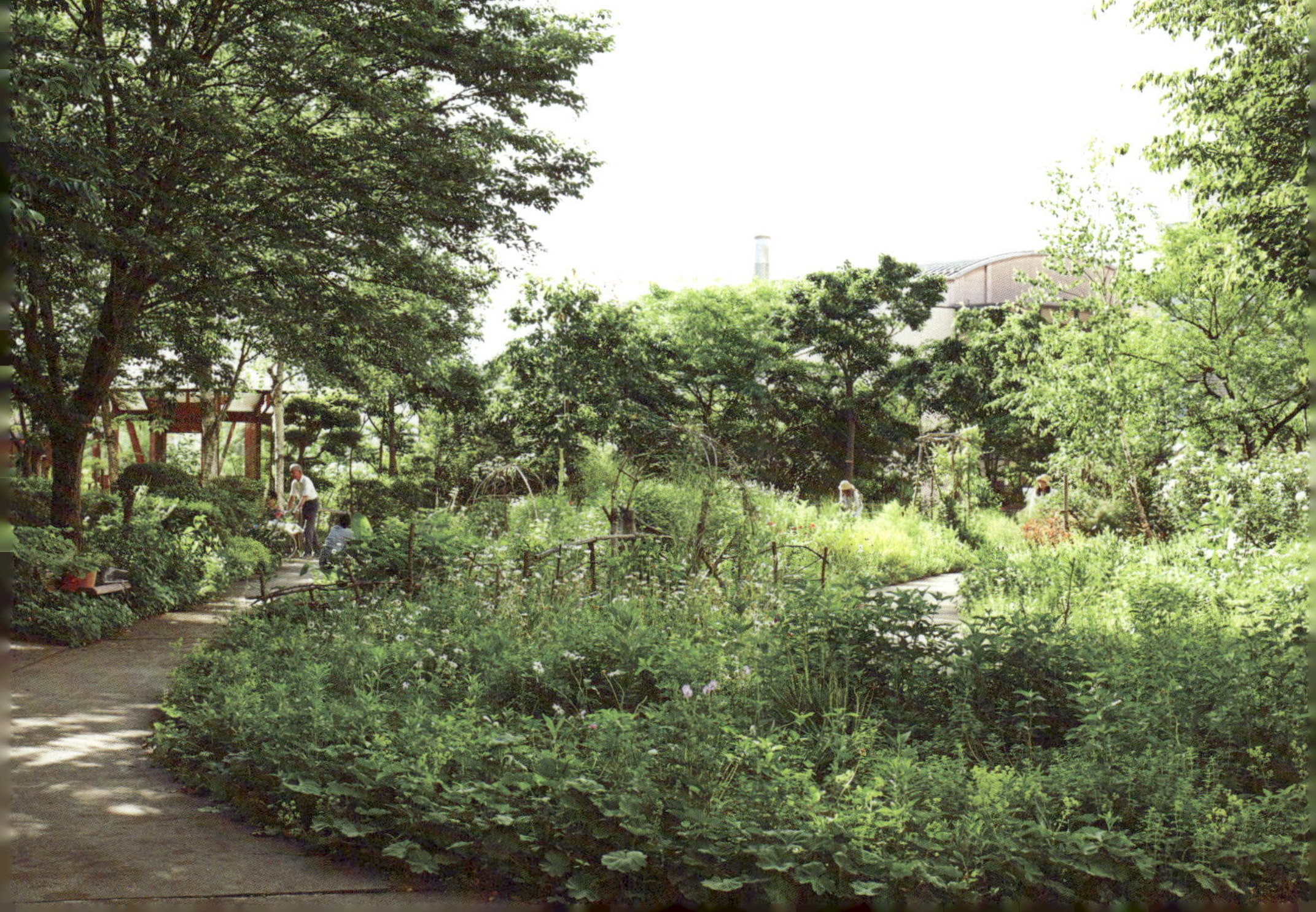

いつもの焼き菓子
レモンタイムのパウンドケーキ

焼き菓子の幸せは、オーブンから漂う香りから始まります。庭のレモンタイムを使ったこのケーキは、うちの定番です。つやつやの小さな葉が、黄色い卵によく似合うでしょう。次の幸せは、焼きたてを切り分ける時。青いレモンの香りがして心弾みます。レモンタイムは誰でも育てられる丈夫なハーブ。台所に常備の「レモン」です。花も愛らしく、ハーブティーやサラダ、小さな花束まで楽しむことができます。

レッスンのティータイムには、このケーキとスコーンがよく登場します。多めに焼いたスコーンとケーキの端っこは私たちのおやつ。時々は贅沢をして生クリームを添えます。ショップの小さなオーブンから、今日もいい匂いがしてきました。

レモンタイムのパウンドケーキ

バター(室温におく)……100g
きび砂糖……100g
卵黄……1個
全卵……2個
薄力粉……150g
ベーキングパウダー……小さじ½
レモン汁……40mℓ
レモンタイム……軽くひとにぎり

作り方

1. バターを練り、きび砂糖と合わせてボウルに入れ、白っぽくなるまで混ぜる。
2. 1のボウルの底にぬるま湯を当てて温めながら、分離しないよう、よく混ぜた卵黄と全卵を、4〜5回に分けて加える。
3. 合わせた粉類を、2にふるい入れ、さっくりと混ぜる。レモン汁と、ざく切りにしたレモンタイムを加えて混ぜる。
4. 170℃に温めたオーブンで、30分強焼く。最初の10分で一度取り出し、表面に切り込みを入れ、上手に表面が膨らむようにする。竹串を刺して、何もついてこなければ焼き上がり。

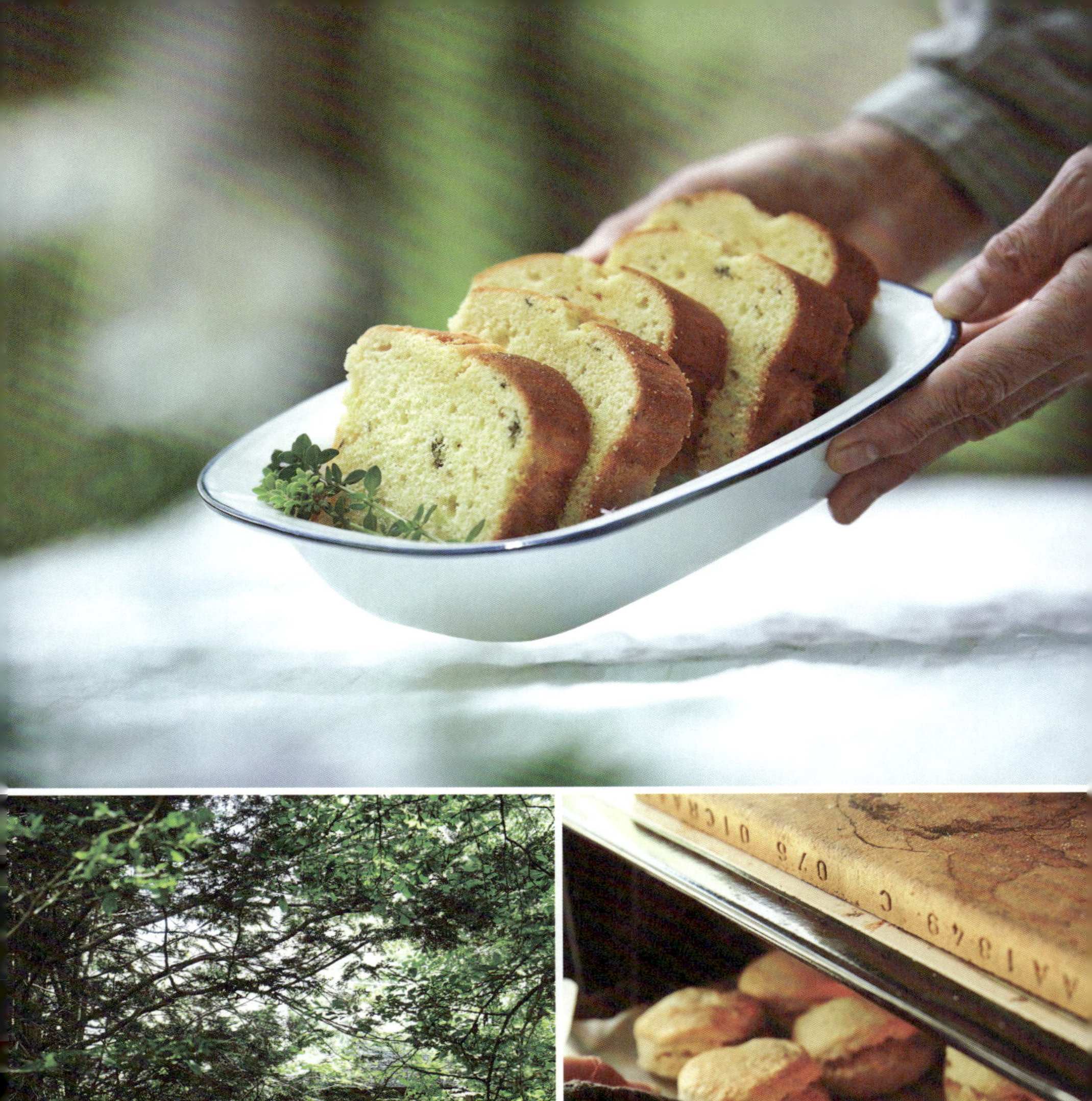

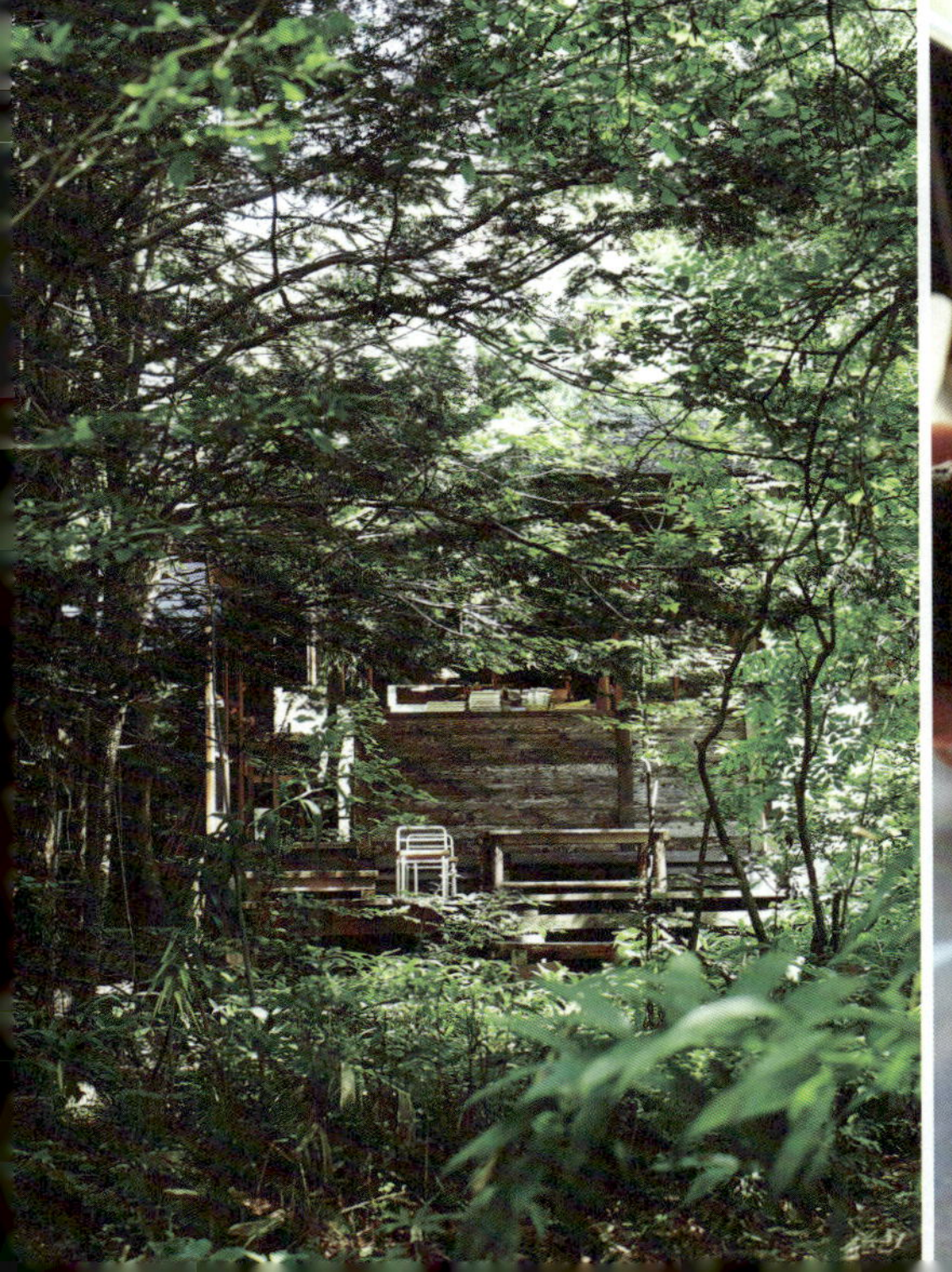

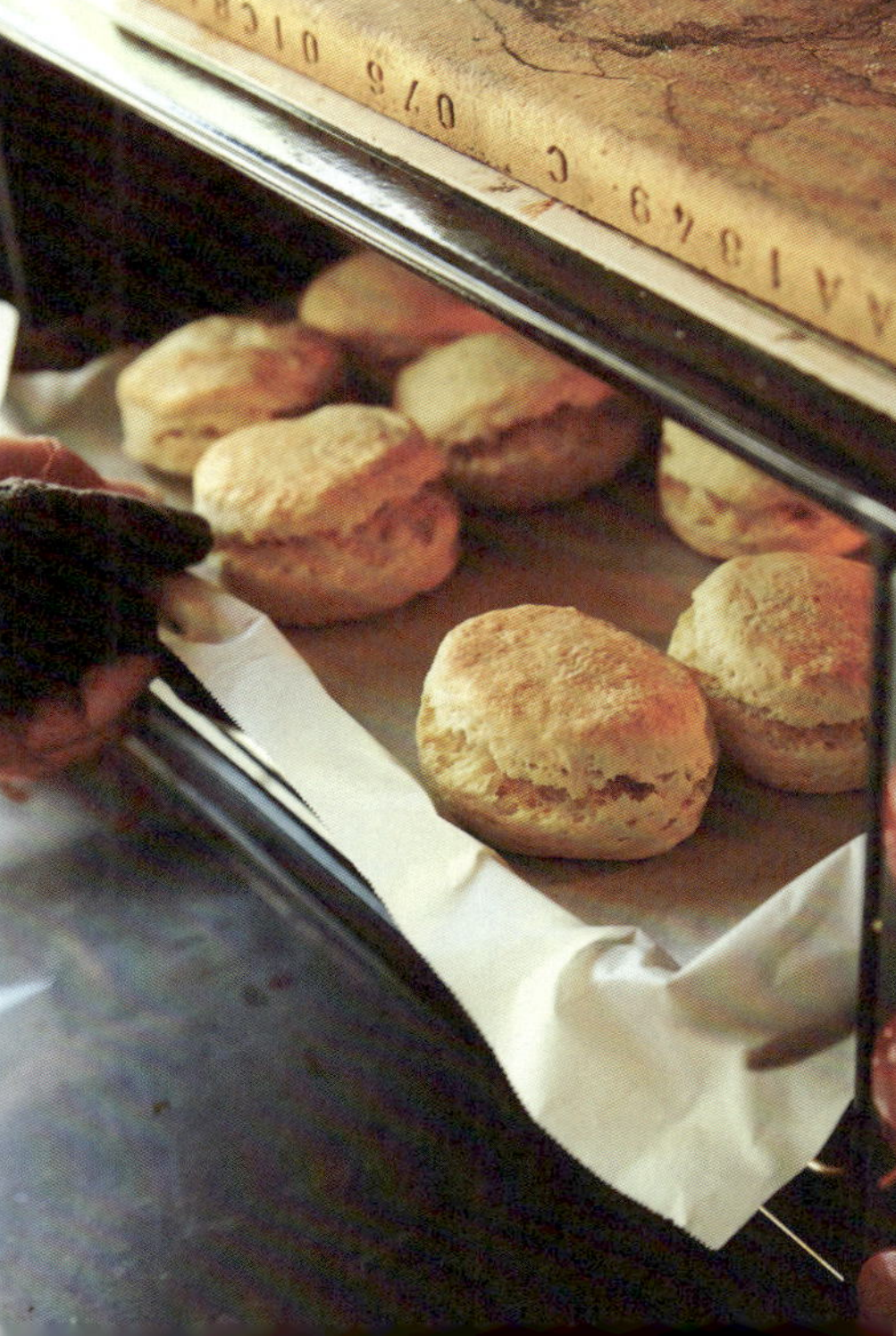

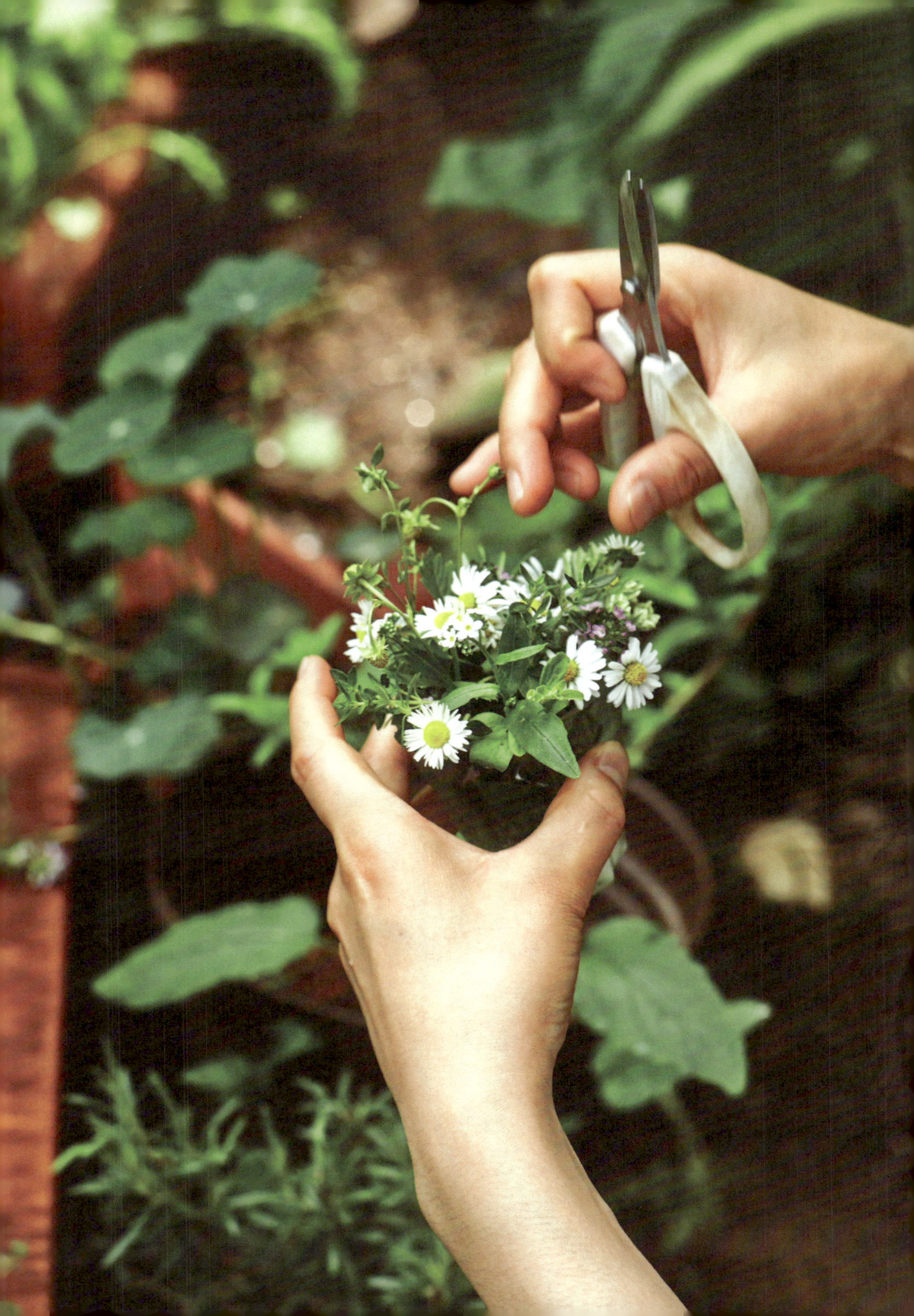

小さな花園、小さな森

心や身体が辛くなった人に私が贈るのは、小さな花束です。この花束から、いくつもの小さな物語が生まれました。

精神科に入院したひとりの女性は、屋上の緑に触れるうちにゆっくりと回復していきました。彼女は退院して間もなく、師長の庭仕事を手伝うようになります。何年かが過ぎたある日のこと、私は自宅に案内されました。温室の中に緑の葉を繁らせた、大きなローズマリーがあるのです。「入院中戴いた花束を毎日水を換えて大切にしていたら、根が出たの。これがあの時のローズマリーです」と言います。私が病棟に入った頃に作った花束にあったローズマリー。胸が熱くなりました。その後、彼女とは、グループでハーブを巡る北米の旅に出ました。初めての海外、ほんとうに久しぶりの旅。彼女は心から笑い、ご飯を食べ、たくさんの写真を撮って花を摘みました。

ある女性は病名が判らない苦しみの中で、諏訪中央病院に辿り着きました。心はくたくたに疲れていたのでしょう。ハーブや香りで慰められないだろうかと私に声がかかり、小さな花束を携えてお部屋に伺いました。彼女は花を胸に抱き、これまでの辛かったことを涙と共に語ります。折に触れ、花束、草束を届けました。病院の庭は美しいけれど、彼女にはそこに出る気力と体力、そして勇気がなかったのです。その代わりに彼女は退院の日まで毎日、この小さな花園の水を換え、慈しみました。

ハーブのブーケは、「タッジー・マッジー（おまじないの言葉）」「ノーズ・ゲイ（鼻が喜ぶ）」「ポージー（小さな詩）」と呼ばれます。庭にも野にも、あなたの花束になる緑は見つかりますし、一輪、花屋さんの花を混ぜるのも素敵です。片手を輪のようにしてここに納まるように作ると綺麗です。手渡した花束を両手で包み、鼻を近づけた時、人は必ず柔らかな無垢の笑顔を見せます。ひと枝、ひと花の力を信じて、香り草を忍ばせ、もの言わぬ言葉を私は今日も束ねています。

もうひとつ、お見舞いの時に役立つ、とても簡単な、ポットのいらないハーブティーをいれましょう。今日のお茶は、夏の盛りの新鮮なブラックマローの花をひとつ、ラベンダーの花束、赤いベルガモットの花を三つ。それぞれのカップに入れて熱いお湯をそそげば、ここにも花園が見え隠れします。お茶をいれること、毎日水を換えること。ささやかな所作こそが、私たちが自分で作ることのできる、森の隠れ家になるでしょう。

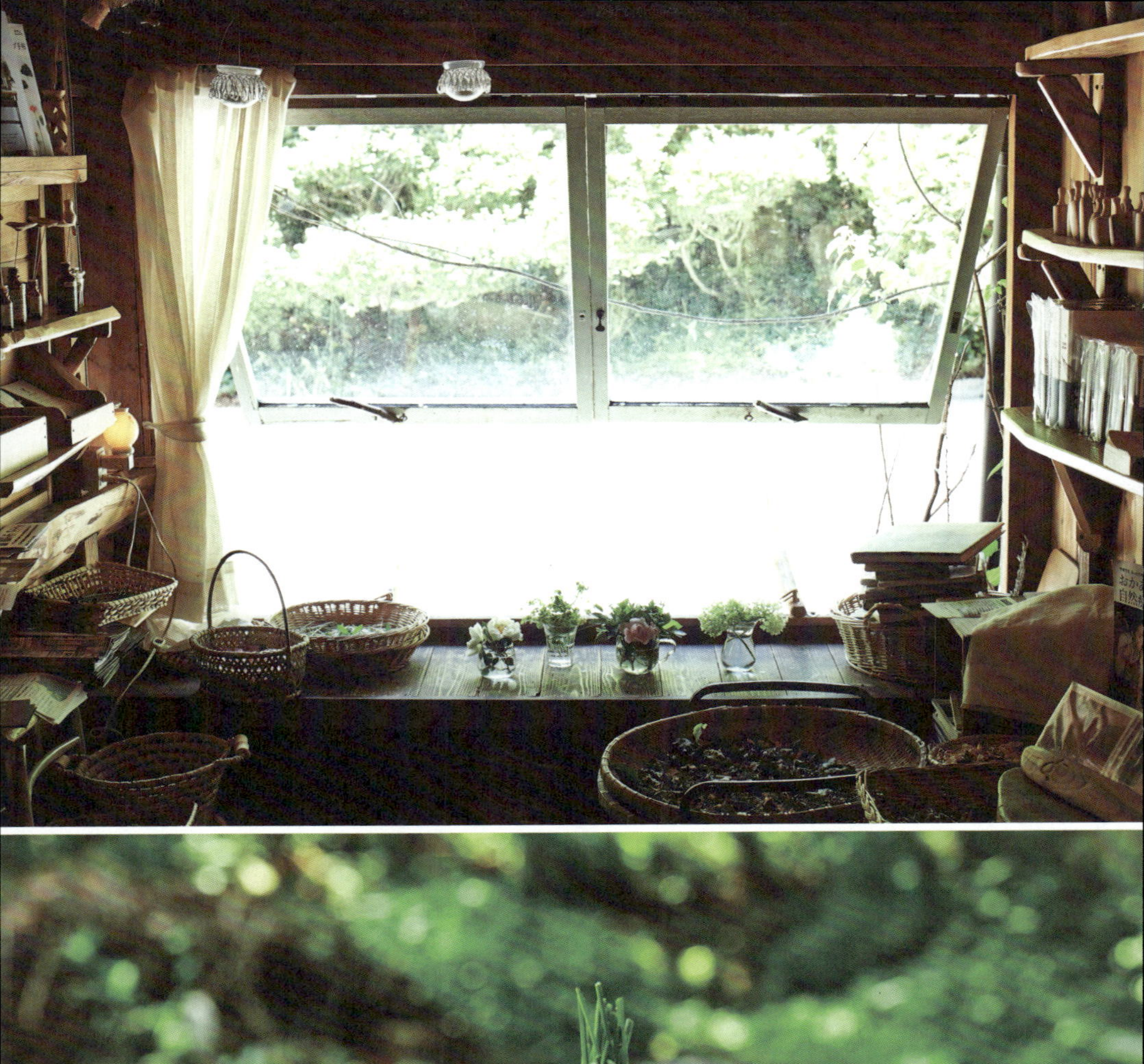

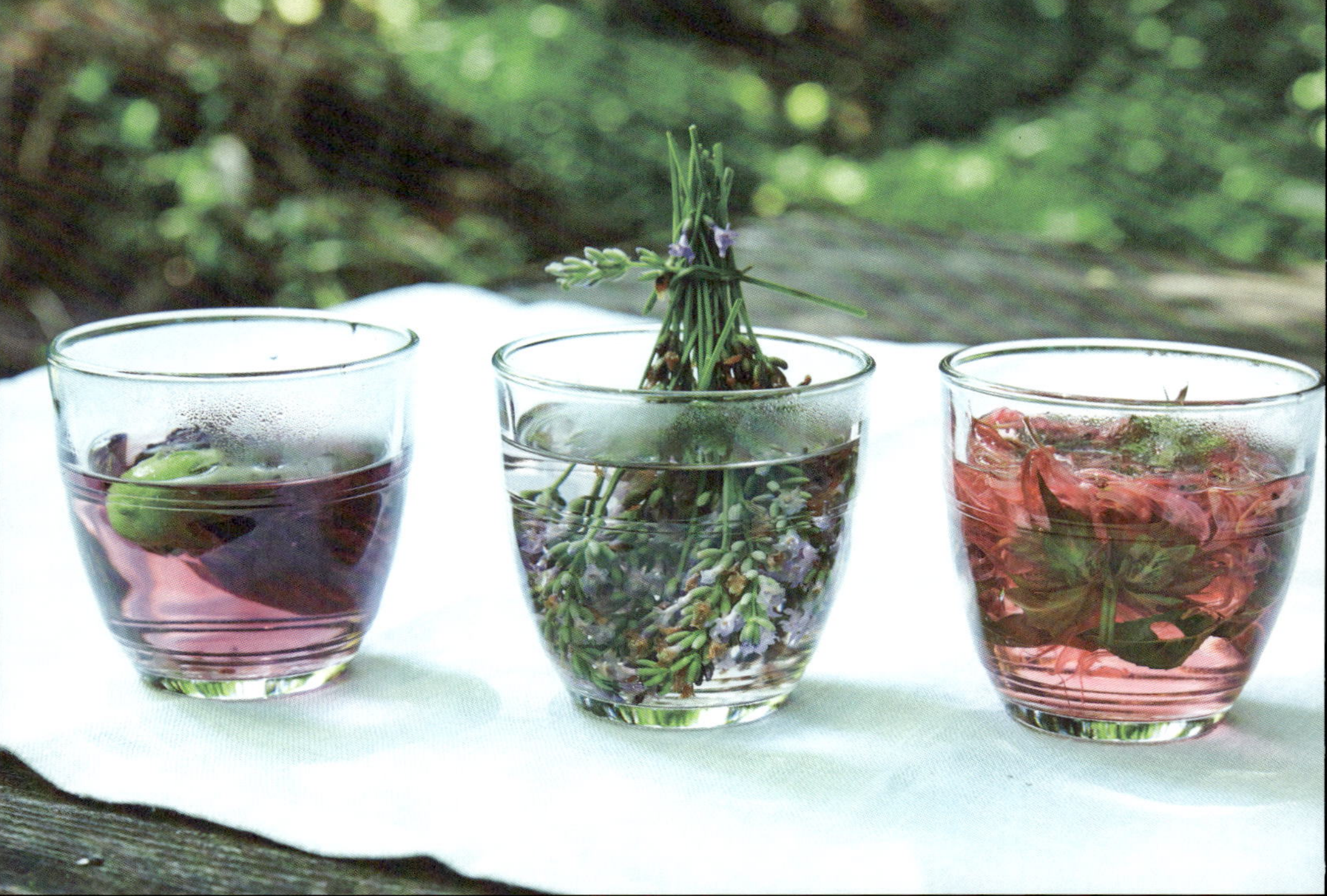

寄り添うこと

諏訪中央病院の緩和ケア病棟でのことです。

ある秋の日、男性の患者さんに呼ばれました。「あなたの本を読みました。私もハーブを育ててみたいと思います。タイムがいいので、種を分けて下さいませんか」と、少しかしこまっておっしゃいます。寒冷地ですから、これから種を播くのはどうかと思いましたが、プランターが用意され、彼は願いどおり土に種を託しました。春浅い頃、その方は天に召されました。タイムの発芽を見ることはありませんでしたが、彼の心の中のタイムは香り高く育っていたのだと思っています。私の本に書かれていたタイムの花言葉「勇気」も、きっと知っていたに違いありません。

緩和ケア病棟には、小さなキッチンと目の前に八ヶ岳を望むラウンジ、家族が休める和室があります。それぞれの部屋からは四季の庭が見え、細長いベランダにはいく鉢かのバラとラベンダーなどが植えられ、ボランティアで手入れをしています。私はここで、アロマケアのボランティアもしています。

その女性は脳に腫瘍がありました。身体の痛みは鎮まっても、心の痛みは深く、看護師に辛さを訴え、笑顔も消えていました。アロマケアが役立てばと、病棟のスタッフは考えました。私がいつものように小さな花束を手渡すと、哀しげな彼女の瞳は思いがけない贈りものに小さく輝きました。ハンドトリートメントを始めると、麻痺のため固く握ったこぶしは少しだけ開き、身体も緩んでゆくのがわかりました。それからは、ひとつの言葉を絞り出すように話す彼女と、静かなトリートメントの間にたわいもない会話をしました。窓から見える木々や光のこと。今日の花のこと。私の髪を「き・れ・い」と一所懸命に褒めてくれたこと。たどたどしいけれど、その言葉は優しくて、私にも楽しい時間でした。笑顔が増えましたとスタッフから聞くようになった頃、彼女は風のようにあっさりと旅立ちました。まだ40歳を過ぎたばかりでした。

寄り添うことは、温かな気持ちがあれば誰にでもできることですが、もしあなたがハーブと精油を持っていたなら、軽やかに深刻にならずにできるでしょう。そして背中に手を当てて、「大丈夫」と言えたら、お互いの肩の荷物も軽くなります。いつか訪れる別れを思うのではなく、今日を共に生きていることを味わいましょう。大切な人を支える時が来たら、緑と香りのどちらかを取り出して下さい。その方にも、あなたにも、普段の何気ない一日が必要なのですから。

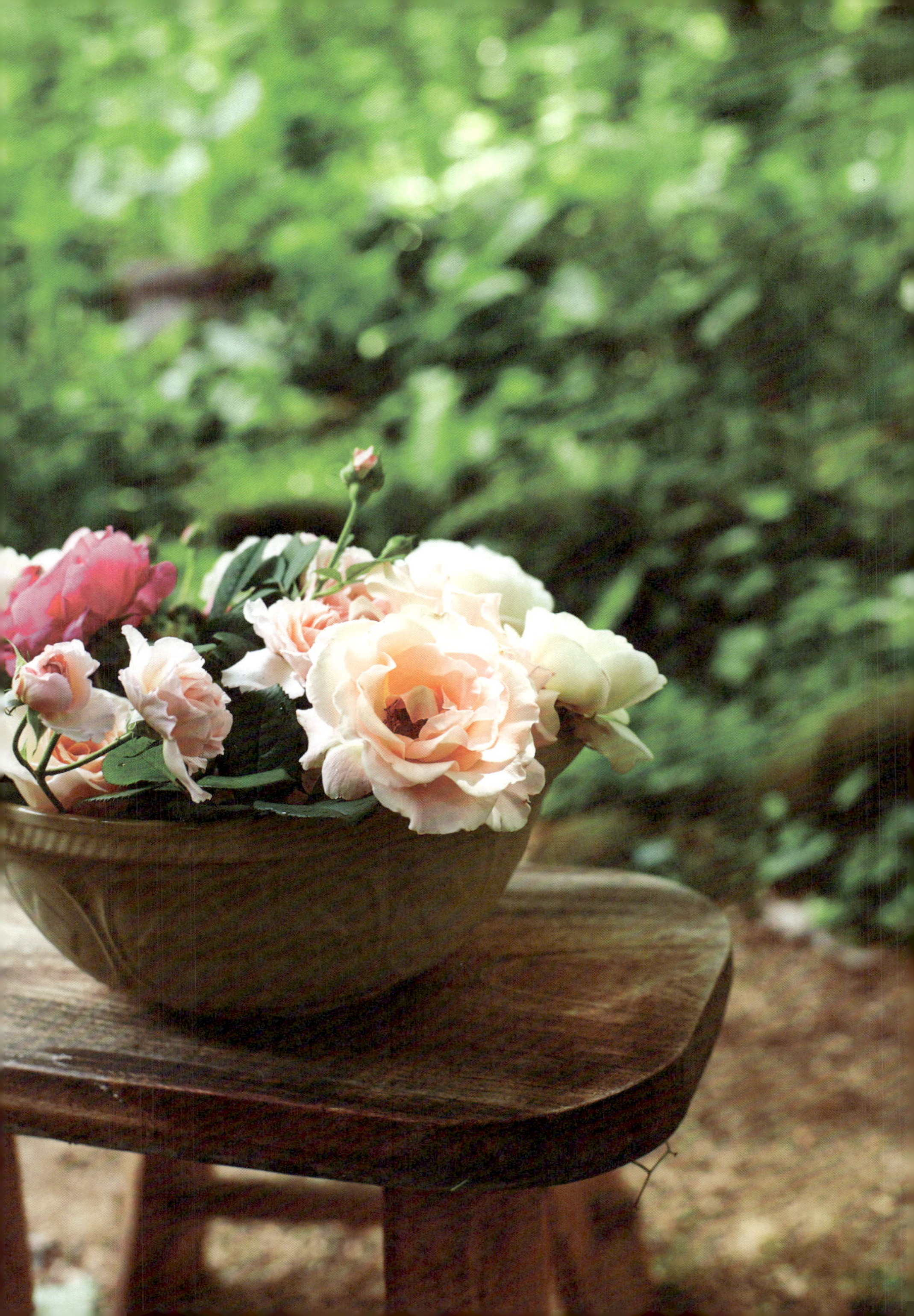

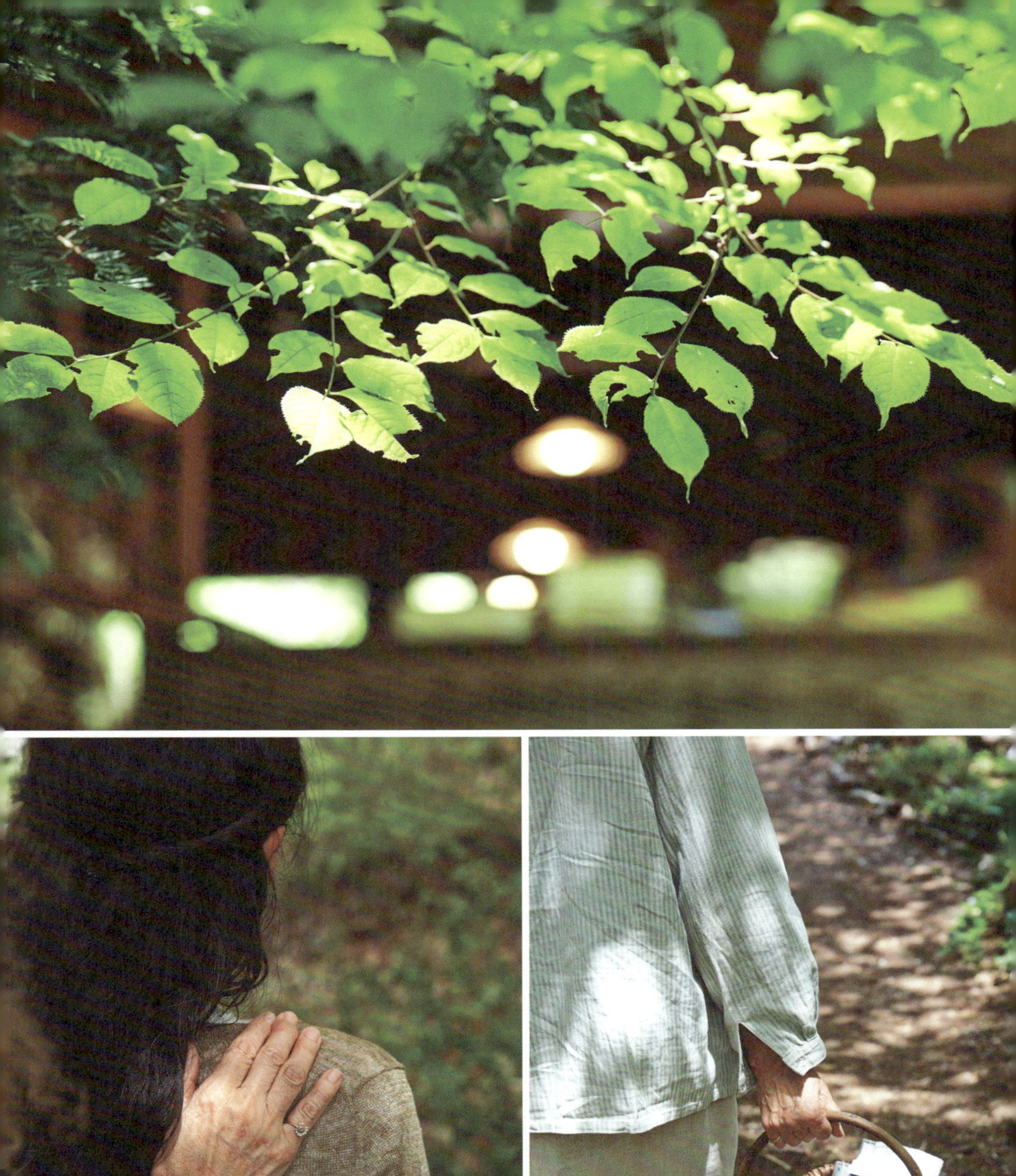

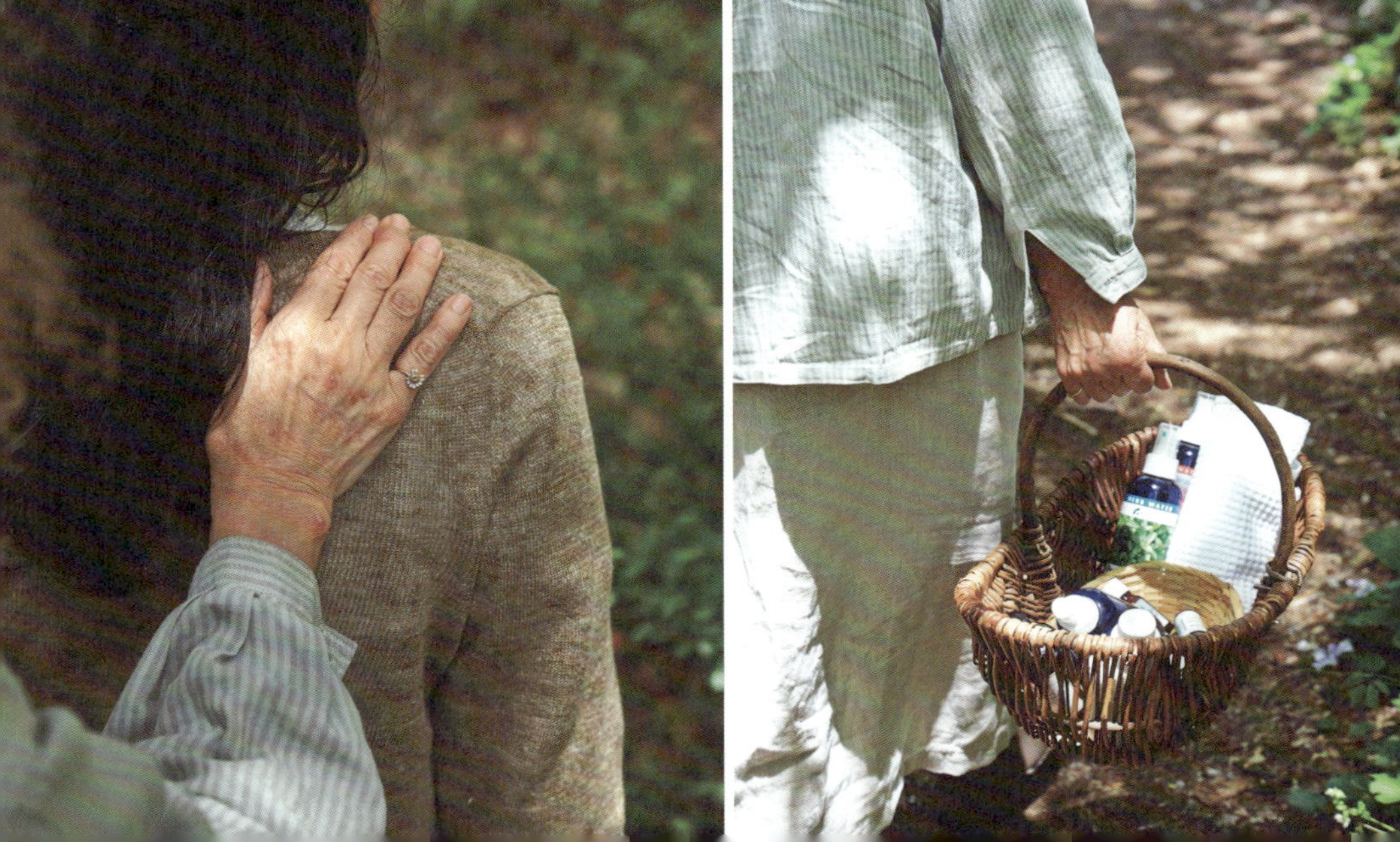

ほんとうのガーデナー

父のくれた本に、翁草という植物が出てきます。『湖の伝説』は、画家・三橋節子の生涯を綴ったものです。彼女はガンで右手を失い、もう一度左手で絵筆をとり、草の名をつけた子供たちを愛し、35歳の若さでこの世を去りました。そこに描かれた、まだ見ぬ翁草の暗く赤い花と、散った後の真っ白な綿毛に私は魅かれました。

その咲く姿を見せてくれたのは、別荘地の管理人をしていた人です。彼は、開発された土地に未だ残る野の花を大切に守っていました。出会ったのは私が20代の終わりの頃で、すぐに「野草友達」になりました。彼は定年を前にガンを患い、仕事をやめた後、レストランの隣のオーガニックガーデンを手伝ってくれるようになります。がっしりとした体格の人でしたが、細くなって風にも負けそうでした。ビニールハウスを自分の居場所にし、ハーブの参考書を積み上げ、お弁当の魚をよく猫に分けてくれました。農薬を一切使わないという私の思いを大切に、健やかな庭作りをいつも考えていました。彼は愛する庭で毎日を過ごし、少しずつ元気を取り戻しました。

季節が巡り、時計の針がくるくると廻る間に、私たちも庭ものびのびと育

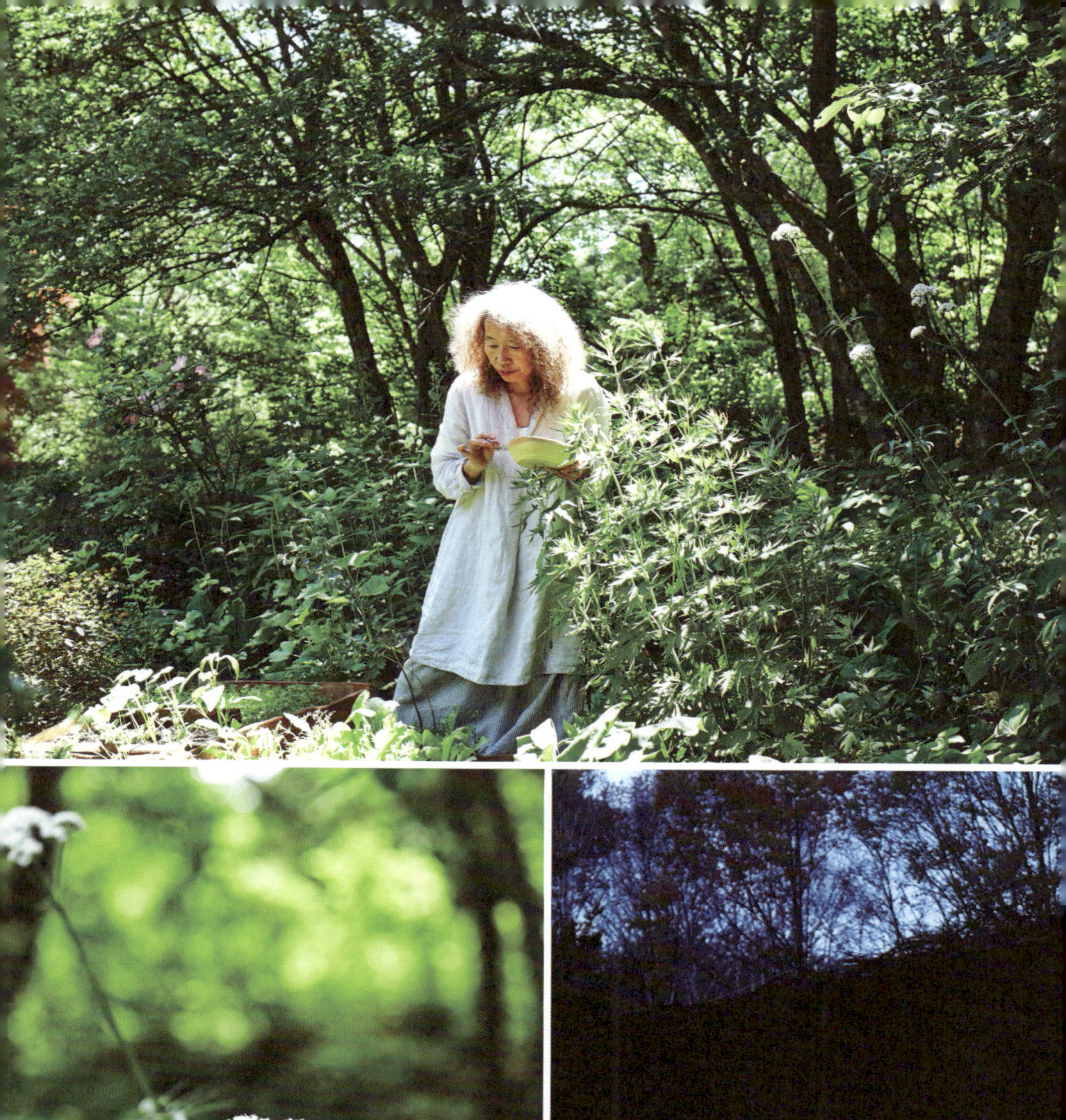
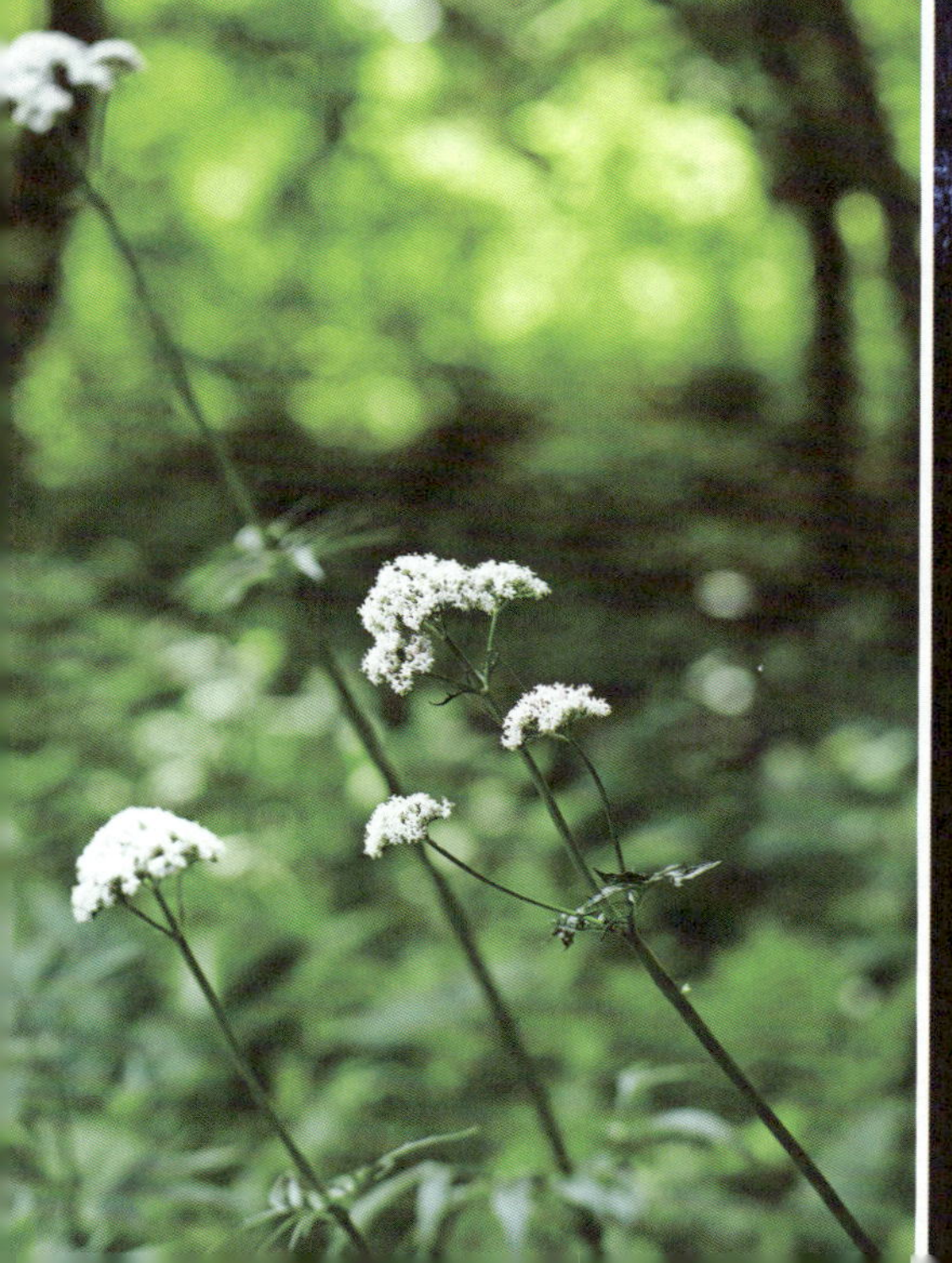
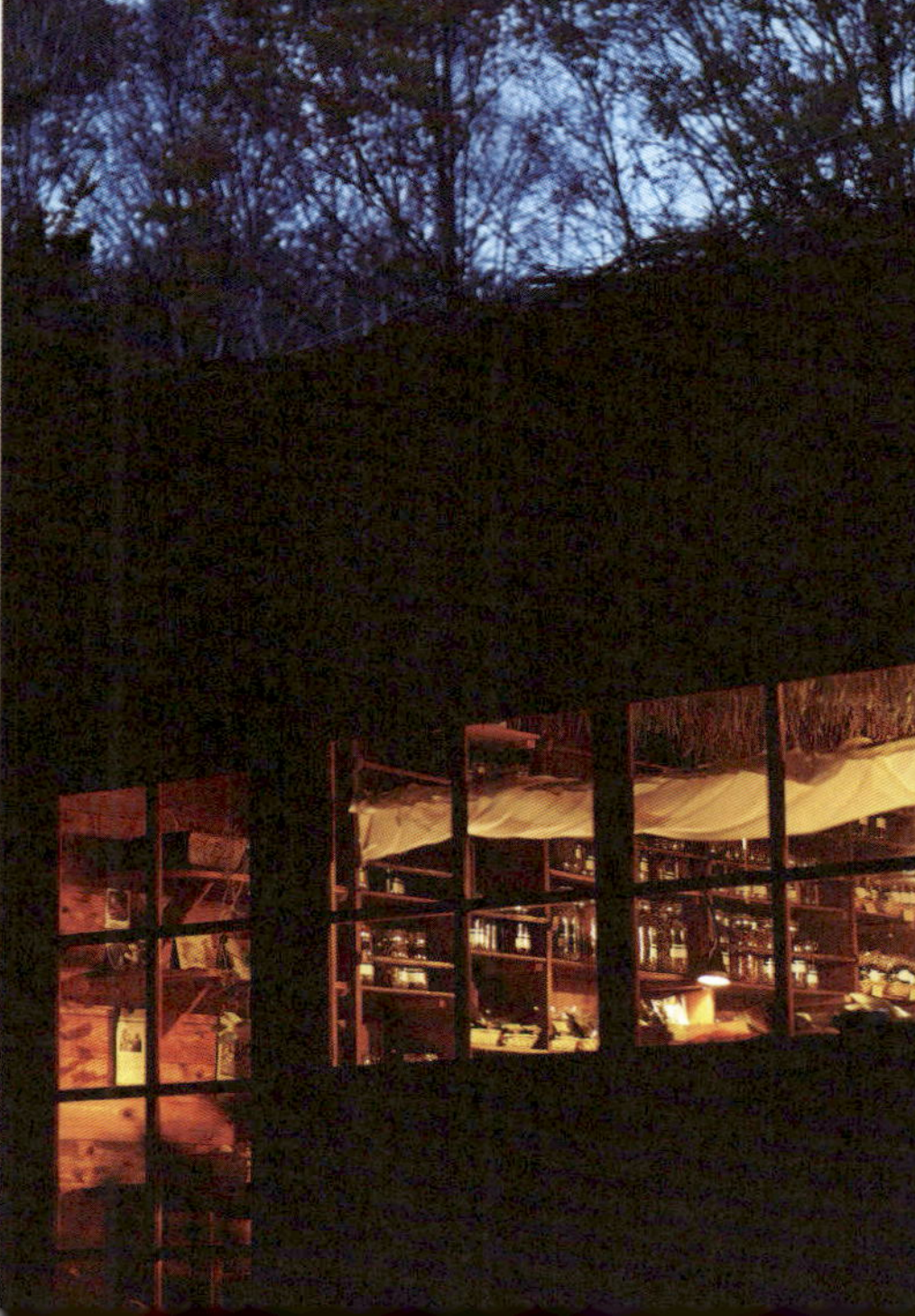

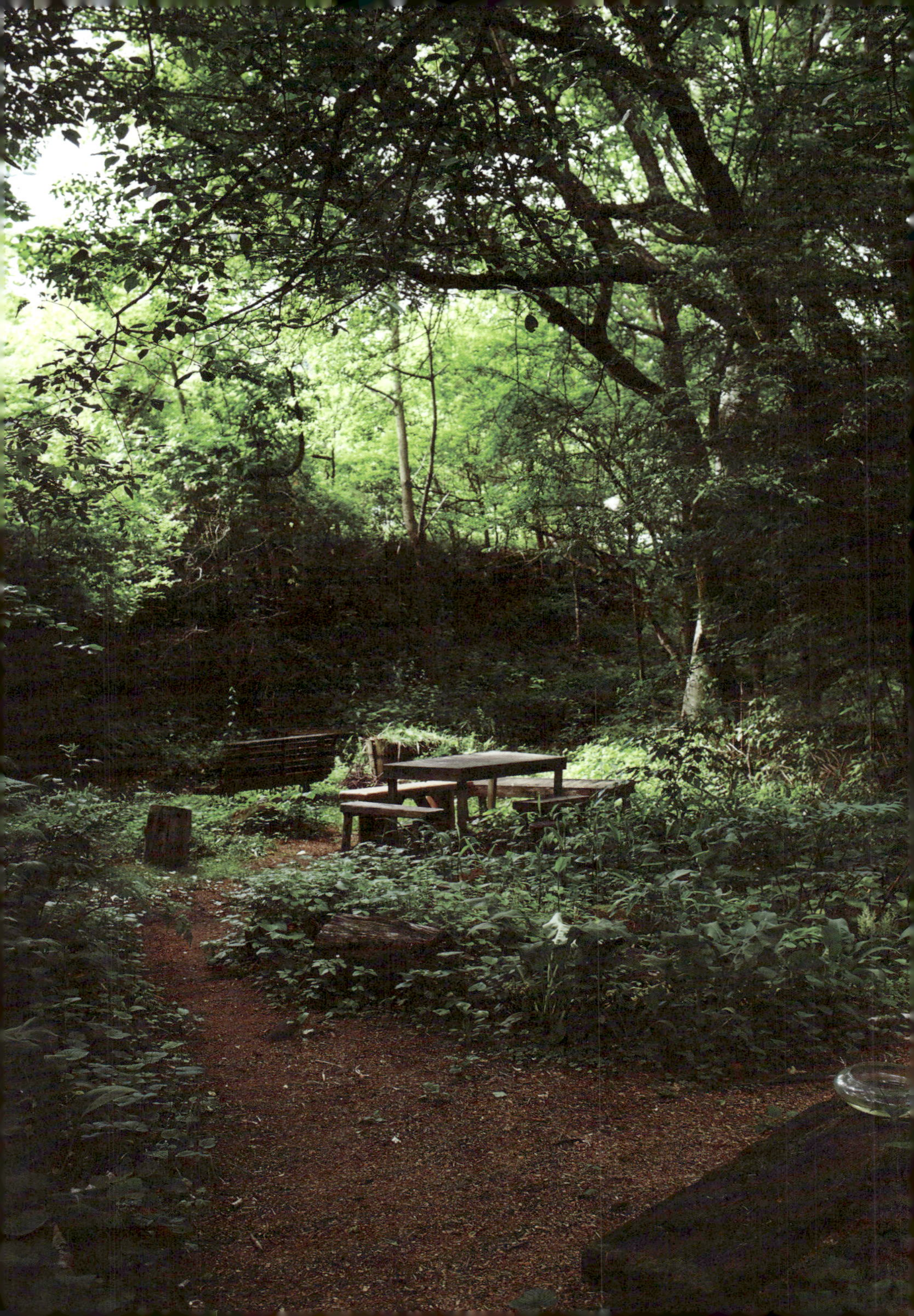

ちます。昼も夜も、照っても降っても、自然の中を歩くのが好きでした。ある時、陽の光だけでなく、暗闇もすべての命を育んでいることに気がつきました。荒地から生まれ、八年で閉じたオーガニックガーデンも、工事現場の跡地から始まった病院の庭も、今のショップの庭も、ヘッドガーデナーは「時間」です。仲間には日と月、暗闇と星、雨と雪、風と小鳥や虫たちまでもいます。見知らぬ種を運び、庭園に新しい花を贈るのは小鳥や風。雨は大地に潤いをもたらし、雪は冬のブランケット。落葉は風に舞い、翌年の土を柔らかにします。ダマスクローズは太陽にその香りを捧げ、ハナタバコは月や暗闇に仄かな香りを差し出します。私たちは、この真のガーデナーのお手伝いをするだけです。

私たちの庭と野生の花たちの守り人は、一日ごとに、季節ごとに、彼らと誠実に付き合ってくれました。今はもう、この世にいない人ですが、今度は星や風と一緒になってショップの庭の手入れをしているような気がします。そしてあの翁草は、時を越えて私の胸に咲いていています。

私の旅

海外に旅をしたのは、35歳を過ぎてからでした。お金と時間、子供たちの世話も、やりくりをして、出掛けた初めての旅は、イギリスです。植物園と庭園を巡り、本で繰り返し読んだハーブたちに出会えた喜びは、今も鮮やかです。

私の旅は、いつも人の縁から始まりました。シェークスピアの研究で知られる老教授ご夫妻、ベルギーの修道院の年老いたシスターたち、音楽家の友人に頼まれて行った、ロンドンの裏通りにある看板のない店の誠実な職人。彼らに出会えたのも、人の繋がりからでした。

種苗屋さんの紹介で、ハーブ研究家のレスリー・ブレムネスに会いました。私の家の近くの民宿に一泊し、まだ荒地だったオーガニックガーデンの土を触って、「きっといい庭になる」と言ってくれました。その後、英国の片田舎にある彼女の家を訪ねました。築四〇〇年の家に夫と息子たちと暮らし、食卓には本が山積みで、隣の部屋には洗濯物が干され、彼女の靴下は左右が違っています。三日間を過ごすうち、目の前のことに精いっぱい向き合う彼女が大好きになりました。

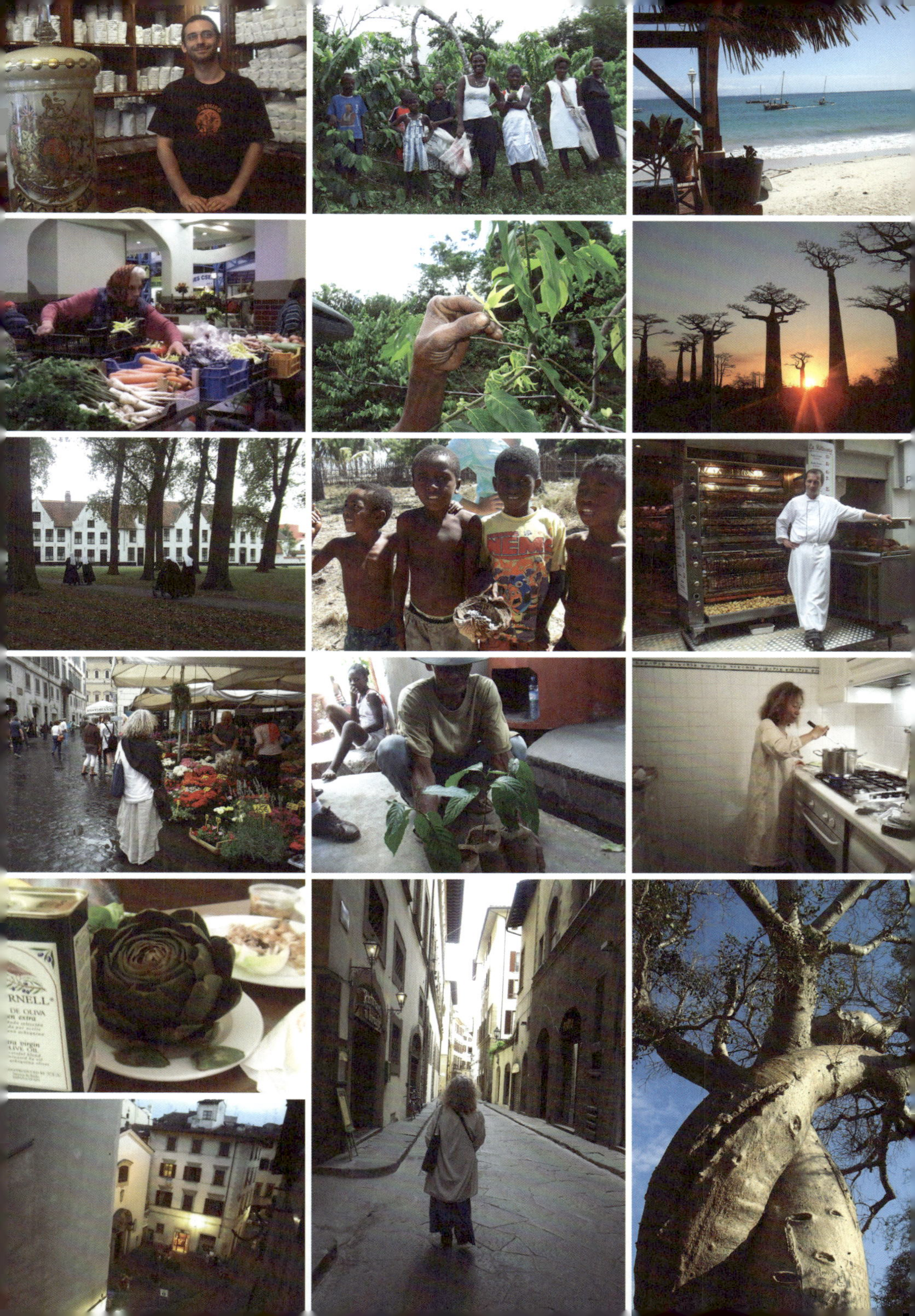
RNELL
DE OLIVA

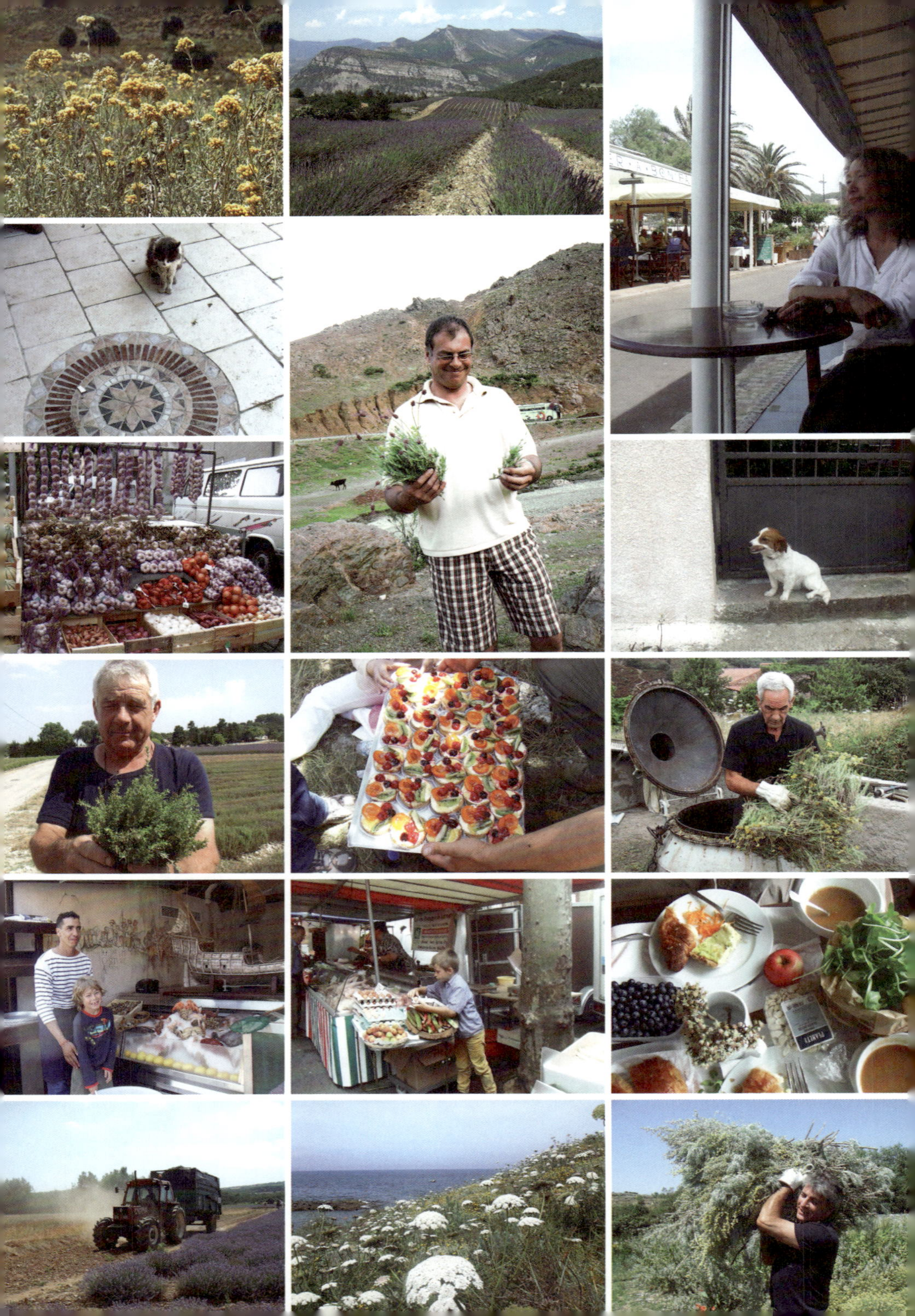

旅先で触れる植物と土地の食べもの、色と香りに溢れた市場と懐かしい匂いの本屋さん、そこに生き生きと働き暮らす人々に私は魅かれます。撮った写真は少々色褪せましたが、一枚一枚の奥にはその時の香りが今も漂います。セーヌ河とシテ島に臨むキッチン付きホテルは夢のようでした。夜は部屋の天井に遊覧船の光と河面がゆらゆらと揺れ、フランス語のガイドの声が遠くに聞こえました。朝は窓を開ければどこからかパンを焼く匂いがします。

精油の植物たちに会うためにも、さまざまなところへ旅をしました。プロヴァンス、コルシカ、ノルマンディ、モロッコ、サルディニア、マダガスカル、ベルギーと、10年をかけて廻りました。山を登り野に分け入る、普通では見ることも触れることもできない場所ばかりです。熟すのに数年を要するジュニパーの実、崖一面のワイルドキャロット、嗅ぐごとに違う香りのする山道のタイム、森の中にひっそりと咲く白いマートルの花。こちらから時間をかけて出掛けて行ってこそ、全身で味わうことのできた植物たちです。

旅から帰れば日常が始まります。小さな冒険をした後の暮らしは、窓を開けることも、野菜を刻むことも、いつものようにすることが少しだけ新しく思えます。馴染んだ寝床に丸まって、黒猫と一緒に柔らかい夢を見たら、私は今日も扉を開けて、旅人のあなたを待っています。

私の旅仕度
安心を鞄に入れて

年を重ねて、旅を重ねて、持ちものはなるべく軽くが信条です。それでもこれだけは欠かせない必需品。まずハーブに出会った時のための小さなハサミ。布袋は集めたハーブをつるして干したり、匂い袋になったりします。常用のハーブティーバッグはちょっとした不調に役立ち、旅の途中で摘んだハーブとあわせることもできます。

精油も何本か入れました。打撲や捻挫にはヘリクリサム、怪我や安眠のためのラベンダー・アングスティフォリア、風邪の予防と免疫力を上げるユーカリ・ラディアタ。目的別のブレンドオイルも持っていきましょう。虫除けや抗菌・消臭のスプレーもあると便利です。あらゆる感染予防には、天然の抗生剤といわれるオレガノのカプセルを用意します。これで私の旅は万全です。

街歩きのためのオイル（5%濃度）

歩き疲れた時、また明日のために、筋肉の疲れを取るブレンドオイルです。足にたっぷりと塗ります。

精油　サイプレス……10滴
精油　ジュニパー……10滴
精油　シダー……6滴
精油　ラベンダー・スーパー……4滴
植物油　ホホバ油……30mℓ

肩こり、頭痛、乗り物酔い、消化不良の万能オイル（5%濃度）

旅先の不調はいろいろです。肩に、こめかみに、手首に、胃の部分に、目的に合わせて塗りましょう。

精油　ペパーミント……8滴
精油　バジル……6滴
精油　ローレル……3滴
精油　ラベンダー・スーパー……3滴
中性ジェル……20mℓ

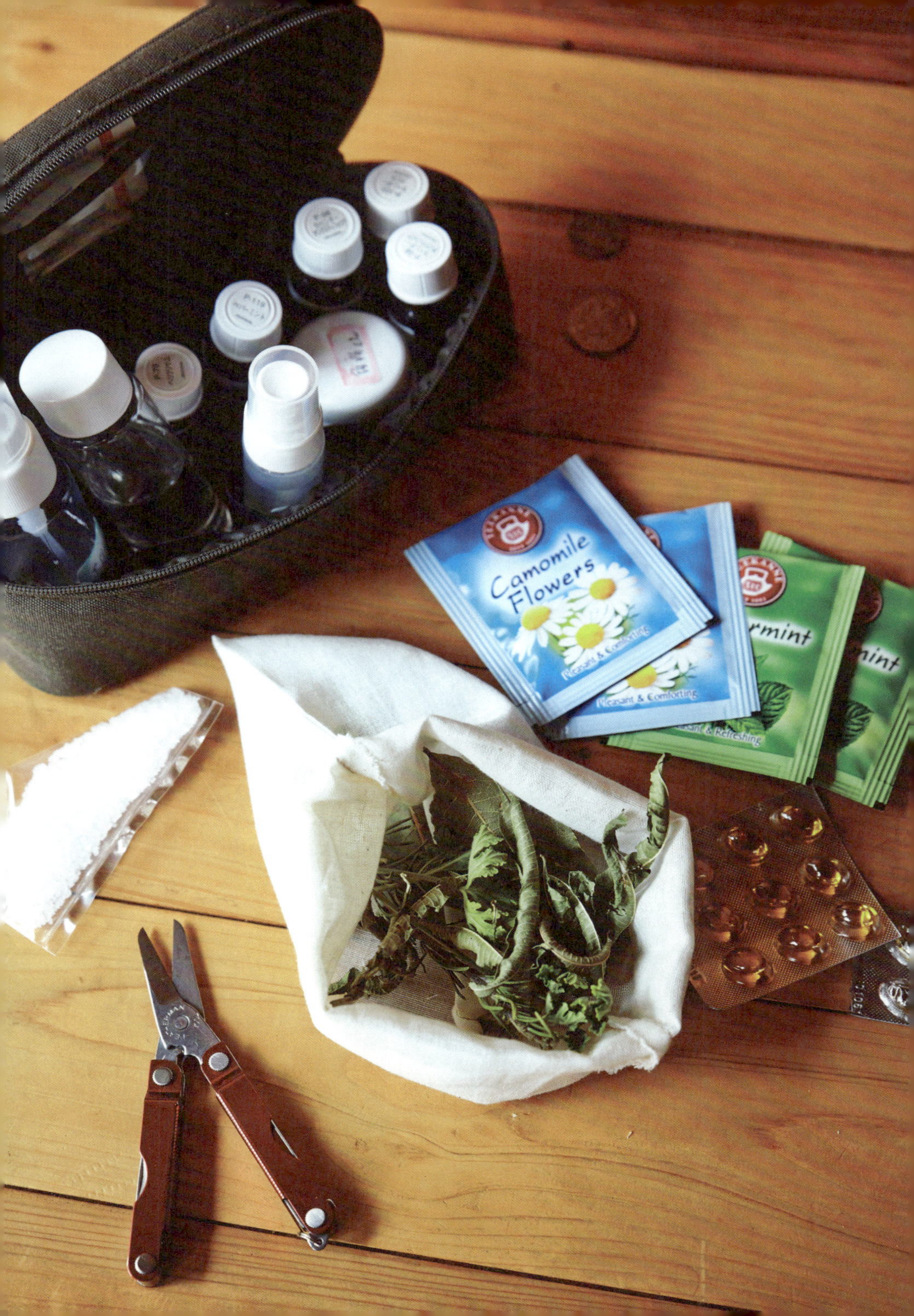
Camomile Flowers
Pleasant & Comforting

シンプルズと名付けて

店名に「シンプルズ」と加えたのは、オーガニックガーデンとレストラン、広いショップを閉じ、元の場所に戻った時です。庭の草は背丈を超え、がらんとした店内には埃が積もっていましたが、懐かしい香りが密やかに漂い、私を待っていてくれました。

引っ越しは多くの人に支えられました。せめてものお礼にと、草の上にテーブルを出し、庭で「炊き出し」をしました。小川で冷やしたビールは格別です。幸せなランチは再開の日まで続けました。目の前の人に心づくしの、心ばかりの食事を並べ、その笑顔を見て共に食卓を囲む喜びは、私の心を満たしました。レストランでもたくさんの笑顔を見ることができましたが、私には少し大きすぎたようです。多くのものを手放して残ったものは、優しい人の気持ちと小さな薬草店。何の不足もありません。ほんとうに大切で必要なものだけで十分です。

何気なく引いた辞書には、「simple：質素な、簡素な」などと書かれた一番最後に、「(古)薬草」のひと文字が輝いて見えました。もう一度、薬草たちと簡素に生きると心に決め、道路沿いに掲げた看板に「シンプルズ」と刻みました。のちに旅をしたフィレンツェではメディチ家の薬草園に、ベルギーの古い病院跡のハーブ園に、パリの新しいエルボリストリに、「simple」の文字があることに気がつきました。綺麗で真新しいパリの店よりずっと早く名付けていましたから、ちょっと嬉しくなりました。

今、店内を見渡せば、古い椅子も窓枠も、戸棚も箪笥も、再びここで生きることのできたものばかりです。捨てられた猫たちも命を繋ぎ、季節を重ねています。病院の庭に移した、甘い香りの花をつけるリンデンバームも、あの守人の愛した白いバラも、命の灯を支えるように共に生きています。そして薬草の小屋は、このすべてを守ってここにいるのです。

名残りの花が空に向かって咲き、お出しするお茶は冷たいものより温かなものが多くなりました。扉も窓も開き、風の通る時間を眺めるのも、もうしばらくの間です。私はこの簡素な佇まいの中で過ごす「今」を、とても愛しています。

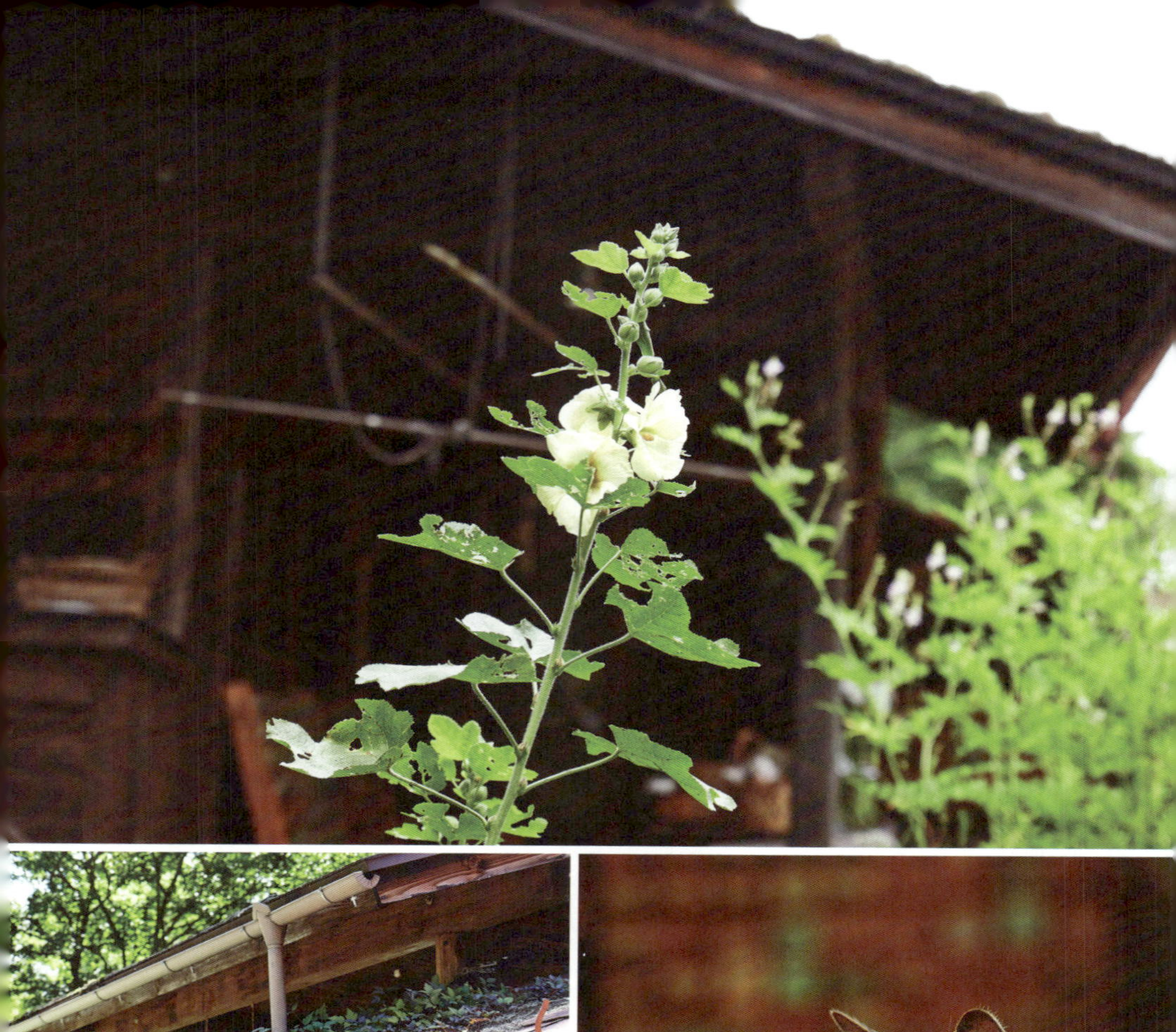

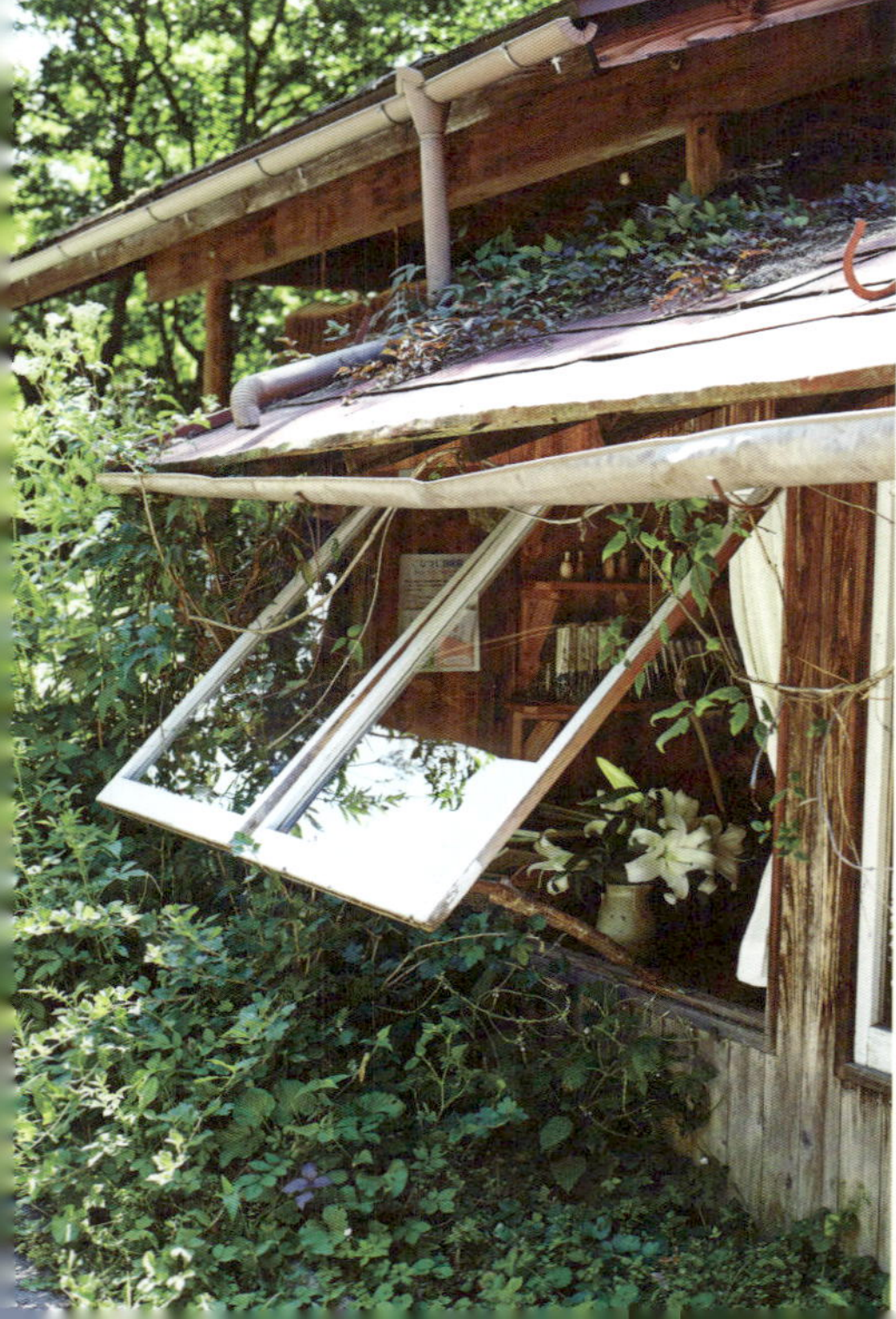

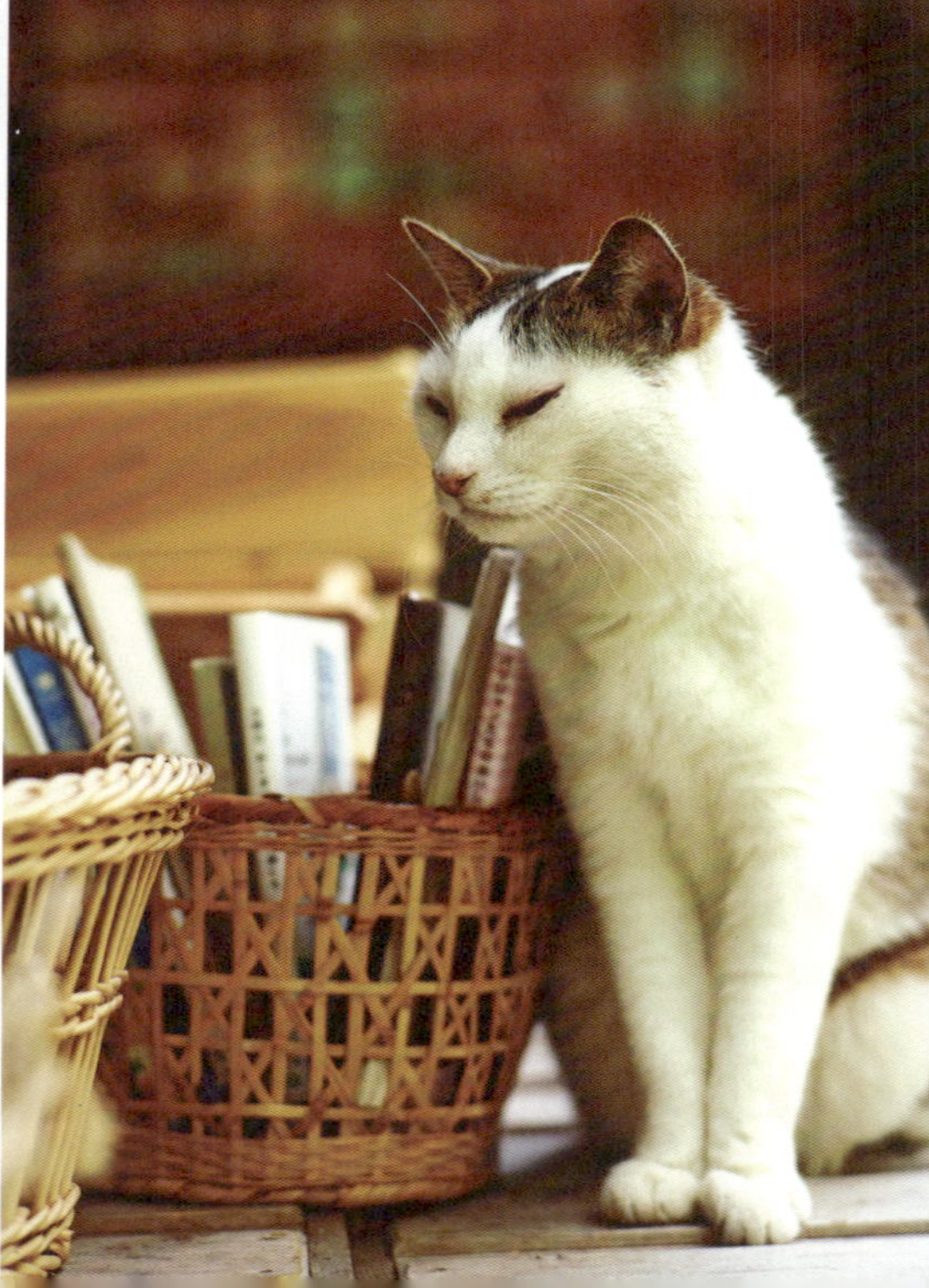

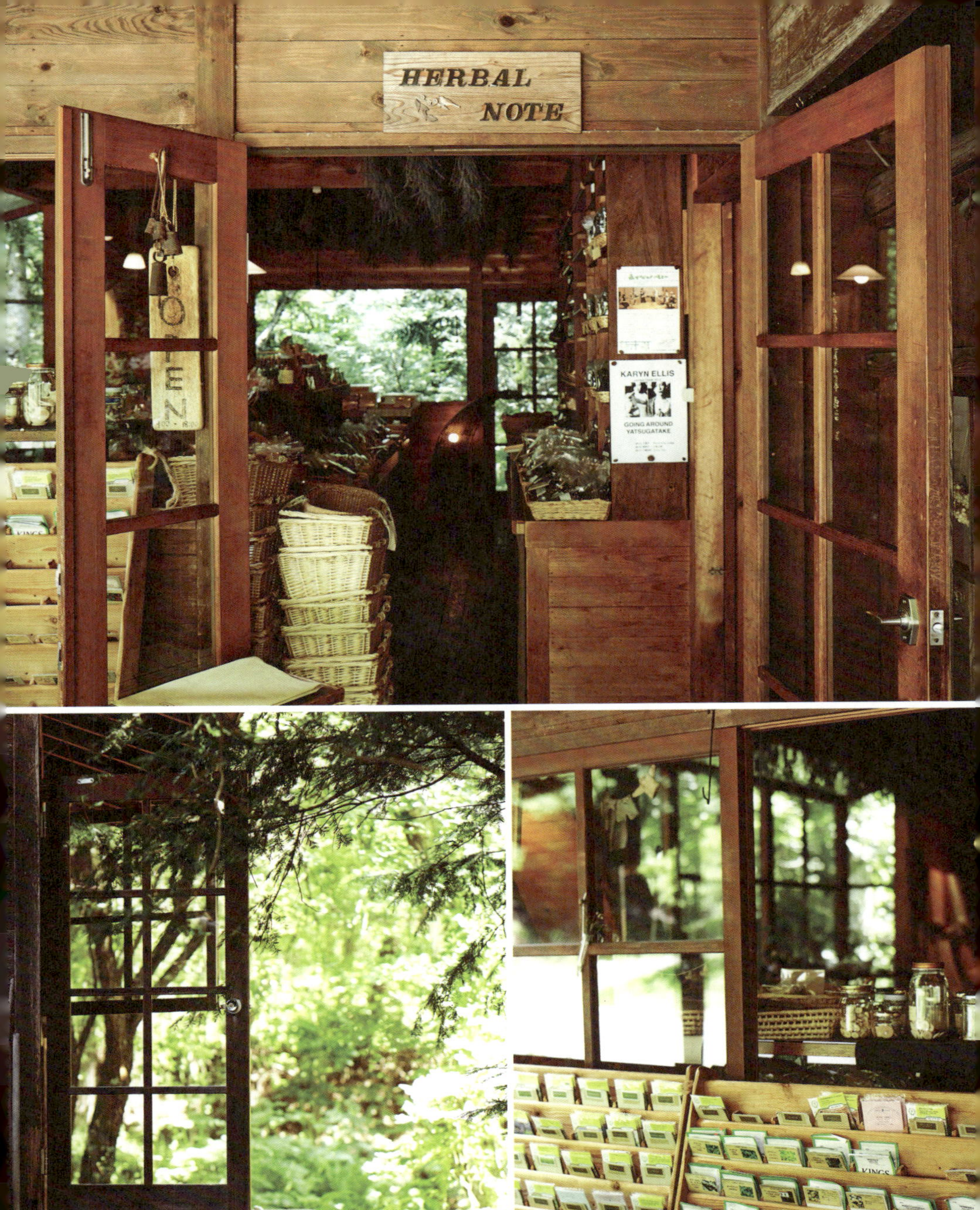
HERBAL
NOTE
KARYN ELLIS
GOING AROUND
YATSUGATAKE

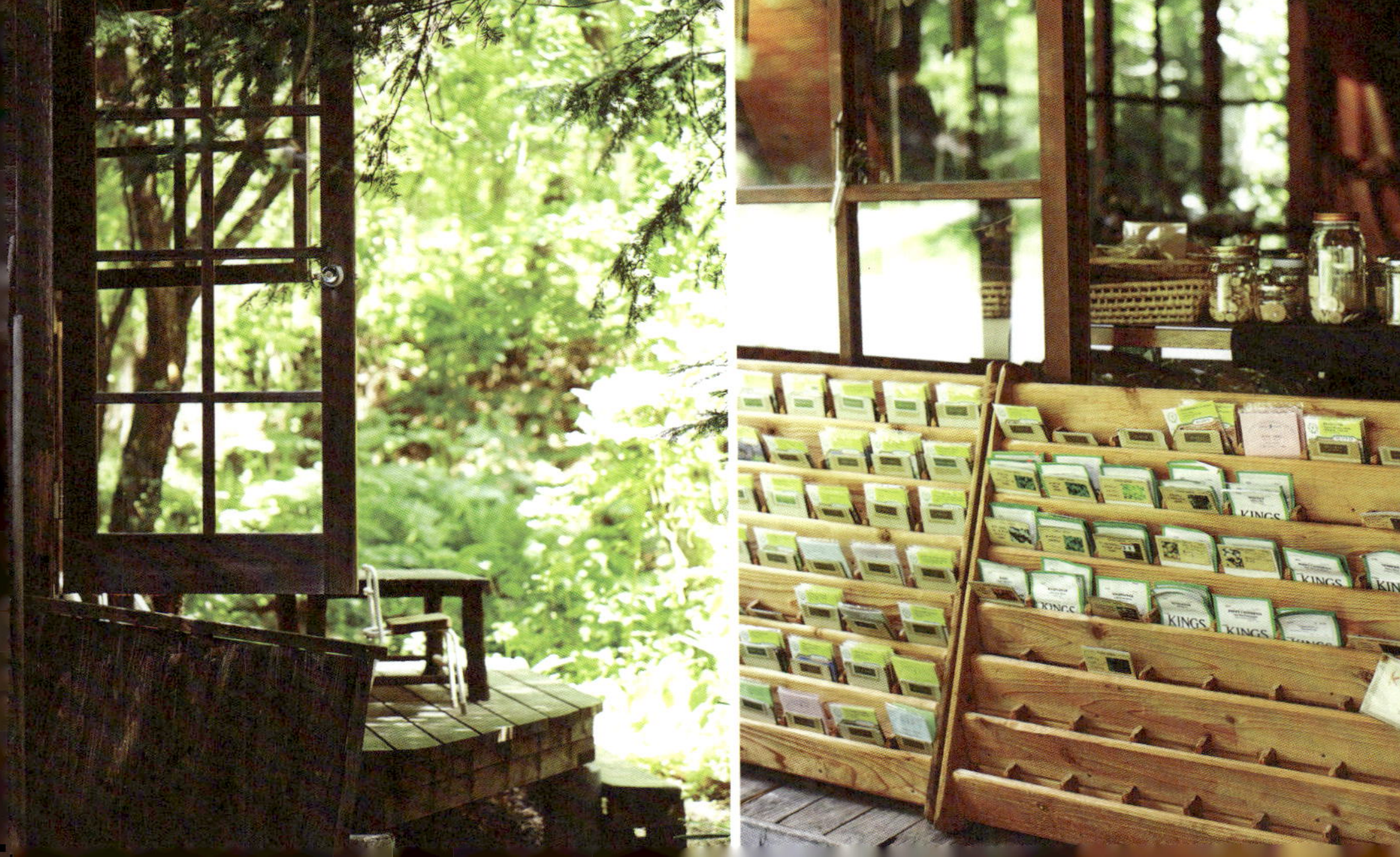
KINGS

命の足場を草の上に　ハーブとアロマテラピー 2つの手だて ③

ハーブ、使う楽しみ

夏はハーブたちが香り高く美しく育つ季節です。育てる人がアーティストになる時でもあります。植物たちの豊かな色彩も、変化に富んだ味も香りも、絵描きにとっての絵の具のようなものです。ハーブブックや料理本を見るのではなく、あなたの感性を駆使して創造しましょう。私もそうやって、自分のための私的ハーブブックのレシピを増やしてきました。後でご紹介するのは、その中のいくつかです。私の作るものはすべて簡単なものばかりです。素材となるハーブに力がありますから、少し手を加えるだけで十分なのです。

摘んですぐ飲める、フレッシュハーブティーを楽しみましょう。生のハーブが間違いなくおいしいのは、レモンバーム、レモンバーベナ、レモングラス、レモンタイムなど、名前にレモンの付くハーブたちです。別のハーブと組み合わせるとより飲みやすくなります。ラズベリーリーフやレディースマントルなどは、乾燥させた方が薬用効果が期待できます。

花束を作るのに、こんなに嬉しい季節はありません。森にも野にも、そして庭にも、色とりどりの花や草がいっぱいです。

花束作りの講習会でお伝えするポイントのひとつに、色を入れすぎない、香りの草を使いすぎないことがあります。ここは少し抑えて、贈る人、贈る時や場所を考えて、シンプルに作りましょう。作りやすい方法は、中心にひとつ主役の花を置いて、周りを花と葉や枝でまとめることです。

もう少し上達したら、小花を散らして緑を挿していけば、可憐で美しい花束になります。花屋さんのようにアルミ箔で包んだりせず、コットンに柔らかく水を含ませ、小さなビニール袋に入れて、薄い紙で包みます。細い麻ひもやハーブで染めた糸で結べば完成です。私はよく、コンサートでこのささやかな香りの花束をアーティストに手渡します。どんな立派なものよりも、その人は心を動かされ、喜んでくれるのです。

今日もお昼になるとザルを持って庭に走り、柔らかなベビーリーフを採りに行きました。シャンパンのように瑞々しい空気を飲み干して、この季節を余すところなく楽しみたいものです。

フレッシュハーブの楽しみ方

瑞々しいハーブの季節です。
短い夏に、作るものも味わうものもたくさんあって
大忙しですが、それは嬉しい毎日です。

ウォルハムさんのバスハーブ

カリフォルニアの園芸療法士、ウォルハムさんが教えてくれました。作っている間にも香りがいっぱいに立ち昇り、大人も子供もこの豪快で愉快なバスハーブ作りが大好きになります。

（写真はP.90〜P.91見開き参照）

［作り方］

①大きな容器に冷水を入れる。
②ハーブをたっぷりと入れて、ギューギュー、グシャグシャと絞る。
③15分くらいそのまま置き、漉しながら浴槽に注ぎ入れる。

桃とベルガモットのジュレ

ベルガモットはモナルダとも呼ばれる、真夏の花です。赤い花びらは少量でも色と香りが出て、果物とも合います。

［材料］

桃（熟れたもの） 大玉…1個／ベルガモットの花…8個／レモン…½個／グラニュー糖…25g／粉ゼラチン…5g／熱湯…350㎖

［作り方］

①生のベルガモットの花に熱湯を注ぎ、ハーブティーを作る。レモン¼個を搾り入れて赤く発色させる。グラニュー糖を入れてよく溶かし、小鍋に移し、後でゼラチンを入れてさらによく煮溶かす。香りが飛ばないようになるべく弱火。溶けたらふたをして、氷で冷やしつつ粗熱を飛ばす。
②桃の皮をそっとむいて半月状に切り分け、レモン¼個の果汁をかける。桃は空気に触れると茶色く変色するため、なるべくぎりぎりに皮をむき、すぐにレモン果汁をかける。
③ジュレのベースに桃を沈めるように入れて、冷やし固める。

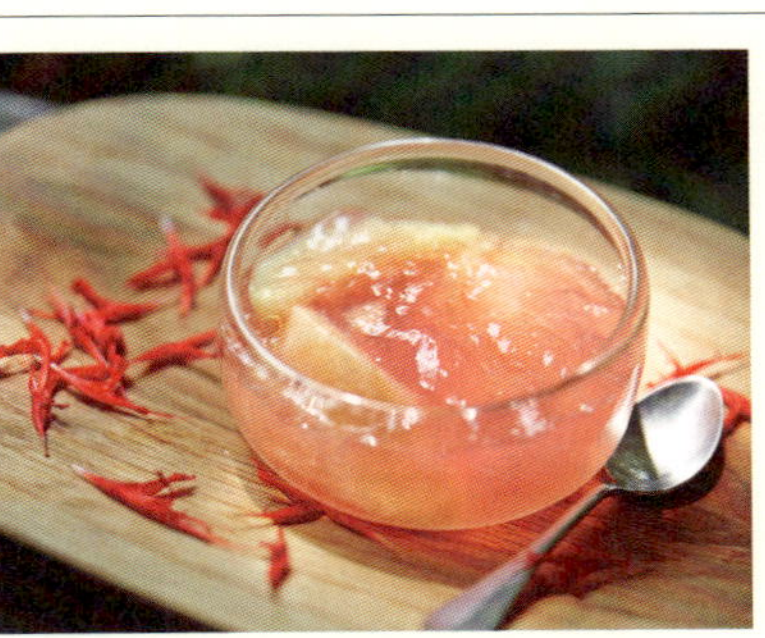

ハーブオイル

作ったその日に使える、簡単で香り豊かなハーブオイルです。サラダのドレッシングや、肉や魚を焼く時に。もちろんパスタにも。数日で使い切れない時は、ハーブを取り除いて保存します。

［材料］

スイートバジル、タイム、ローズマリー、マジョラム、ブッシュバジル…各適宜／にんにく…ひとかけ／赤とうがらし…1本／オリーブ油…適量（使いたい分量だけ）

［作り方］

①ソースパンに薄くオリーブ油を引いて、スライスしたにんにくを、きつね色に色づくまで炒める。
＊にんにくは香りをマイルドにしたければ丸ごと、強い香りが好みならみじん切りにする。

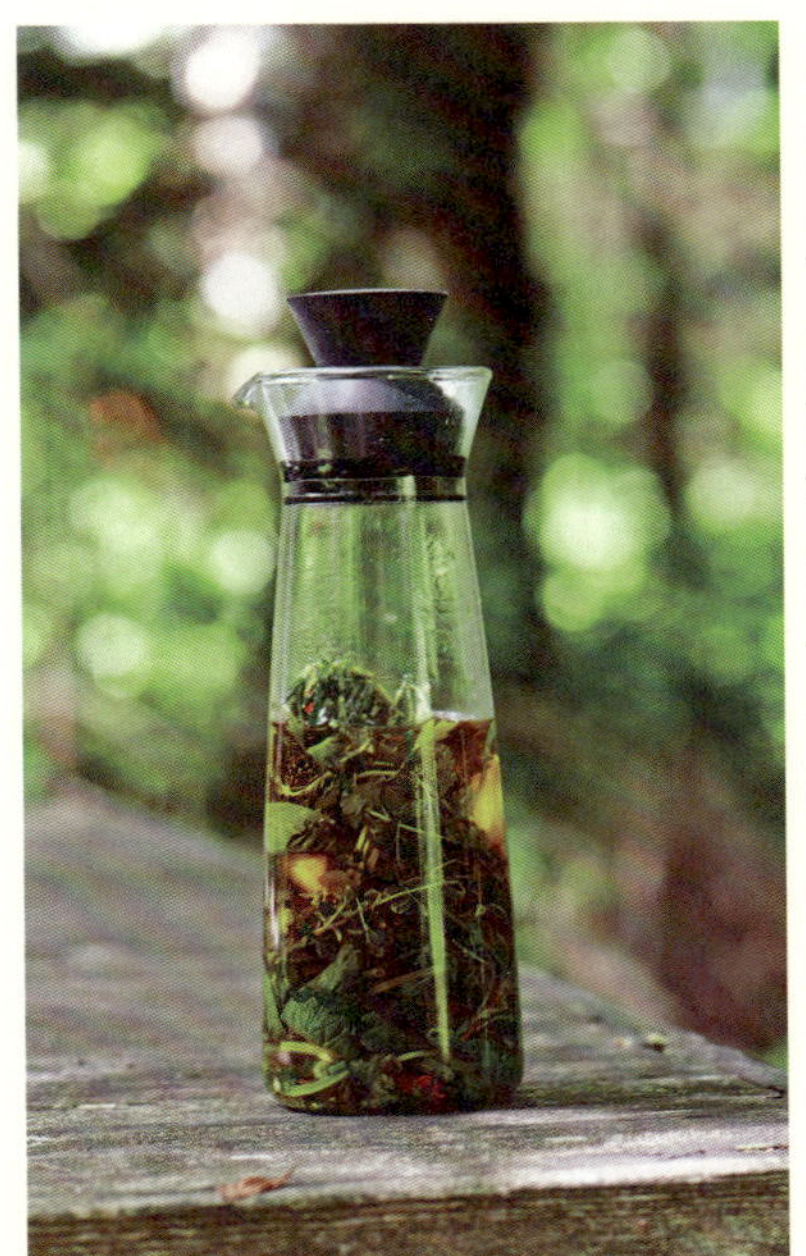

②火を止めて、オリーブ油を追加する。そこに種を取った赤とうがらしを丸ごと入れ、ハーブを加える（枝ごとでも葉だけでも構いません）。オリーブ油はハーブがたっぷり浸る量にする（空気に触れるとそこから傷むため）。
③鍋を再び火にかけて、ゆっくりと熱する。熱くなる程度までで、沸騰させないように。熱くなったら火を止める。
④冷めたらガラスの保存瓶に移す。

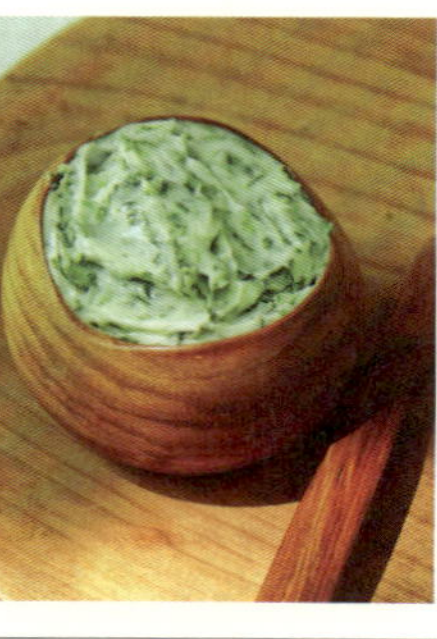
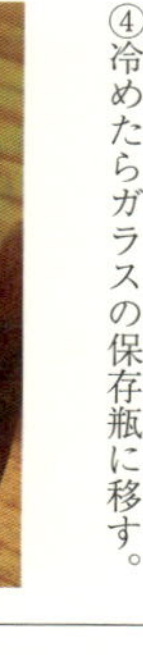

ハーブバター

庭先にあるハーブで簡単に作れます。今日はチャイブとバジルとタイムを刻んで、バターに練りこみました。パンにそのまま塗ったり、あつあつのパスタに入れたり、オムレツを焼く時にほんのひとさじ入れれば、ひと味違います。

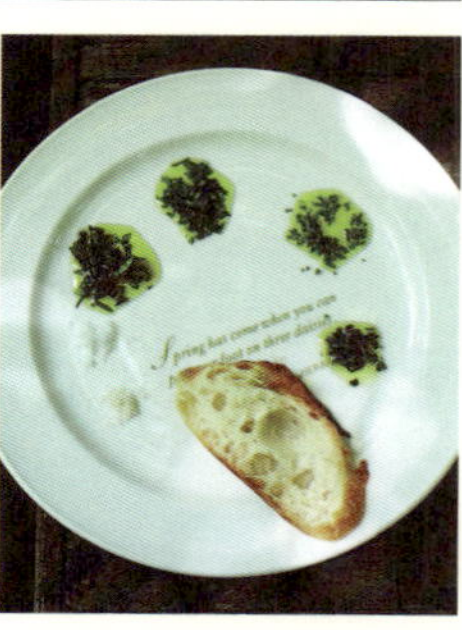

ハーバルパレット

光の育てたフレッシュハーブとオリーブ油、海の記憶の塩。まずひとつずつ、舌と鼻を研ぎ澄まして味わったら、次は絵の具のように混ぜあわせて召し上がって下さい。

[材料]
フレッシュハーブ（タイム、セージ、ローズマリー、マジョラム、オレガノ、バジルなど）…各小さじ½ほど／オリーブ油…各ハーブに大さじ2／海の塩、パン…お好みで適量

[作り方]
①小さなグラスなどに、それぞれのハーブを刻んで、オリーブ油とよく混ぜる。
②白い皿にそれぞれのハーブオイルを垂らし、塩も盛る。
③パンにつけて味わう。

夏のチャイ

フレッシュハーブとスパイスが夏の疲れを取ってくれます。冷やしすぎずに召し上がって下さい。

[材料]
カルダモン（つぶす）…3g／レモングラス（ドライまたはフレッシュ）…5g／紅茶（アッサム）…5g／ミントの葉（フレッシュ）…4枚／スイートシスリーの葉（フレッシュ）…3枚／水…150mℓ／砂糖…大さじ2／牛乳…180mℓ

[作り方]
①水、ハーブ類を小鍋に入れ、ふたをして弱火で3分ほど温める。
②火を止め、砂糖を入れて5分おく。茶葉を漉し、冷やしてから牛乳で割って飲む。

花の砂糖漬け

季節の花の色も形も香りもそのままに、砂糖で作る美しいお菓子です。ひとくちの喜びをどうぞ。

[材料]
花びら（バラ、デイジー、すみれ、ミントの花など）…適量／粉ゼラチン…5g／水…70mℓ／グラニュー糖…適量

[作り方]
①小鍋に水とゼラチンを入れて混ぜ、火にかけてよく煮溶かす。しっかり溶けたら、そのまま冷ます。
②熱が取れたら（人肌以下）、固まる前にゼラチン液をまんべんなく花に塗り、グラニュー糖をふりかける。
③ザルの上に重ならないように並べて、乾かす。

消化促進のハーブティー

基本のハーブのブレンドだけで作れます。食べ過ぎや飲み過ぎ、胃が重い時に、さっと作れて役立つお茶です。お子様にはペパーミントをジャーマン・カモミールに代えましょう。

ブレンド（ドライハーブ使用）
リンデンフラワー…3g／レモンバーム…4g／ペパーミント…3g

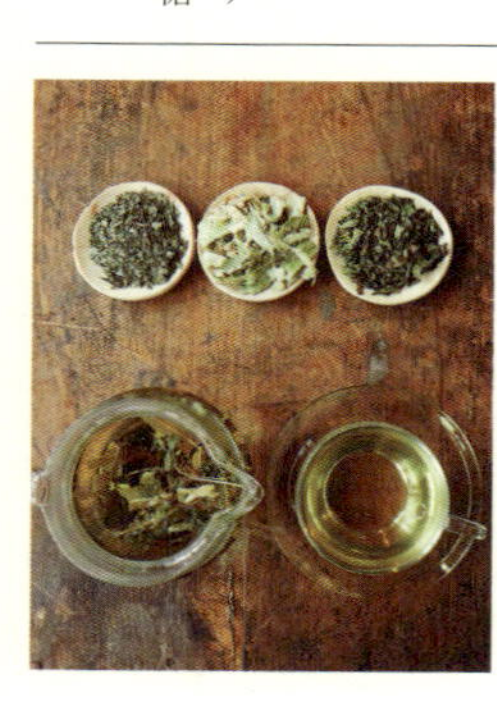

ブレンドの技と香りの水

一種類の精油だけでも日々の不調には対応できるのですが、複数の精油を組み合わせれば様々な場面でさらに応用が利きます。現代のメディカルアロマテラピーでブレンドの基本にあるのが、芳香成分類と芳香分子の知識です（詳しくは次のページをご覧下さい）。

まず、好ましい香りであることが大切ですが、ひとりひとりの不調の原因は様々ですから、その方の心と身体に相談しながら、この分類と作用に照らしあわせてブレンドすれば、ふさわしいものができるはずです。

感染症の予防を例にとってみましょう。シナモン、クローブを中心としたブレンドオイルは、最強の抗菌力がありますが、子供や妊産婦、お年寄りには不都合が多く、普通は使用しません。その場合は、ローズウッド、ティートゥリー、ラベンダー・アングスティフォリアを中心とするブレンドを考えます。前者はフェノール類と芳香族アルデヒド類の抗菌作用に優れる点を利用していますが、肌を荒らし、作用も強いので不向きです。後者にはモノテルペンアルコール類が多く含まれるので、肌に優しく抗菌作用も十分に期待できます。このように芳香成分類と芳香分子の作用を理解していれば、人に役立つという喜びと共に的確な調合が可能になるのです。

次の世代に引き継がれる芳香療法は、ハーブウォーターなしには語れません。精油をアルコールや水で割ったものではなく、水蒸気蒸留という方法で作られ、親油性の成分と親水性の成分の両方を持ちあわせるのが特徴です。そこには薬用植物の効能の多くが入っていると思って下さい。禁忌が少なく作用も穏やかで、乳幼児やお年寄り、ペットにも安心して使用できます。

化粧水のように皮膚にたっぷりと使ったり、コットンに浸みこませて湿布のようにも使えます。清潔なものであれば口腔ケアにも適し、消化器の不調の時には飲用が可能です。その場合は、専門家に相談の上で使用しましょう。開封後はなるべく早く使うことが望ましいので、一度に何種類も購入せず、一種類ずつ丁寧に試してみて下さい。使用感や効果を十分に体感し学習したら、ブレンドも楽しいものです。

また、ハーブウォーターは人の表皮に近い酸性度（ph）を持つため、化粧水として使えば雑菌を抑え、肌を健やかに保つ効果があります。

あなたの家族構成を考えて、精油とキャリアオイル、ハーブウォーターをバランス良く役立てて下さい。きっといろいろな場面で対応できることでしょう。

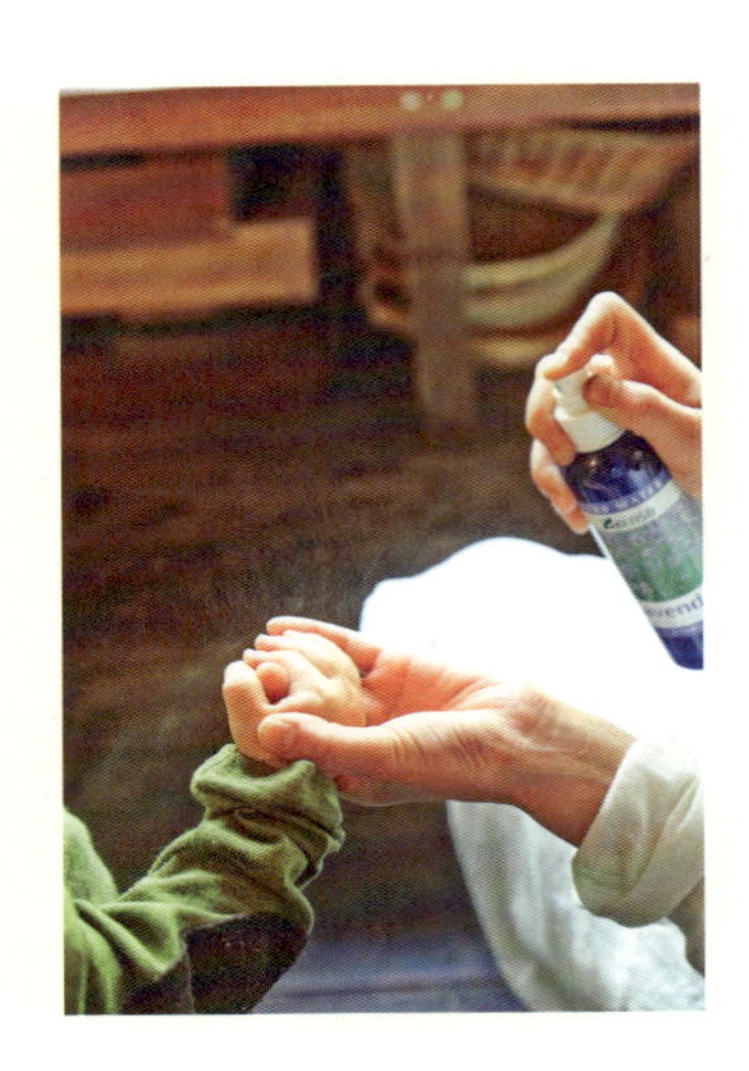

芳香成分類14種の主な作用

芳香植物には様々な芳香分子が含まれ、それぞれに固有の作用を持っています（作用の確認できていない分子もあります。芳香分子は多様ですので、固有作用の記載は省きます）。芳香分子は14種類のグループ＝芳香成分に分けることができ、グループごとに共通の作用を見ることができます。＋の数が多いほど、期待される作用が大きくなります。

個々の精油のプロフィールのみにとらわれず、芳香成分類の作用や芳香分子の固有作用の特徴を踏まえた上で精油選択をすれば、より知的で効果的なブレンドができるでしょう。

芳香成分類と芳香分子について知ることは、近年のメディカルアロマテラピーでは必須です。今覚えることはありませんが、参考にして下さい。

●モノテルペン炭化水素類
鬱滞除去作用＋＋＋、抗炎症作用＋＋、コーチゾン様作用＋＋＋、抗ウィルス作用＋＋＋、抗菌作用＋＋

●セスキテルペン炭化水素類（－）帯電
鎮静作用＋＋＋、抗炎症作用＋＋＋

●セスキテルペン炭化水素類（＋）帯電
強壮作用＋＋＋、刺激作用＋＋＋

●モノテルペンアルコール類
抗菌作用＋＋＋、抗ウィルス作用＋＋＋、抗真菌作用＋＋＋、免疫調整作用＋＋＋、神経強壮作用＋＋、抗寄生虫作用＋

●セスキテルペンアルコール類
ホルモン様作用＋＋、鬱血除去作用＋＋、強壮作用＋＋、刺激作用＋＋

●ジテルペンアルコール類
ホルモン様作用（主にエストロゲン様作用）＋＋、強壮作用＋＋、刺激作用＋＋

●エステル類
鎮痙攣作用＋＋＋、神経バランス回復作用＋＋＋、鎮静作用＋＋＋、鎮痛作用＋＋＋、抗炎症作用＋＋＋、血圧降下作用＋＋＋

●ケトン類
粘液溶解作用＋＋＋、脂肪溶解作用＋＋＋、胆汁分泌促進作用＋＋＋、去痰作用＋＋＋、瘢痕形成（創傷治癒）作用＋＋

●フェノール類
抗寄生虫作用＋＋＋＋、抗菌作用＋＋＋＋、抗ウィルス作用＋＋＋、抗真菌作用＋＋＋、強壮作用＋＋＋、刺激作用＋＋＋、免疫刺激作用＋＋＋、加温作用＋＋

●フェノールメチルエーテル類
鎮痙攣作用＋＋＋＋、鎮痛作用＋＋＋、抗炎症作用＋＋、抗真菌作用＋＋、抗ウィルス作用＋＋、抗菌作用＋＋

●テルペン系アルデヒド類
抗炎症作用＋＋＋、鎮痛作用＋＋＋、結石溶解作用＋＋＋、鎮静作用＋＋、消化促進作用＋＋、血圧降下作用＋＋、抗真菌作用＋＋、抗ウィルス作用＋、抗菌作用＋

●芳香族アルデヒド類
抗菌作用＋＋＋＋、抗ウィルス作用＋＋＋、抗真菌作用＋＋＋、抗寄生虫作用＋＋＋、免疫刺激作用＋＋＋、神経強壮作用＋＋＋、発酵抑制作用＋＋＋

●酸化物類（オキサイド類）
去痰作用＋＋＋、抗カタル作用＋＋＋、抗ウィルス作用＋＋＋、免疫調整作用＋＋＋、抗菌作用＋＋、抗寄生虫作用＋

●ラクトン類
粘液溶解作用＋＋＋＋、脂肪溶解作用＋＋＋＋、瘢痕形成（創傷治癒）作用＋＋＋＋、抗ウィルス作用＋＋＋

基本のハーブウォーター6種

「芳香蒸留水」「ハイドロゾル」ともいわれ、ハーブの蒸留によって得られる水溶液です。ご自分でも作れますが、衛生面から短期間で使い切りましょう。日常の使用には、精油と同じレベルの品質管理がされた信頼できる製品をお選び下さい。大部分は水ですから、腐敗や雑菌の心配も考慮しましょう。

ローズ
Rosa damascena

蒸留部位：花／ph：4.2～5.2

含有成分：フェニルエチルアルコール、シトロネロール、ゲラニオール、リナロール

しみ、皺を予防し、元気のない肌を輝かせる最高の化粧水です。良い香りは水溶性の成分にも含まれるので、バラの花がそばにあるような香りがします。

ラベンダー
Lavandula angustifolia

蒸留部位：花穂／ph：4.0～4.6

含有成分：リナロール、α-テルピネオール、クマリン、テルピネン-4-ol、ボルネオール、ゲラニオール、2-エチリデン-6-メチル-3,5-ヘプタジエナール、リナロールオキサイド、1,8-シネオール、クミンアルコール

多くの効能を持つ、万能のウォーターです。抗菌力があり、アトピー性皮膚炎やおむつかぶれ、日焼けした肌に最適です。ラベンダーらしい香りは油溶性の成分に多く含まれるので、植物そのものや精油とは少し香りが異なります。

ペパーミント
Mentha piperita

蒸留部位：全草（根以外）／ph：5.1～6.1

含有成分：メントール、メントン、1,8シネオール、イソメントン、プレゴン、テルピネン-4-ol、ピペリトン、α-テルピネオール

冷却作用があり、皮膚の痒みを鎮めます。乗り物に酔った時や気分転換にも役立ちます。ラベンダーウォーターとあわせて日焼けした肌に、コロンのように使えば青い香りが一瞬で部屋を爽やかにします。

エキナセア
Echinacea purpurea

蒸留部位：全草／ph：4.4～5.1

含有成分：酢酸ボルニル近縁物質、ベルベノン、テルピネン-4-ol、α-カジノール、ヘキセノール、フェニルアセトアルデヒド、ベンズアルデヒド

免疫系に働きかけるので、風邪の予防や花粉症の時期に役立ちます。部屋に噴霧したり、化粧水として利用します。エキナセアは薬用植物ですが芳香植物ではないので、香りは仄かです。

タイム・ウルガリス
Thymus vulgaris

蒸留部位：全草（根以外）／ph：4.0～4.8

含有成分：チモール、ハイドロキシチモール、カルバクロール、ボルネオール

肌に優しく、にきびのケアや手指の消毒に使えます。薬用タイムの香りがはっきりと感じられるウォーターです。「ヴルガリス」「ブルガリス」と表記される場合もあります。

どくだみ
Houttuynia cordata Thunb

蒸留部位：全草（根以外）／ph：4.6～6.2

含有成分：テルピネン-4-ol、リナロール、α-テルピネオール

日本でも古くから使われてきた民間薬です。かぶれや炎症の手当てや、傷口の洗浄にも利用できます。アトピーなどで肌が傷んでいる時には、ラベンダーウォーターよりも効果があるようです。特有の臭みはなく、心地よい香りと使用感です。

便秘に良いブレンドオイル

コリアンダーとローズウッドの精油は、モノテルペンアルコール類の中にある芳香分子・リナロールを含みます。この分子の固有作用には便通を良くする作用があることが、最近の研究でわかってきました。オレンジ・スィートに含まれる芳香分子・リモネンに腸の蠕動運動を促す固有作用があるので、この3つの精油を組み合わせました。効果があるだけでなく、多くの人が喜ぶ素晴らしい香りです。

ブレンド（5％濃度）
精油　コリアンダー…7滴
精油　ローズウッド…7滴
精油　オレンジ・スィート…6滴
植物油　ホホバ油…20㎖

使い方
一日2回から4回、背中の下方に4～5滴塗布します。また、時計回りで円を描くように腹部に4～5滴塗布します。

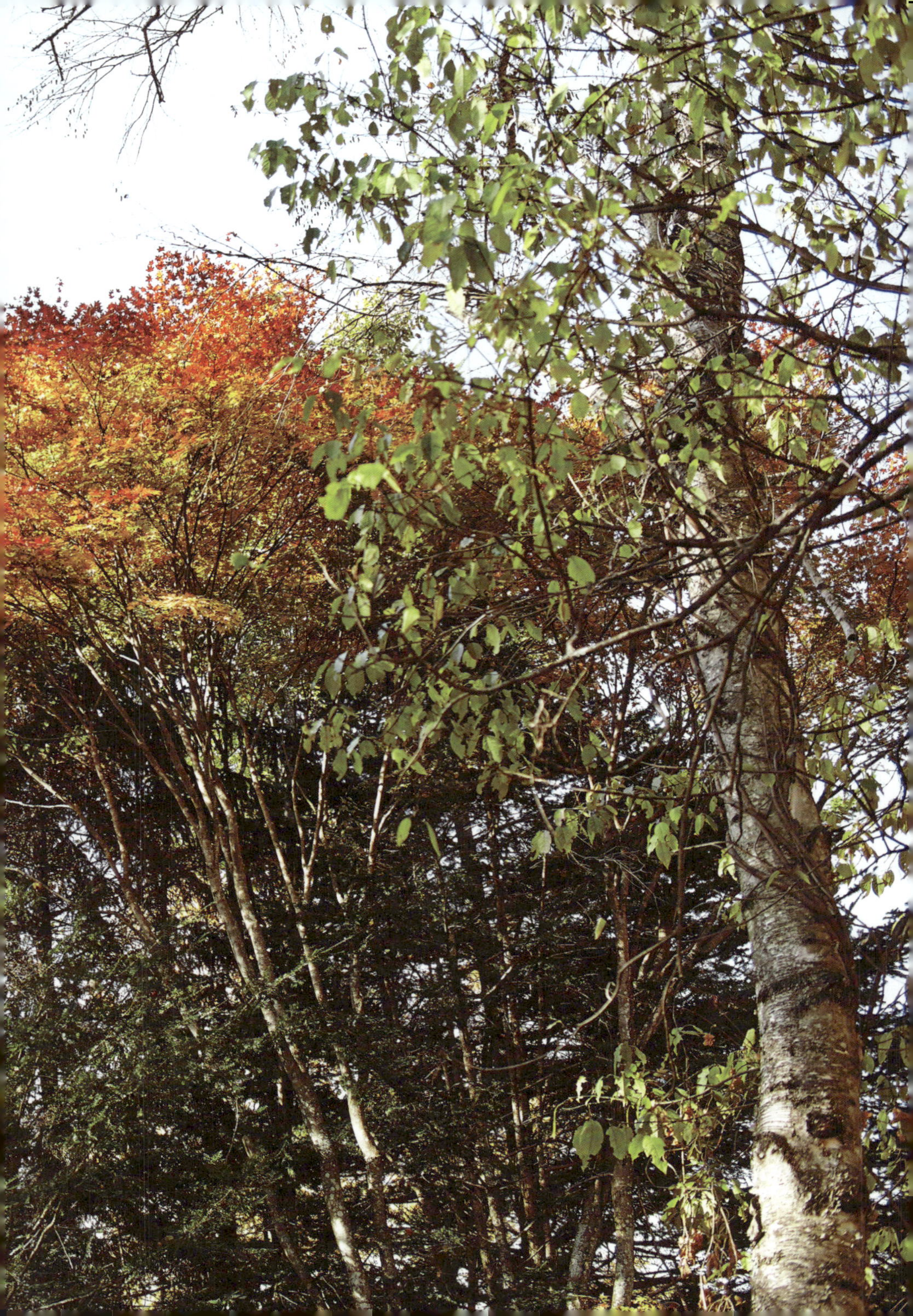

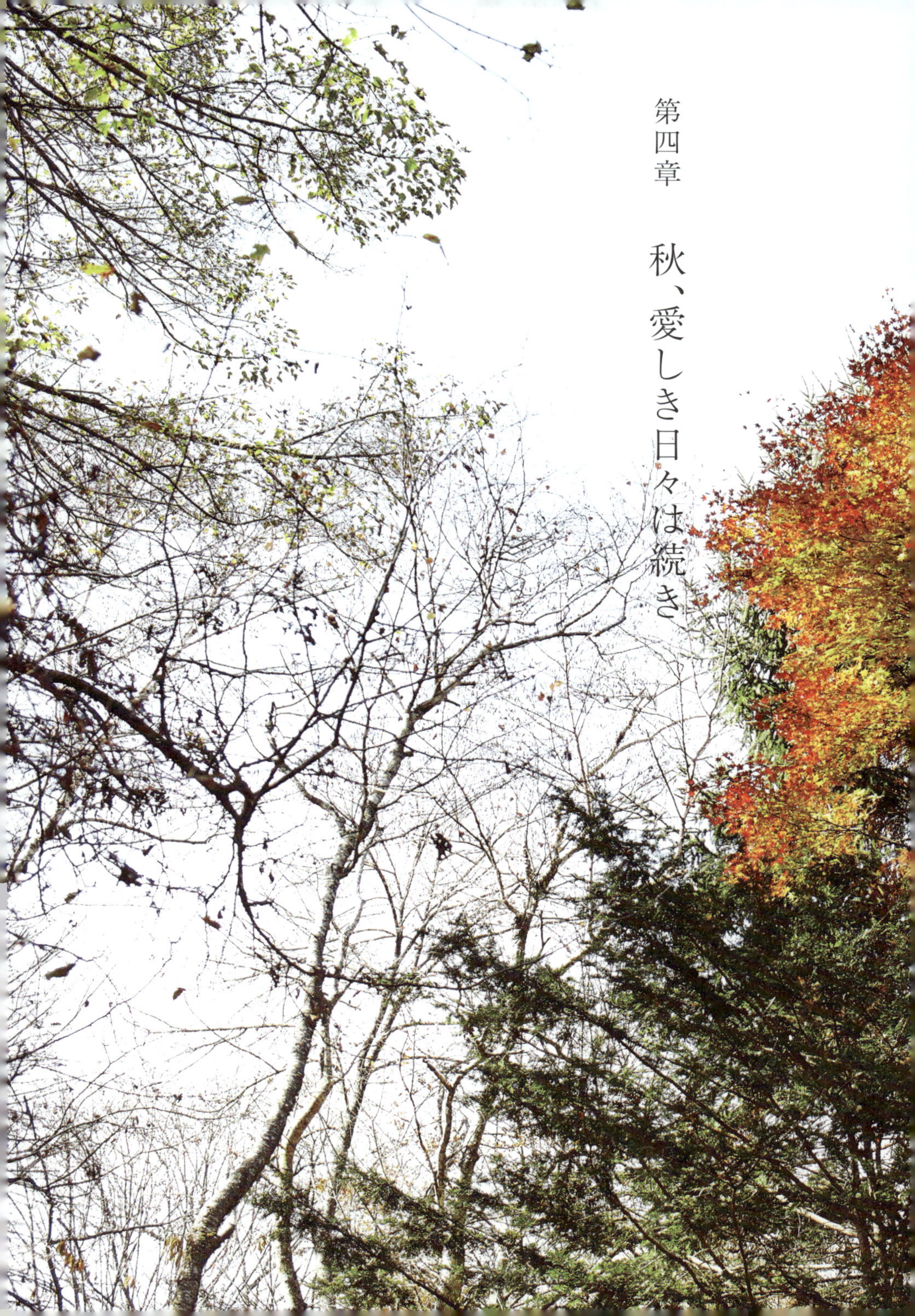

第四章 秋、愛しき日々は続き

美しきは今

近くのハナノキは秋のひとときに、時には見過ごしてしまうほどの短い時間に美しくなります。葉は赤く燃えるように陽に映え、大地に舞い降り、根元を覆いつくす時、その姿は絵画のようです。誰もがこの瞬間を待ち望んでいます。私たちは葉から布を染め、色をもらい、かごいっぱいの落葉を集めては、店の庭にもおすそ分けと、花びらを撒くように散らします。

遠くに暮らす友は、たくさんの勇気を必要とする治療を受け入れ、心も身体も疲れ果てていました。彼女の日常からは自然の手触りも奪われ、消えていました。もう、この世界に居なくてもいいと思い始めていました。

彼女の身のまわりにも、同じように身を震わすほどの美しい秋があったはずです。思い出してほしくて、私はハナノキの写真を言葉と共に送りました。「この世界は美しい」。間を置かず、返信がありました。「この世にもう少し居たい」と。菫色の糸で繋がった大切な友は、今、赤い糸を手にしました。

年上の友は、蓼科の四季に魅せられ、別荘を終の住処と定めました。思わぬ時に骨折したり、風邪をこじらせたりして、80歳をとうに過ぎました。晴耕雨読もままならないけれど、いつも楽しげです。住んでこそわかる日々の

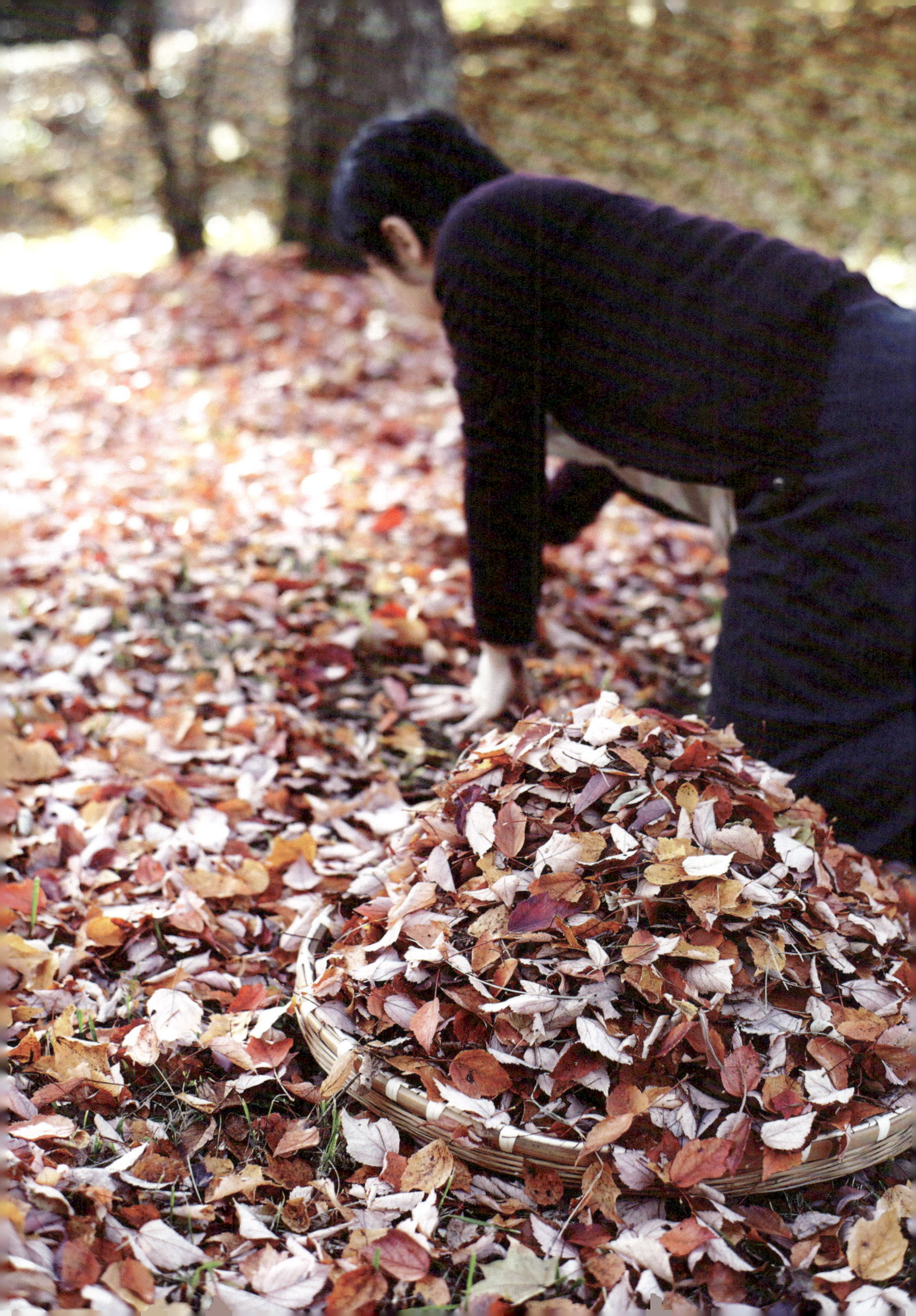

美しさは、ひとり暮らしの心細さや寂しさに勝ります。出掛ける時は若い人に車を出してもらう彼女ですが、ハナノキの紅葉だけは自分の足で見に行くと決め、「今、行かないと。来年はわからないから」と、杖を頼りに木の葉の舞う秋を歩きます。

あれから三年が経ちました。菫の友は少しずつ健やかになって、パートナーと共に遥々と時間をかけて私の店を訪れました。黄金色に輝く木々を眺めながらお茶を飲んでいると、杖をついた白髪の友が扉を開けました。年上の友はお茶会に加わり、一服すると、ではまたねと秋の中に出て行きました。日常の中に見つけられる一瞬の美しさを知る人と共に過ごして、菫の友はもう一度、それを自分の居場所で見つけたいと思ったことでしょう。

「ハナノキはもう散りましたか」。彼女からの手紙には、そう書かれていました。陽を受けた赤い葉の表と、日陰の薄桃色の葉の裏が共に混じりあい、大地を覆うように、小さな美しいものを降り積もらせ、人は一日を生きている。吹く風も、降る雨も、私たちを慈しむもの。今を重ねて、明日を迎えるのかもしれません。

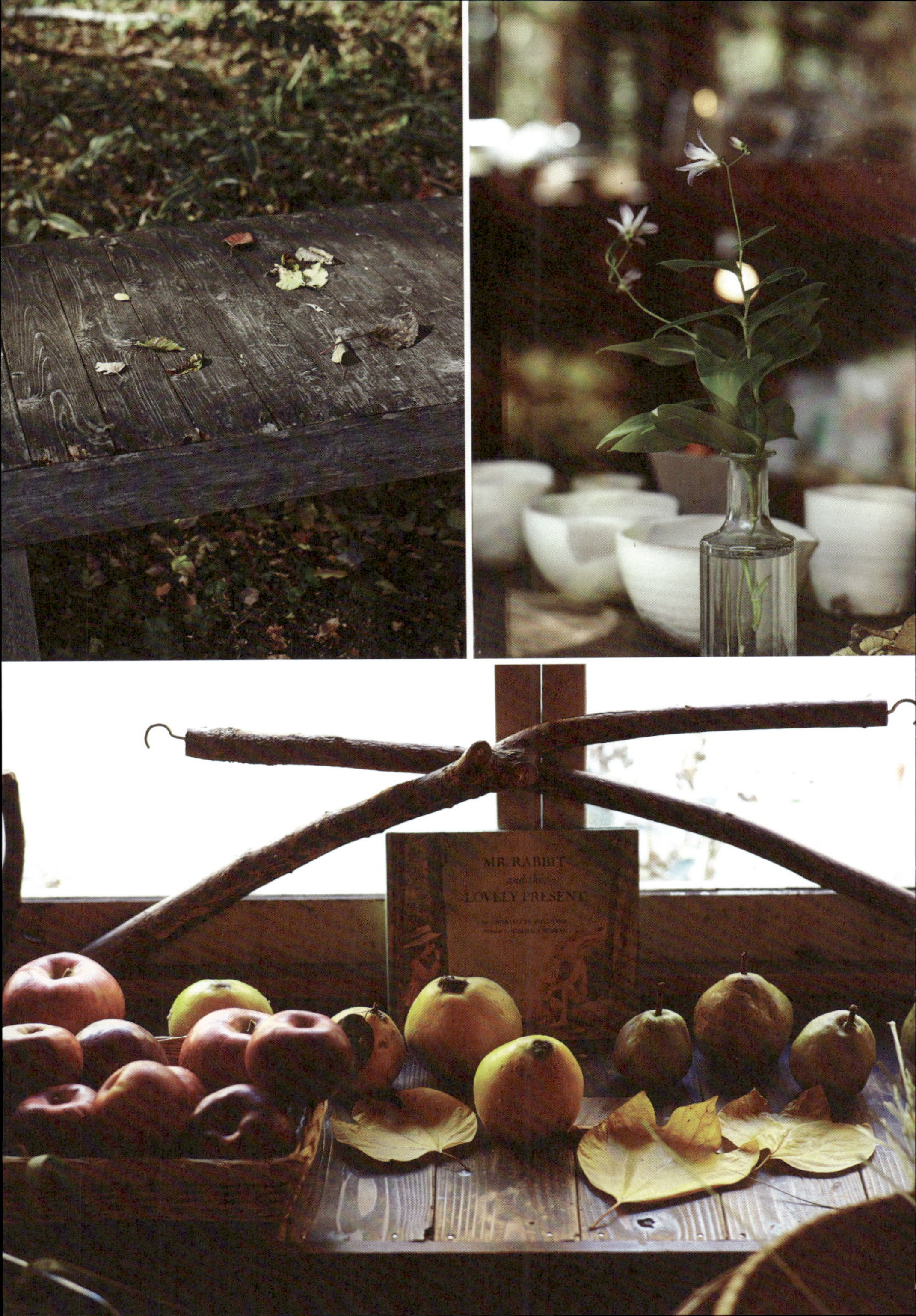
MR. RABBIT
and the
LOVELY PRESENT

美しくて甘い、喉のお薬
かりんとマローブルーのシロップ

黄金色のかりんの実に出会ったのは、ここに暮らすようになってからです。その香りは、置いておくだけで部屋の空気を甘く、清々しくします。春、ボランティアに通う道すがら見る、湖の周りの並木道に咲く愛らしい薄桃色のかりんの花からも、その色のようにふわりとした夢のような匂いがしていました。

信州の人はずっと昔から、かりんの実をお酒や砂糖に漬けて冬の健康を支えてきました。私はオリゴ糖でシロップ漬けにし、マローブルーの花を加えます。マローブルーは粘膜を守り、炎症を抑えますから、風邪をひいて喉が痛い時、話しすぎて喉の疲れた時によく飲みます。もし、ブラックマローやマーシュマローを育てていたら、その花たちも加えて下さい。この甘い薬草シロップは、子供たちやお年寄りにも好評です。

かりんとマローブルーのシロップ

かりん、またはマルメロ（中玉）……1個
マローブルー（ドライハーブ）……10g
オリゴ糖……適量

作り方

1. かりんをよく洗い、薄くスライスし、マローブルーと混ぜる。かりんの種も良い香りがするので、種もそのまま混ぜる。
2. ガラス瓶に入れ、ひたひたになるようオリゴ糖をそそぐ。
3. 数日置くと、マローブルーから色がにじみ出て美しいシロップに。喉の痛い時に、お湯やハーブティーで割って飲む。

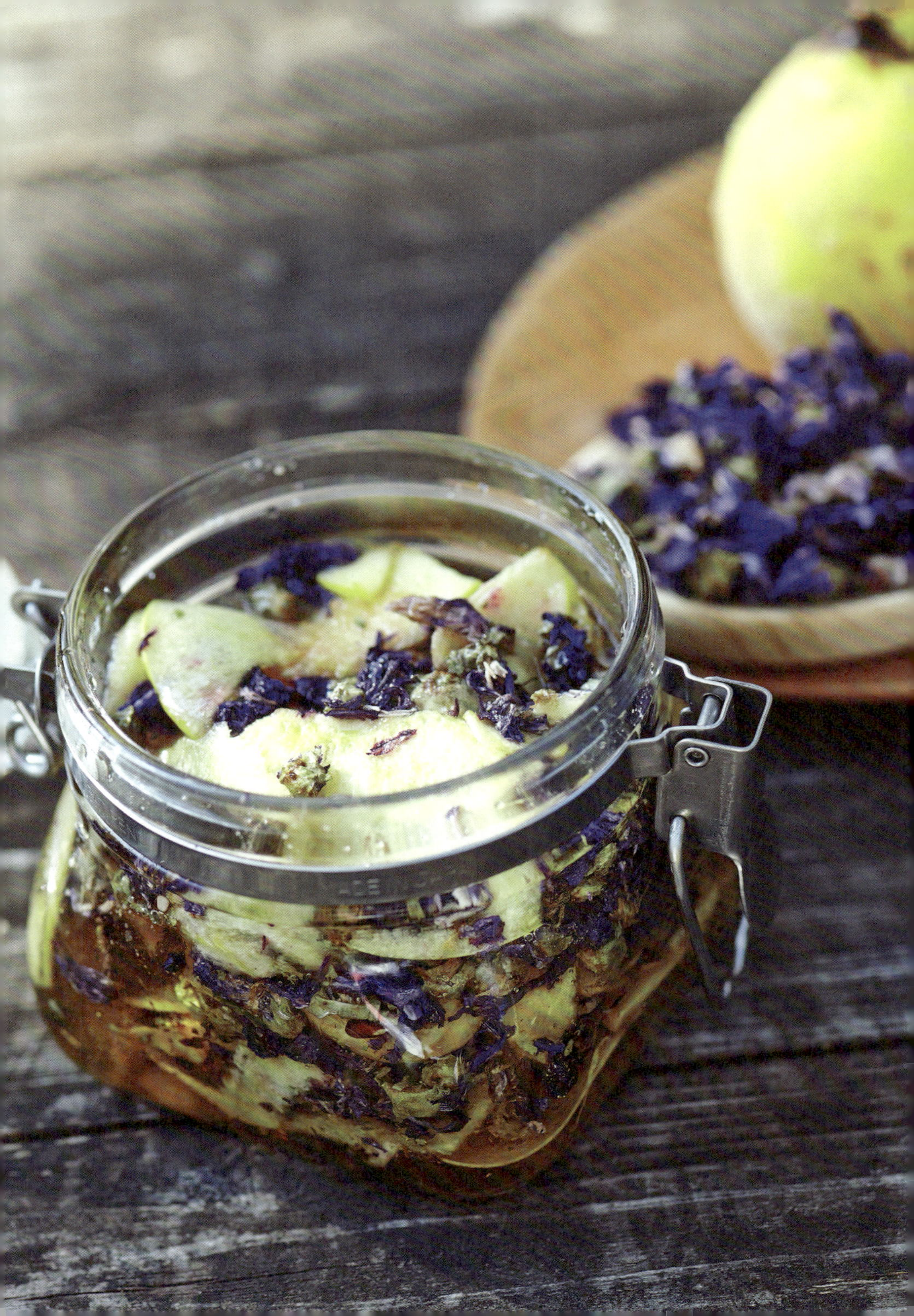

今できること、明日できること

あなたは人に触れることができますか。落ちこんだ人に、悲しみを抱えた人に。あるいは心を痛めた人に、病いを持った人に、素直に触ることができますか。私はできませんでした。人の手を握ること、背中を撫でること、抱きしめることを臆することなくできるようになったのは、夫のお陰です。

彼は八ヶ岳と庭を眺めて6カ月を、緩和ケア病棟で過ごしました。朝は自室でトーストを焼き、ジャズやクラシックを聴きながら抹茶をたて、夏のロビーコンサートを楽しむこともできました。病院の庭で摘んだハーブの花束に「いい匂いだなあ」と喜びました。

幸いなことに痛みはないものの、脳の腫瘍は少しずつ彼の機能を奪い、眠る日が多くなりました。昼に夜に家族は寄り添い、理解のある医師とスタッフに支えられて、ハーブやハーブウォーター、精油を必要に応じて使うことができました。その日は美しい秋の未明でした。大好きな曲が流れる中、スパイクナードの香りに包まれ、息子たちに見守られ、彼は永遠の眠りにつきました。

しばらくすると、できることを精いっぱいしたという思いと、もう少し何かできなかったかとの思いが、私の中で巡り始めました。あるとすれば、それは「触れること」でした。重篤な病いを持つ人に触れることへの怖れと、幼い頃からの他人との距離感が、私を立ち止まらせていたのです。香りはその垣根を易々と越えていくことに、のちに気づきました。夫が亡くなってから、私は香りを携え、緩和ケア病棟でトリートメントのボランティアをするようになりました。

特別な知識や技がなくても、家族や近しい人がするトリートメントは、健やかであれと願う気持ちが手に宿ります。結婚間もないお嫁さんは、お舅さんの病室を訪ねても共通の話題もなく、所在なげでした。病棟のスタッフに香りのトリートメントを勧められ、彼女はお舅さんの脚に触れるようになりました。手と皮膚は静かに深く会話します。二人の優しく温かな「会話」は、お舅さんが旅立つまで続きました。

人の手が香りと共に触れる時、言葉はいりません。それは言葉になり、言葉を超え、魂に触れることさえあります。私は誰にでもできるトリートメントを伝え、必要な時に「大丈夫、できますよ」と背中を押します。かごにはいつでも、精油と洗いたての白いタオルが入っています。今日も出掛けて行く私に、眉間に皺を寄せたあの少女は「明日が楽しみね」と言ってくれることでしょう。

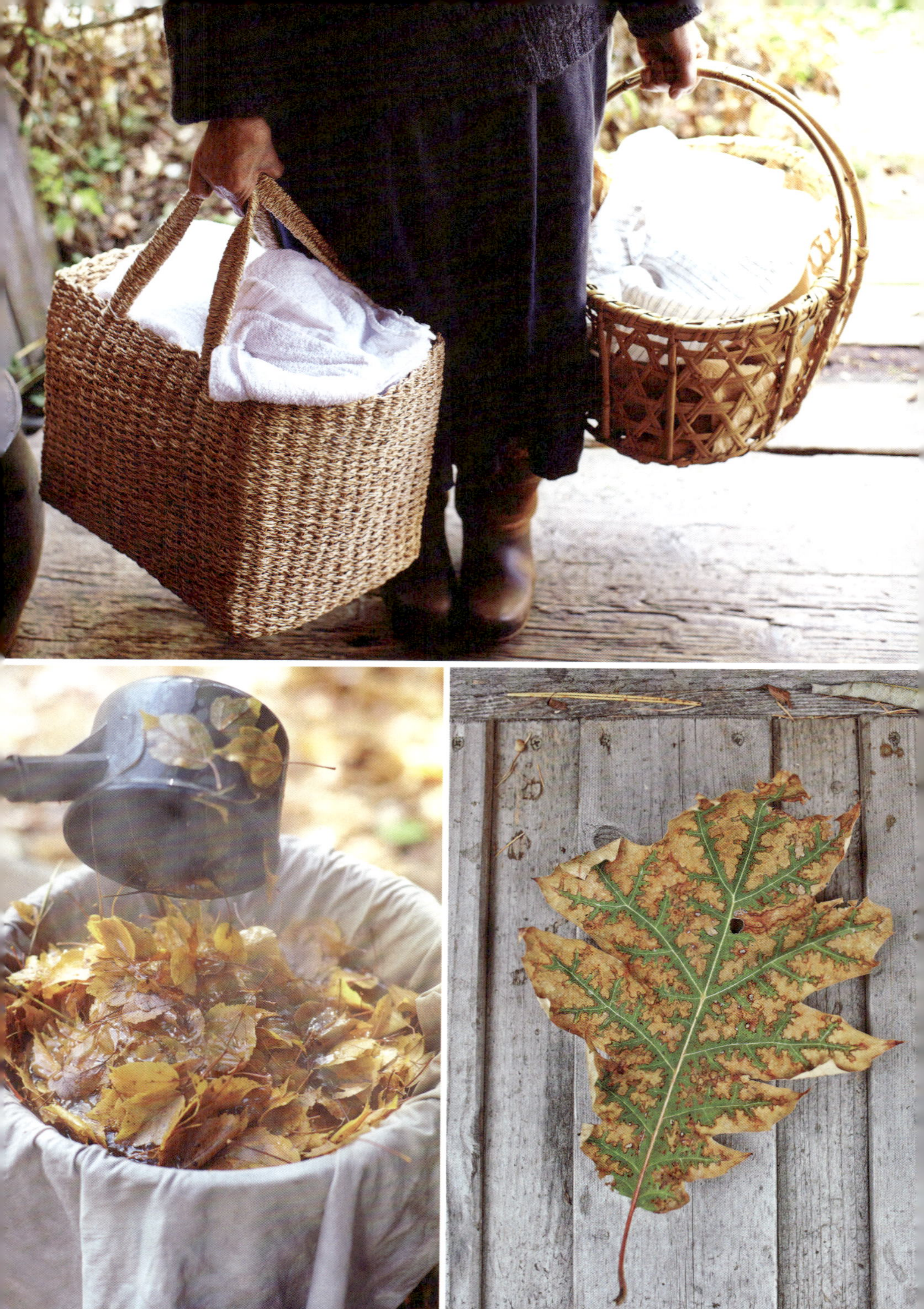

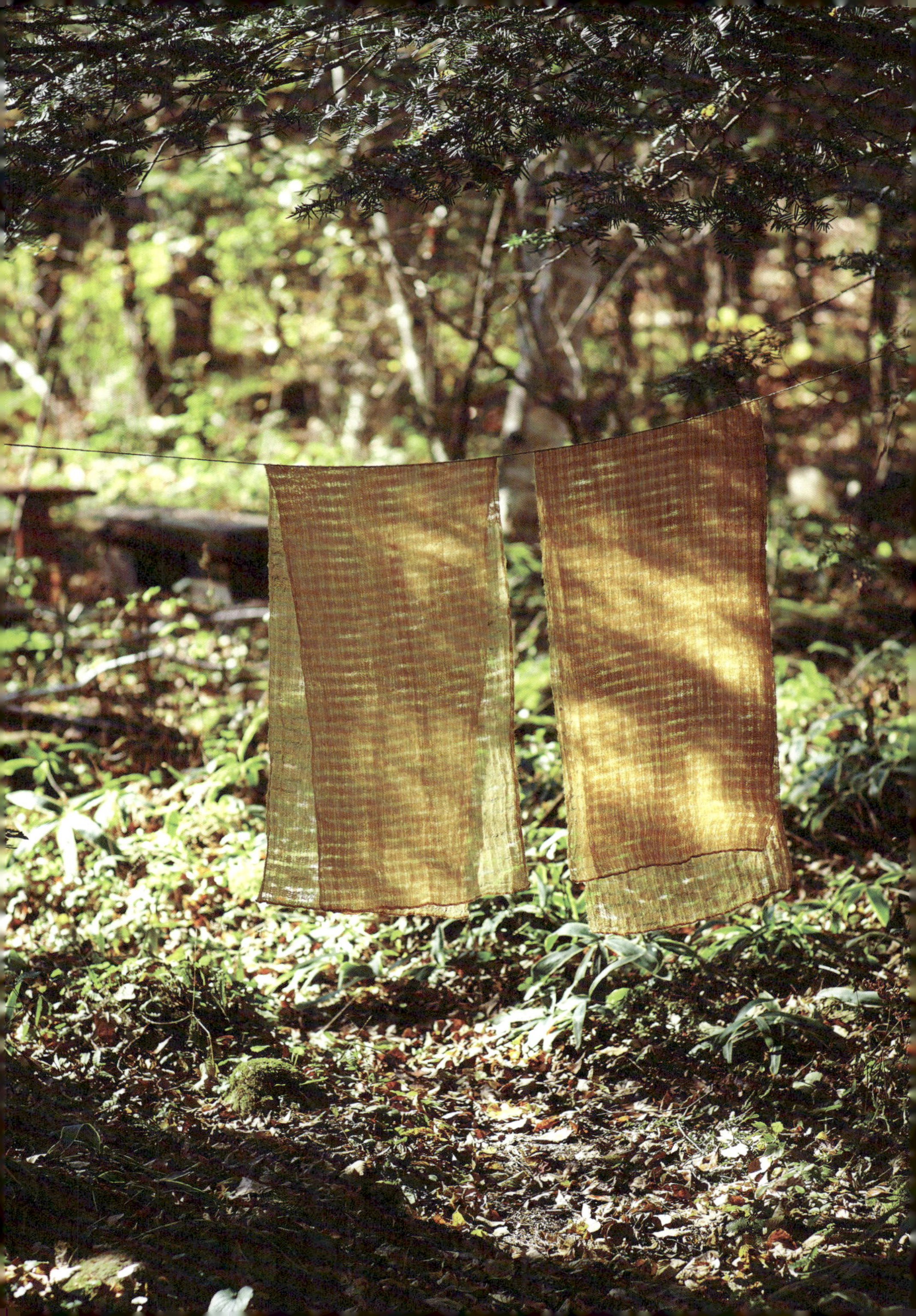

あなたを守る
小さなりんごのポマンダー

ポマンダーは「邪を払うお守り」といわれ、ヨーロッパではクリスマスや新年の伝統的な贈りものとして、古くから親しまれてきました。ぷつぷつと刺すクローブは強い抗菌力があって、中のりんごは腐らず、うまく萎びていきます。白雪姫もこの魔除けを持っていたら、魔女の毒りんごを食べずにすんだかもしれません。

用意するのは、小さなりんごがいいのです。たくさん作れるので、大勢のお友達へのプレゼントにもなるでしょう。今、作ったら、明日ばかりでなく、一年を過ぎても香りはなくなりません。部屋やクローゼットに置くと、甘い香りがずっと続きます

りんごの代わりに、私はすだちやからたちの実も使います。これもまた、小さくていい匂いです。

小さなりんごのポマンダー

信州のひめりんご……1個
クローブ(丁字)……りんごを覆う分だけ
(大きさによって25 ～ 30gくらい)

作り方
1. ひめりんごに釘のような形をしたクローブを刺しこんでゆく。頂上から縦方向にぐるりと一周クローブを刺したら、クロス(十字)するようにまた一周刺す。
2. すき間があかないように繰り返して、表面をクローブでいっぱいにしたら、ザルの上などで2 ～ 7日間程度干す。
3. 水分が飛んだら完成。麻ひもやリボンなどをかけて飾る。

*シナモンを中心としたスパイスパウダーを干す前にまぶすと、より深い香りがします。

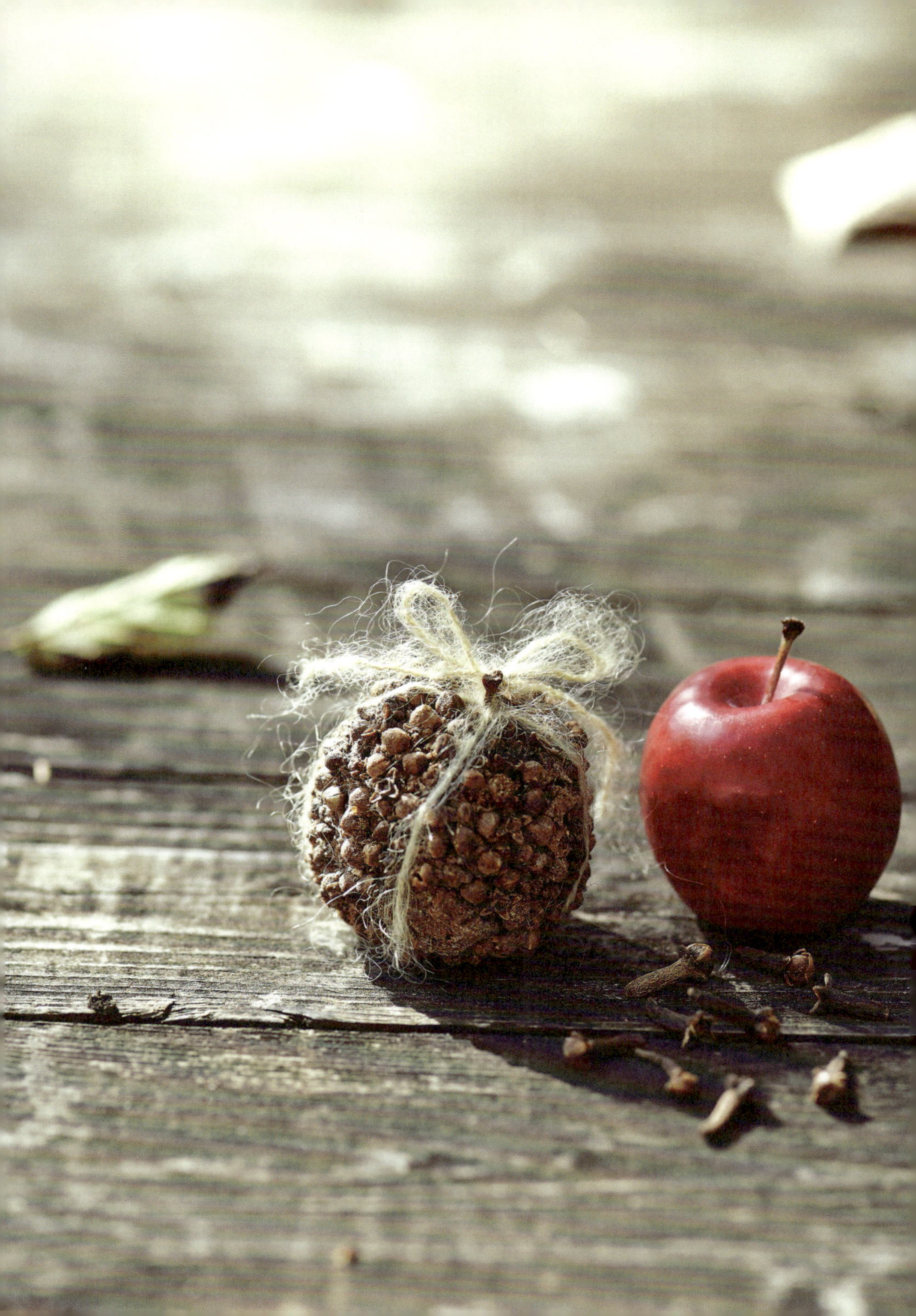

移動図書館車と乳母車

軽快なメロディを鳴らして、その車はやってきました。中には本がぎっしりと詰まっています。私は次男を乳母車に乗せ、移動図書館車の巡回場所まで歩きました。本を借りるのはいつも私か長男だけ。やがて図書館車はハーブショップの前に来てくれるようになりました。本を手にするのは、また私ひとりでした。図書館員のお兄さんともすっかり顔馴染みです。手渡す一杯のハーブティーをいつも喜んでくれました。

季節は巡り、市にも待望の図書館ができました。息子たちもそれぞれに巣立つ頃、あの図書館員のお兄さんからハーブ講座の依頼がありました。小さな花壇と、いくつかのプランターを使っての「育てて楽しむハーブ講座」が始まりました。少ない予算での庭作りは私の得意とするところです。裏の林から腐葉土を運んで市販の園芸用土と混ぜ、カモミールの茎葉やタイムの枝を刻んで鋤きこみ、繁っていたコンフリーの葉は緑のマルチにしました。時間をかけて土はふかふかになり、ハーブたちも健やかに育ちました。

講座を受講していた人たちは緑の指を持つようになり、ハーブの庭の手入れをするボランティアに変わりました。この頃、あの「お兄さん」は図書館長になりました。髪には少しだけ白いものが混じった館長さんは、時々草取りをし、子供たちの大好きなワイルドストロベリーの手入れをしてくれます。

ボランティアの日、白樺の木の下のテーブルには何かしら美味しいものが載っています。手作りのジャムに焼き菓子、花の砂糖菓子や摘みたてのハーブをオリーブオイルやバターに混ぜたもの。小さな花束を作り、ウォルハムさん直伝のバスハーブを楽しみます。来館する方たちには、ハーブティーのサービスもするようになりました。職員の方たちもそれぞれ庭のことを気にかけてくれ、時には一緒にお茶を楽しみます。ここはボランティアだけでなく、学びの場でもあります。私の望んだ、生きたハーブ教室が育ちました。今はベビーカーを押して、おんぶをして、手をひいて、子供たちとお母さんも参加するようになりました。心優しい人たちに見守られて一緒に手入れをし、ちょっと美味しいものを食べて、泣いて笑って、二時間を過ごします。

若いお母さんはかつての私のように草に触れ、人と話し、本を読み、自分の言葉を探しているはずです。子供たちはこの時間の匂いや味をきっと憶えているでしょう。長男は遠くから聞こえる図書館車の音楽も、扉の向こうに広がる本の世界もよく憶えていると言います。今はハーブの庭が、図書館車の扉です。緑色のこの扉を開く人になれたことが、私は嬉しいのです。

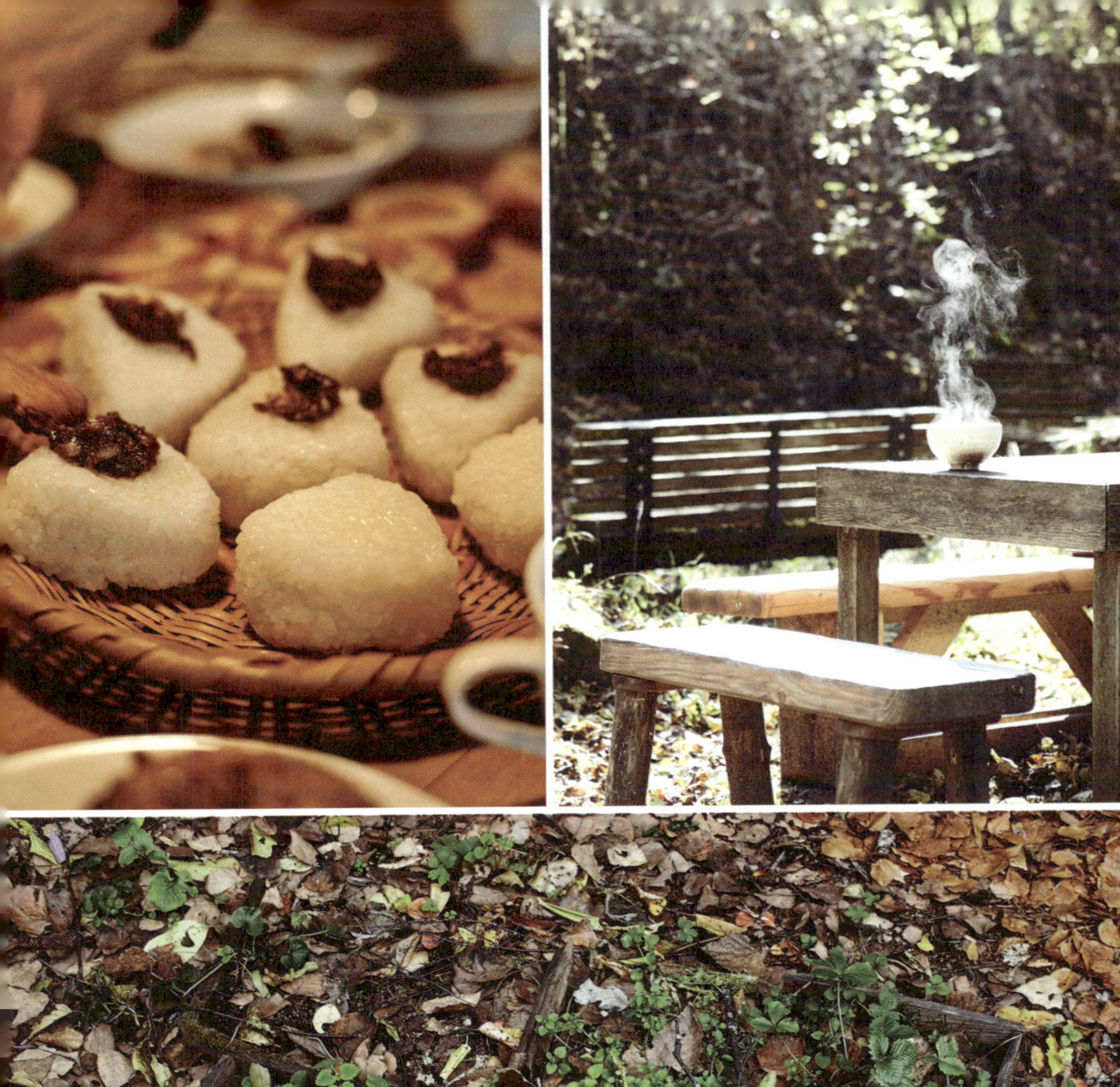

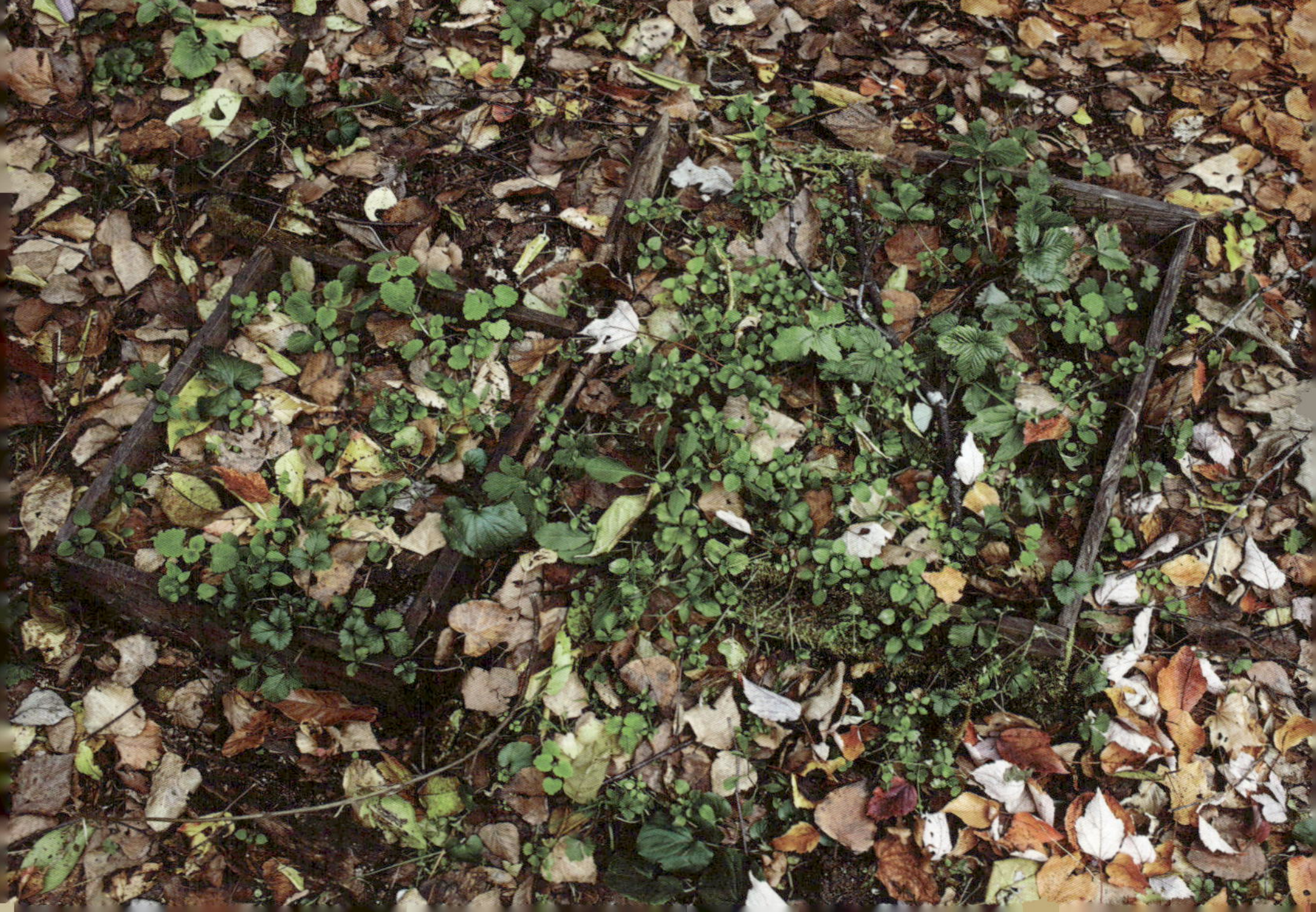

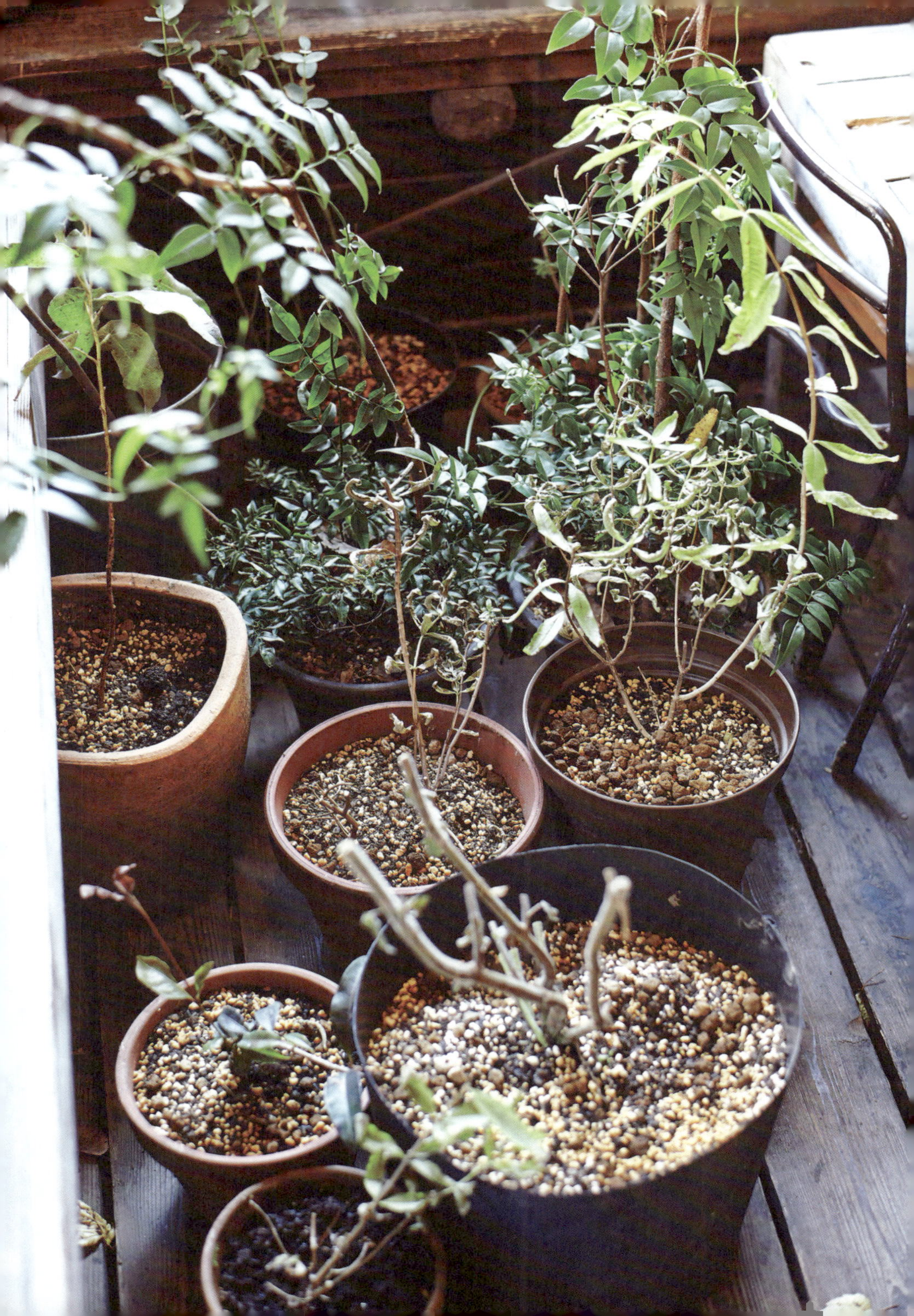

忘れ得ぬ人

細長い栗の葉が穏やかな風に乗り、羽根のように舞い降りました。静かにふわりと地に降りる様に、先に逝った人を重ねます。

かつての全共闘運動のリーダーで諏訪中央病院の院長、今井澄先生は、信州の小さな市に地域医療の火を灯します。閑古鳥が鳴くと言われた病院から、保健婦さんと集落を廻り、生活習慣と食生活を見直すことを優しい言葉で説きました。医師として働く中、東大紛争当時の懲役刑が確定し服役することになると、市長をはじめ大勢の市民が涙で見送り、その帰りを心から喜んだといいます。冷たくないようにと、彼はいつも自分の手で温めた聴診器を患者さんの胸に当てる先生でした。学生運動の闘士を自治体が雇うということもまれですが、多くの人はその人柄に信頼を寄せていました。家庭では奥様と子供たちをこよなく愛した方でもありました。

やがて理想の医療を実現するために国会議員になりましたが、スキルスがんにかかりました。手強い病いにもかかわらず、その姿勢と人柄は変わることはありませんでした。彼はご自身でつくった在宅医療チームの緩和ケアを受けながら、最後の日々を過ごしました。

蓼科に別荘を持つ30年来の友人は肝臓がんになりました。闘病の末、彼女は蓼科で過ごすことを望み、私は彼女の思い詰めた瞳に心を動かされました。緩和ケアの医師を主治医に、近くの診療所と訪問看護ステーション、友人たちが医療と暮らしの両方を支えようと力を貸してくれました。爽やかな信州の夏は、彼女の気力と体力を養ったようです。用意したトリートメントオイルで、頼まれれば誰もが喜んで手当てをしてくれて、そこには心地よい時間が生まれました。私の作った小さなお弁当を持って彼女は秋の中を歩き、時には野の花を摘んで届けてくれました。毎日の言葉は「ほんとうに綺麗ねえ」でした。

緩和ケア病棟に入っても、笑顔の消えることはありませんでした。看護師に付き添われ、ボランティアの学習会では病院に庭のあることとの豊かさと素晴らしさを、言葉を尽くして話してくれました。秋までは無理かもしれないと思われていた彼女は、秋ばかりか蓼科の冬を楽しみ、信州の桜を愛でて旅立ちました。

ひとりの医師がつくった温かな医療の中で、ひとりの女性は幸せな時間を過ごしました。私の作った小さな花束を、二人はいつも喜んでくれました。明日もまた、誰かのために手渡すものを探しましょう。降り積もった葉は、大地を温かく包みました。

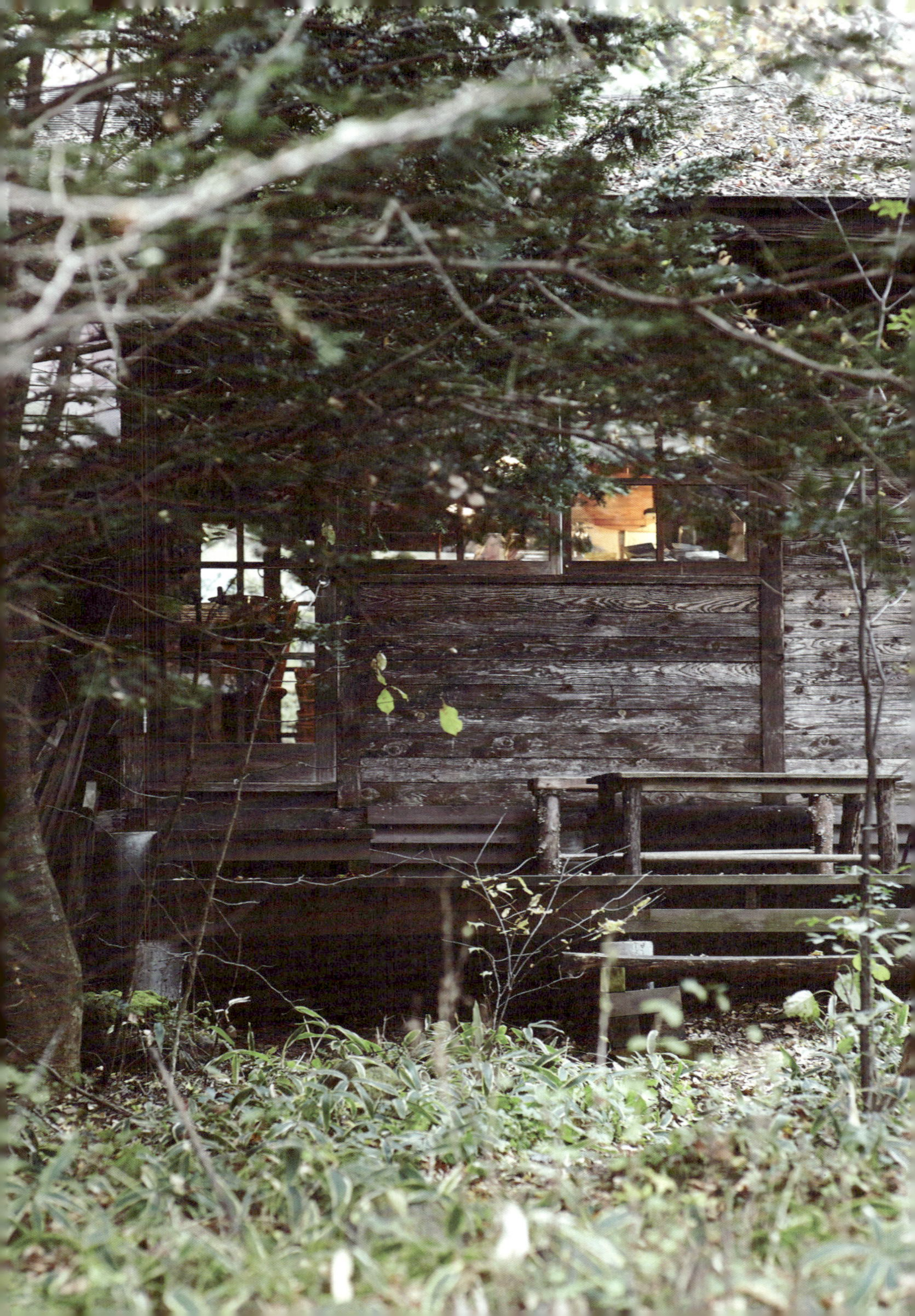

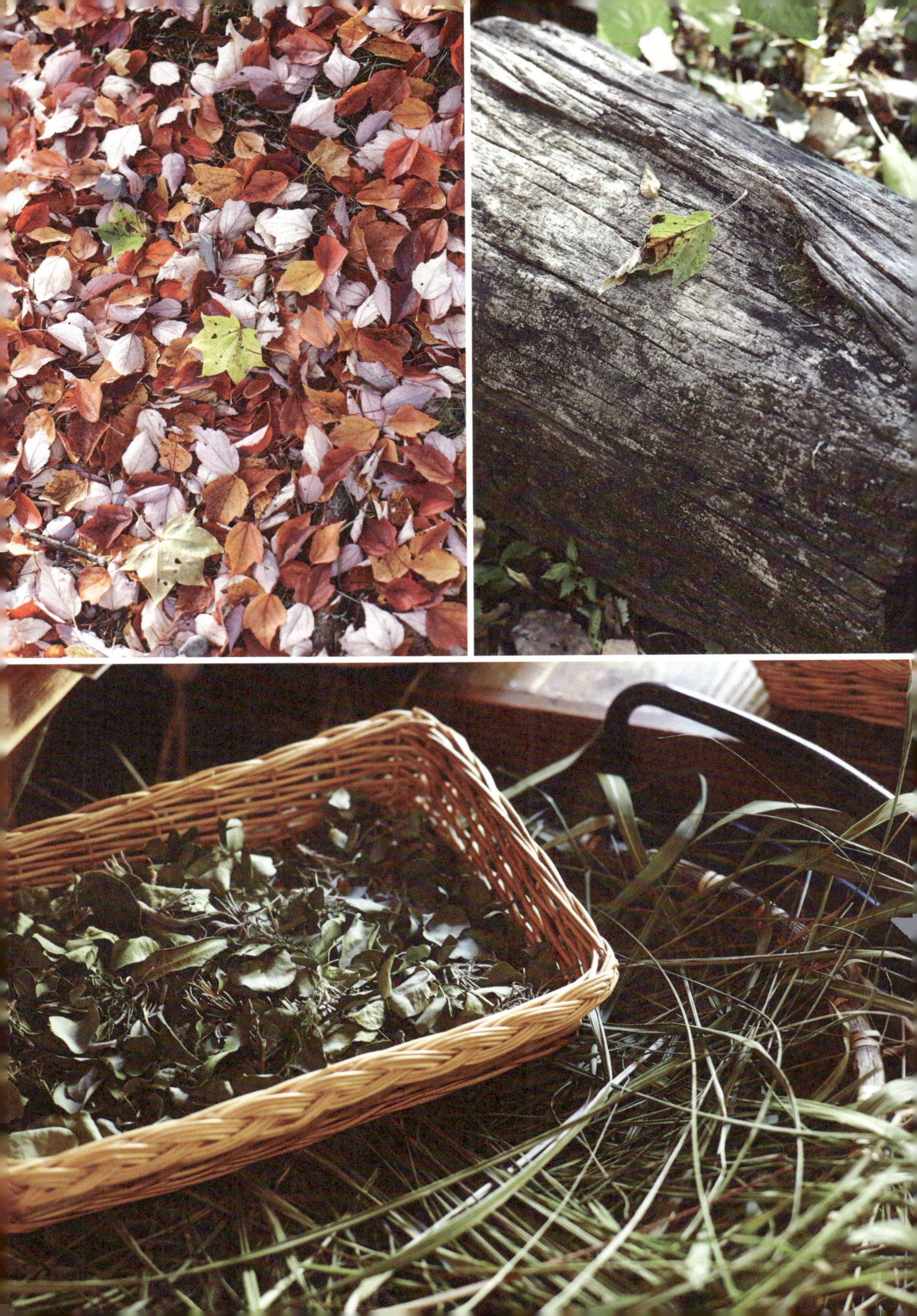

魂を温めて

　窓から見る夕暮れがあまりに美しく、見とれているうちに陽が沈み、辺りは暗くなります。自分とまわりの境がなくなって、薄闇に溶けてゆくようでした。こんなふうに人生の終わりを迎えられたらと、時々思います。

　私の暮らしには、いつも犬や猫がそばにいました。迷ってきた雑種の犬は子供を産み、二匹は四季の中で楽しく年を重ねました。年老いて目が見えなくなると、風の匂い、草の匂いを毎日配達される物語のようにくんくんと嗅いでいました。一匹は日溜まりの草の上で眠りにつき、もう一匹はどんなに呼んでも帰らず、最後の自由を求めて草の中に消えて行きました。

　ショップ猫すぎなは、いつも店の前の椅子にすわり、お客様に可愛いねと言われると目を細めています。年を取ってもこの椅子は彼の定位置でした。草むらでじっと獲物を待ち、見違えるほどの走りを見せる、狩りの達人でもありました。14年の生涯をきちんと働き、たっぷりと遊んだ立派な猫でした。最期の日も、いつものように出掛けて行ったのですが力尽き、道に迷ったところをご近所の方に保護され戻ってきました。彼の寝床には柔らかいよもぎと青草を入れました。荒かった呼吸は穏やかになって、すやすやと眠り、そ

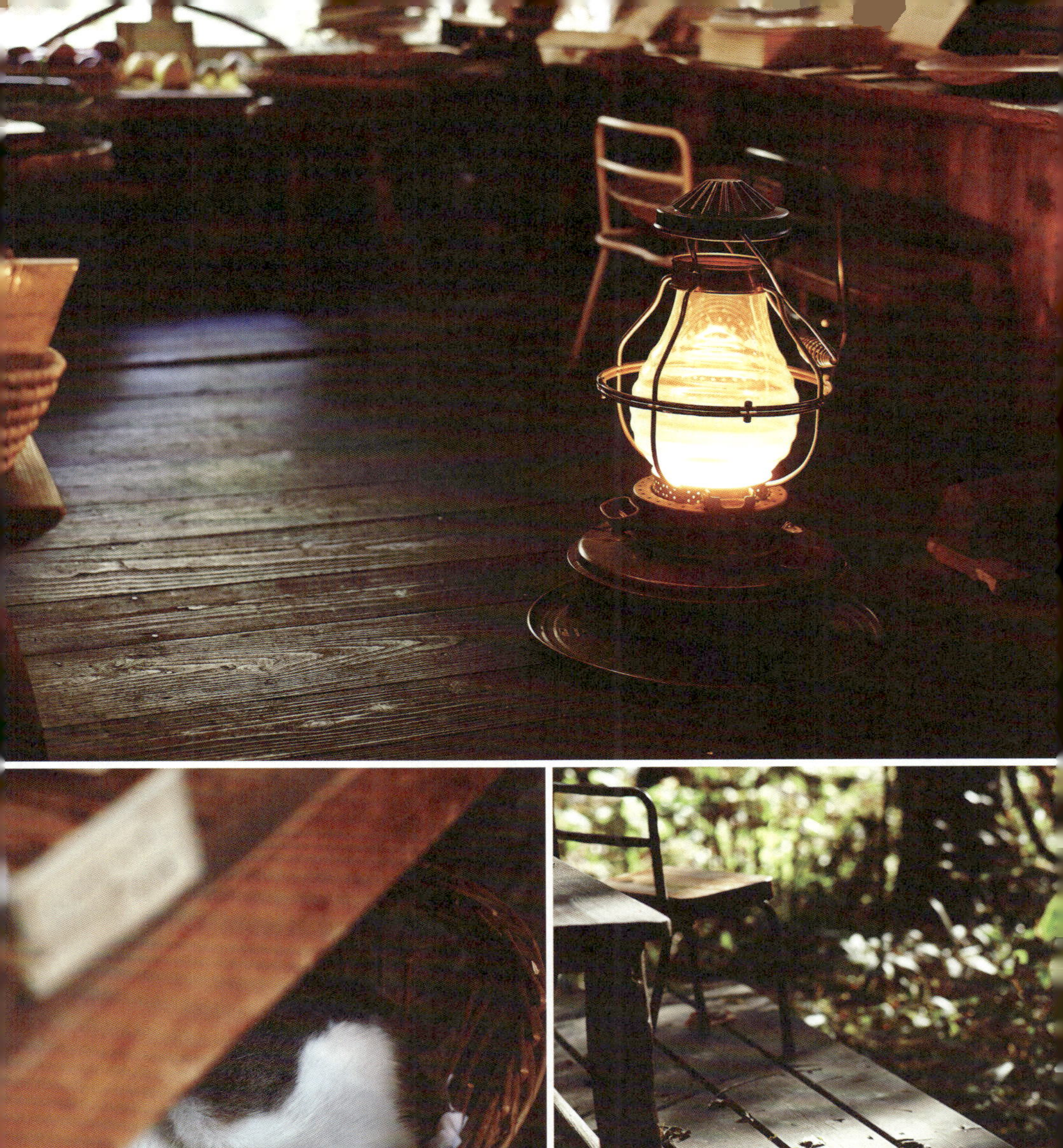
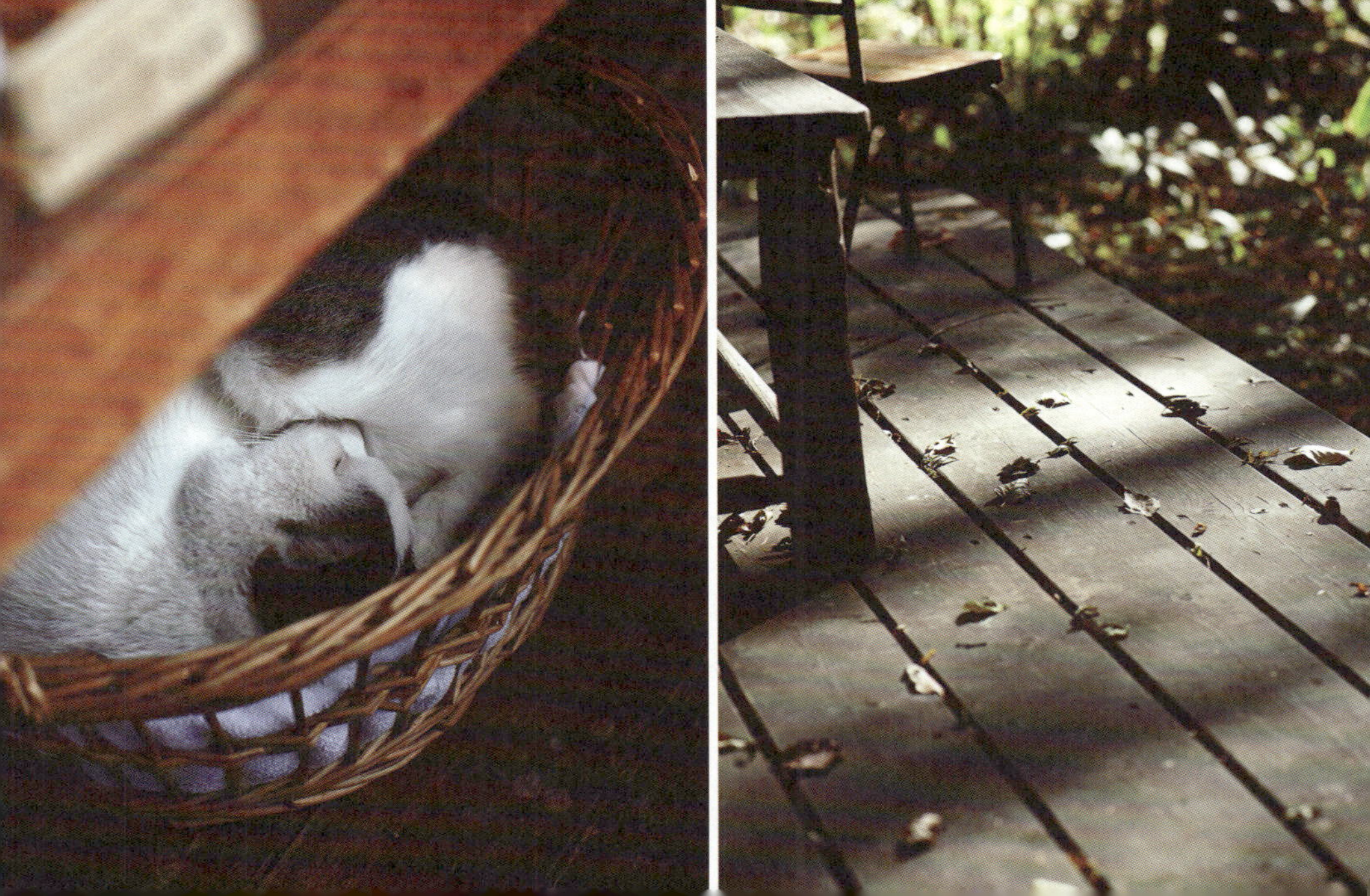

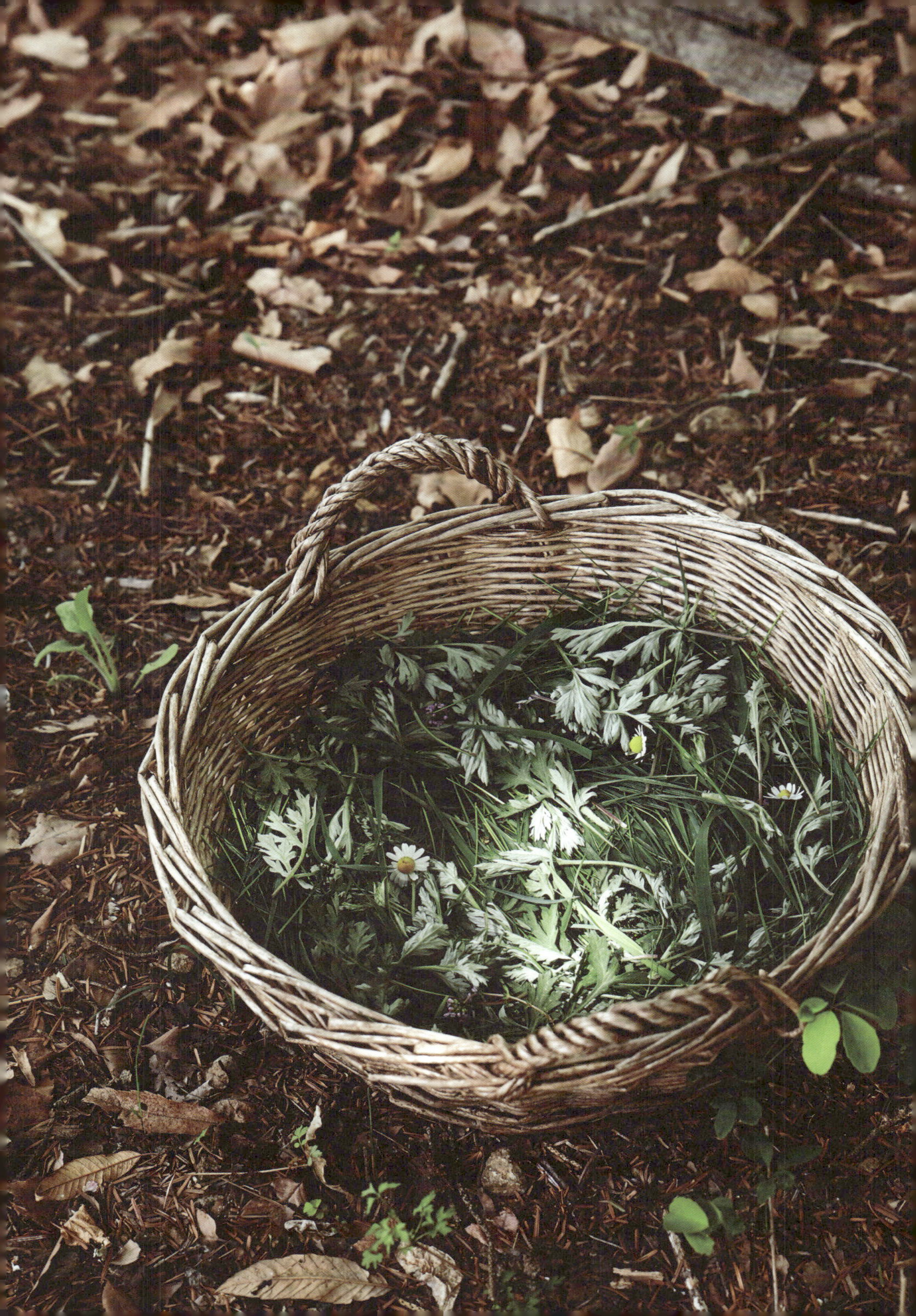

のまま息を引き取りました。蓼科に移ったばかりの頃、緑の中を歩くと、私という境目が消え、肩の力が抜けてとても自由になったことを思い出します。あなたたちもそうだったのと、動物たちに聞いてみたい気もするのです。

ケアホームに入った母のもとに摘みたての薔薇を届けました。母は食べものも着るものにもそれほど興味はなくなりましたが、部屋に花があるのをとても喜びます。新しい花を持って行くたびに、彼女の心は弾みます。草の手触りや花の香りがそっと静かに心を温めてくれるのを、私は何度も目にしました。

人は何かを失った時、感情を無くすことがあります。誰かを失った時、魂まで凍りつくことがあります。その時こそ、草や花の力を信じてもいいと思います。ゆっくりと、時には素早く胸の奥底に届き、抱くように温めてくれるでしょう。だからこそ、ハーブショップの店主である私は、誰かのために草と香りを集めているのです。今年最後の薔薇の固い蕾は、温かい部屋の中で香りと共に開くでしょう。

命の足場を草の上に　ハーブとアロマテラピー　2つの手だて④

ハーブ、蓄える幸せ

育てたハーブを最後まで使うには、保存することも必要です。保存には乾燥する、油脂やアルコールに漬けるなどの方法がありますが、ここでは乾燥の仕方についてお話ししましょう。

大切なのは、なるべく薬用効果の高い時期や、美味しい時期に採ることです。また、正しい乾燥方法を知らなければ、せっかくの薬用効果も逃してしまいます。そうならないように、風通しの良い室内でゆっくりと乾燥させます。照り返しのある軒下や、湿気のある浴室や台所は避けます。香りに薬用効果があるハーブは洗わずに干しましょう。

花の乾燥の仕方からお話しします。ラベンダーは、花の蕾が濃く色づいた頃に茎ごと収穫します。束ねて吊るしたり、密にならないようにザルの上で干すと良いでしょう。ポットマリーゴールドの花は次々に咲くので、毎日収穫しなければなりません。そのままでは乾きにくいので、花は萼から外します。マローブルーやブラックマローは花を丸ごと干します。

次は葉です。例えばペパーミントは花が咲く少し前に収穫します。葉に含まれる香りの成分を損ねないように、刻んだりちぎらずにそのまま干しましょう。レディースマントルなどの薬用効果が香りに少ないものは、葉を茎から外して洗ってから干しても良いですし、乾いたら使いやすい大きさに刻むと、お茶にした時に成分が出やすくなって便利です。

ローズヒップのような実は、赤く色づいたら収穫し、乾かす前に二つに割って中にある種と毛を楊枝などで掻き出します。毛が刺さらないように、厚手の作業用のゴム手袋などを用意して下さい。

じめじめした雨が続くような時は、乾燥が不十分になりがちです。その場合は、車の中の日の当たらない場所に30分程度置くと良い状態になります。ただし、パリパリになるまで乾かさないように気をつけて下さい。色が悪かったり、お茶に適さないものができてしまったら、土に返してあげましょう。茎なども刻んで土に戻すか焚きつけにすれば最後まで使い切れます。

ハーブというものは工夫をすればするほど、楽しく面白いものです。少しずつ彼らと仲良くして下さったら、私もとても嬉しく思います。

小瓶の中の薬草園

色も香りも違う手作りのティンクチャーです。
季節も一緒に閉じこめられています。

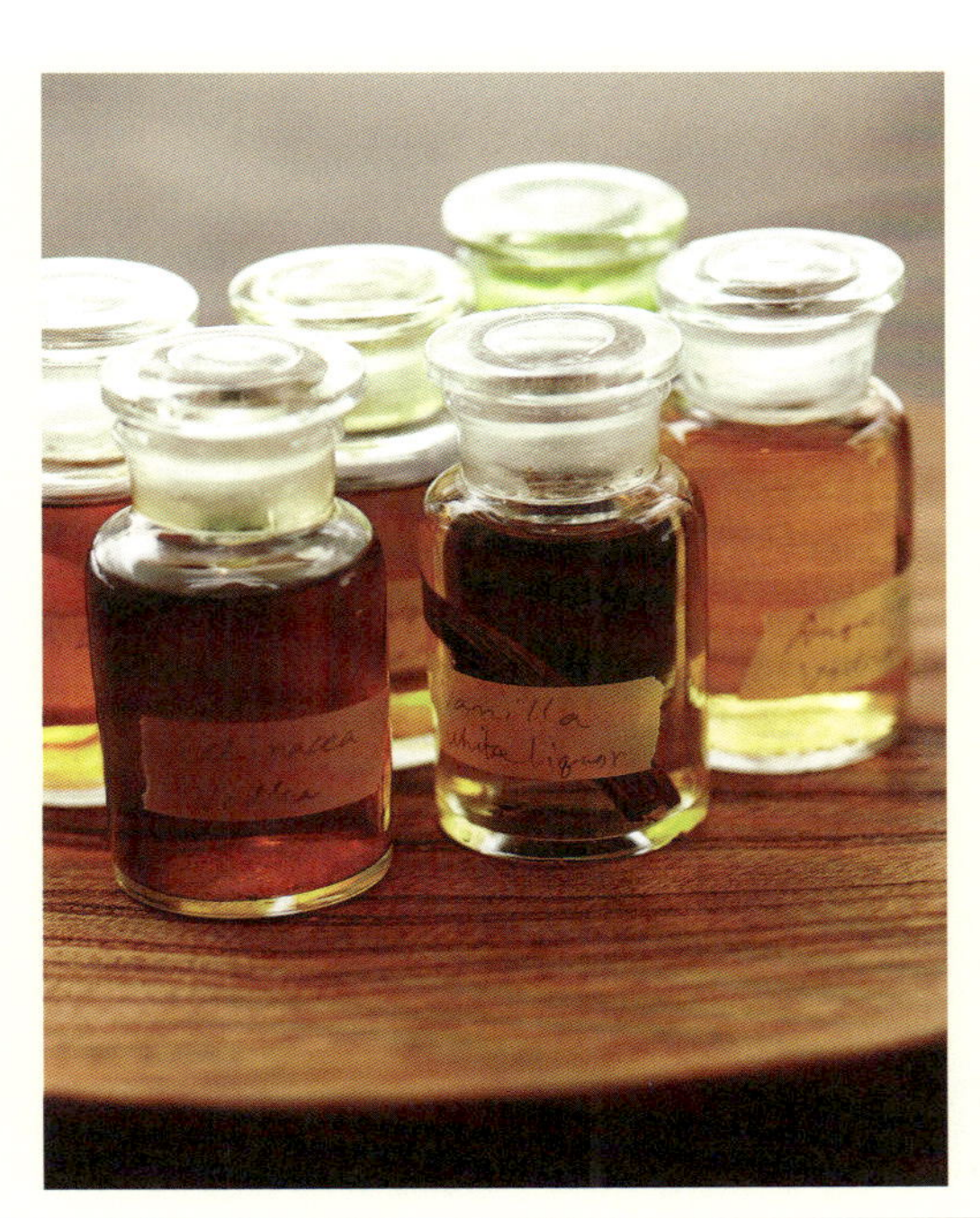

ハーブで作るチンキ剤

春の花々、夏の緑、遠来の薬草をアルコールに漬ける。ガラス瓶の中でそれは美しく溶け、暮らしに喜びと健やかな日々をもたらします。私の楽しんできたチンキ剤(tincture)のお話をしましょう。

中世の僧院では重要な薬草利用の技のひとつでした。巡礼する人々、十字軍の兵士たちは病いや傷を治すために、薬用効果が濃縮され、持ち運びも楽なこのチンキ剤を愛用したといいます。脂溶性、水溶性の成分が共に得られ、その薬草のすべてが手に入ります。原液または薄めたものを数滴使うだけなので、茶剤よりも簡便で経済的でもあります。現代のキッチンで、ひとときのアルケミストになるのも楽しいものです。

作り方

清潔なガラス瓶にハーブをたっぷりと入れ、溶液を注ぎます。しっかりと浸かるようにして、三週間ほど置くと色と成分が出るので、漉して冷暗所に保存します。

溶液には、蒸留酒などアルコールのみを使用する場合と、そこに精製水またはハーブウォーターを加える場合があります。アルコールの濃度が25%あれば、チンキ剤になります。

自家栽培や野生のハーブを使う場合は、薬用成分が豊かな時期のものを採取して下さい。市販のドライハーブは品質の良いものを選びます。お茶にできるハーブはチンキ剤としても使いやすくおすすめです。

使い方

数滴を水またはぬるま湯に垂らして、お茶のように飲みます。お風呂には20mℓ程度を使います。ルームコロンや手指の消毒にも使えます。

ブレンド例

一種類のハーブで作るチンキ剤も良いのですが、ブレンドするのも面白いでしょう。

●花粉症のブレンド
エキナセア、ネトル、エルダーフラワー

●風邪予防のブレンド
エキナセア、ネトル、ヤロー、タイム

●安眠のためのブレンド
レモンバーム、セントジョンズワート

●咳を和らげるブレンド
リコリス、タイム

あると役立つドライハーブ7種と育てて使うハーブ1種

一種類でも助けになりますが、組みあわせれば
さらにブレンドの幅が広がり、味も良くなります。

エキナセア
Echinacea purpurea
ムラサキバレンギク・キク科・多年草

ネイティブ・アメリカンも利用した、免疫力を上げる頼もしいハーブです。葉はお茶やチンキ剤に用いられ、根はカプセル剤やチンキ剤になります。穏やかな香りで飲みやすく、ブレンドしやすいハーブです。

ネトル
Urtica dioica
セイヨウイラクサ・イラクサ科・一年草

葉のお茶は、鉄分やミネラルが豊富な「大地のスープ」です。毒素を排出し、免疫力を高めます。スライスしたレモンとあわせると、より力を発揮します。

メドウスイート
Filipendula ulmaria
セイヨウナツユキソウ・バラ科・多年草

この植物とシロヤナギの皮から、アスピリンの材料が見つかりました。鎮痛作用があり、炎症や発熱を抑え、消化器官を保護します。清々しく甘い香りで、蜂蜜酒の香りづけやリネンウォーターとしても使われます。

ホーソン
Crataegus oxyacantha
セイヨウサンザシ・バラ科・落葉低木

「心臓のハーブ」といわれ、動悸や不整脈に良いとされてきました。この花のお茶は、長い期間飲み続けても安心といわれます。パッションフラワーやレモンバームとあわせると、鬱や深い落ち込みに役立ちます。

ラズベリーリーフ
Rubus idaeus
バラ科・落葉小低木

木イチゴの葉は、女性のためのハーブのひとつです。子宮の強壮作用があり、生理不順やPMS、産後の回復など、女性特有の様々な症状に役立ちます。妊娠中の方は使用を控えて下さい。

レモンピール
Citrus limon
ミカン科

レモンの果皮を小さく刻んで乾燥させたものです。さっぱりとした味と香りで、身体を温め血流を良くします。ブレンドに加えると風味が良くなります。

ローズヒップ
Rosa canina
イヌノイバラ・バラ科・落葉低木

ドッグローズの果肉を刻んで乾燥させたものです。ビタミンCを豊富に含みます。粉末にしたお茶は毛穴を引き締め、美白効果もあるといわれます。ハイビスカスとブレンドすると、色も味もさらに増します。

レディースマントル
Alchemilla vulgaris
ハゴロモグサ・バラ科・多年草

「聖母マリアのマント」と呼ばれる、女性のためのハーブです。ドライハーブは流通が少ないのですが、比較的簡単に育てられるので、ご自分で乾燥して使うことをお勧めします。フレッシュで使うことはあまりありません。葉のお茶は生理不順、更年期障害、下痢、産後の回復に効果があります。収れん作用もあり、化粧水やフェイシャルスチームに利用します。妊娠中は使用を控えます。

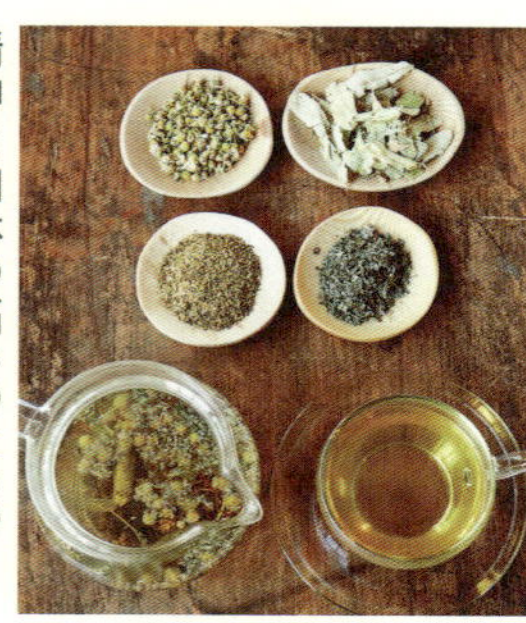

精神と肉体の痛みのためのブレンドティー

風邪をひいて身体の節々が痛い時や、ストレスを抱えて消化器に不調が現れた時などに飲むお茶です。基本のハーブにメドウスイートをあわせて作りました。

ブレンド（ドライハーブ使用）
ジャーマン・カモミール…3g／レモンバーム…3g／リンデンフラワー…2g／メドウスイート…2g

香りで人を癒すということ

ブレンドオイルの効果を理想的に引き出す方法は、アロマトリートメントだと私は思っています。ただ塗るのではなく、温かい手で人に触れ、その手を離さず、香りと共にひとときを寄り添うものだからです。その時、芳香療法は一段と深淵な技となり、それは薬理効果だけではなく、魂に深く静かに届くでしょう。身体の痛みと心の痛みは分けられるものではありません。トリートメントにはこの二つの痛みを癒す力があります。ブレンドオイルは、これを考慮して精油を選ぶことが必要です。

精神科病棟の患者さんへのトリートメントでは、必ずローズとネロリの精油をひとつずつ持って行きます。この香りのトリートメントで笑みを浮かべない人はいません。カモマイル・ローマンとマジョラムのブレンドは、心も身体もこわばって極度に緊張している人を瞬く間に緩めることができます。

心と身体に届く精油があれば、特別な技術は必ずしもいりません。もともと人は、手を当てるという生まれながらの技を持っています。七年ほど前のある日のことです。家族のおひとりが重い病いを患い、残された時間を最後の家族旅行にと、ショップを訪れた方たちがいました。庭で温かいお湯のハンドバスを楽しみ、お互いに初めてのハンドトリートメントをしました。このことがきっかけで家族の関係はまた親密になり、再び共に暮らすようになりました。そして、香りとトリートメントはその家族の日常になり、病いと付き合いながら予想を超えて長い時間を共に過ごすことができたと聞きました。

私は花を摘み、草を束ね、人に手渡してきました。それはいつも、身のまわりでその季節に育つものでした。精油には、遠い国々、違う環境、異なる季節に生まれた香りをひとつに組み合わせる楽しさがあります。ソマリアのフランキンセンスとマダガスカルのイランイランの香りが出会う時、その植物たちに会ったことがないのに、どこかしら懐かしい香りがするでしょう。それは遺伝子の記憶なのかもしれません。芳香療法は、こんなふうにシンプルでありながら壮大な冒険の旅を私やあなたに授けてくれるのです。

もうひとつだけ、とても大切なことをお伝えしましょう。日本では、精油は医薬品ではありません。また、たとえアロマテラピーの専門家といわれる人でも、医療行為をすることはできません。その他にも付随する様々な法律があるので、それらを学び遵守して自己責任のもとに実践して下さい。そこで初めて、楽しく安全で役に立つアロマテラピーが手に入るのです。馥郁たる香りに満ちた世界が、きっとあなたの前に広がるでしょう。

あると役立つ精油7種

一種類でも役立ちますが、混ぜあわせればさらに的を絞った処方ができます。

イランイラン
Cananga odorata
バンレイシ科　蒸留部位：花
多様な芳香分子を持ち、様々な症状に役立つ精油です。抗鬱作用があり、神経のバランスを整え、不眠、動悸、疼痛の緩和に使います。濃厚な花の香りは好みがあるので、使用量を考慮します。

カモマイル・ローマン
Chamaemelum nobile
キク科　蒸留部位：花
自律神経の鎮静作用に優れ、眠りを誘います。心理面にも作用し、痒みや痛みの感覚を和らげます。ストレスによる不安にも役立ちます。他の精油には見られない独特のエステル類を多量に含みます。

ブラックスプルース
Picea mariana
マツ科　蒸留部位：針葉
コーチゾン様作用があり、ストレスで疲れた心身を回復させる力を持っています。アトピー性皮膚炎から関節炎に至るまで役立つ精油です。多くの人が受け入れやすい、清々しい森の香りです。

レモン
Citrus limon
ミカン科　蒸留部位：果皮
親しみやすい香りには、抗菌作用、抗ウィルス作用があり、ディフューザーやルームコロンなどで利用されます。血液の流れを良くし、冷えやむくみにも役立ちます。記憶力の低下には、ローズマリー・カンファーもしくはローズマリー・シネオールとあわせて使います。

マジョラム
Origanum majorana
シソ科　蒸留部位：花と茎葉
血管拡張、沈静、誘眠作用に優れた精油です。カモマイル・ローマンとあわせると心身の緊張が瞬く間に緩みます。必要とする人にとっては深く浸みる香りです。

ローレル
Laurus nobilis
クスノキ科　蒸留部位：葉
あらゆる感染症に役立ち、消化器から循環器、皮膚・筋肉、神経系から婦人科系の疾患に至るまで、効果的なブレンドが考えられます。月桂樹そのものよりも、甘く清々しい香りです。

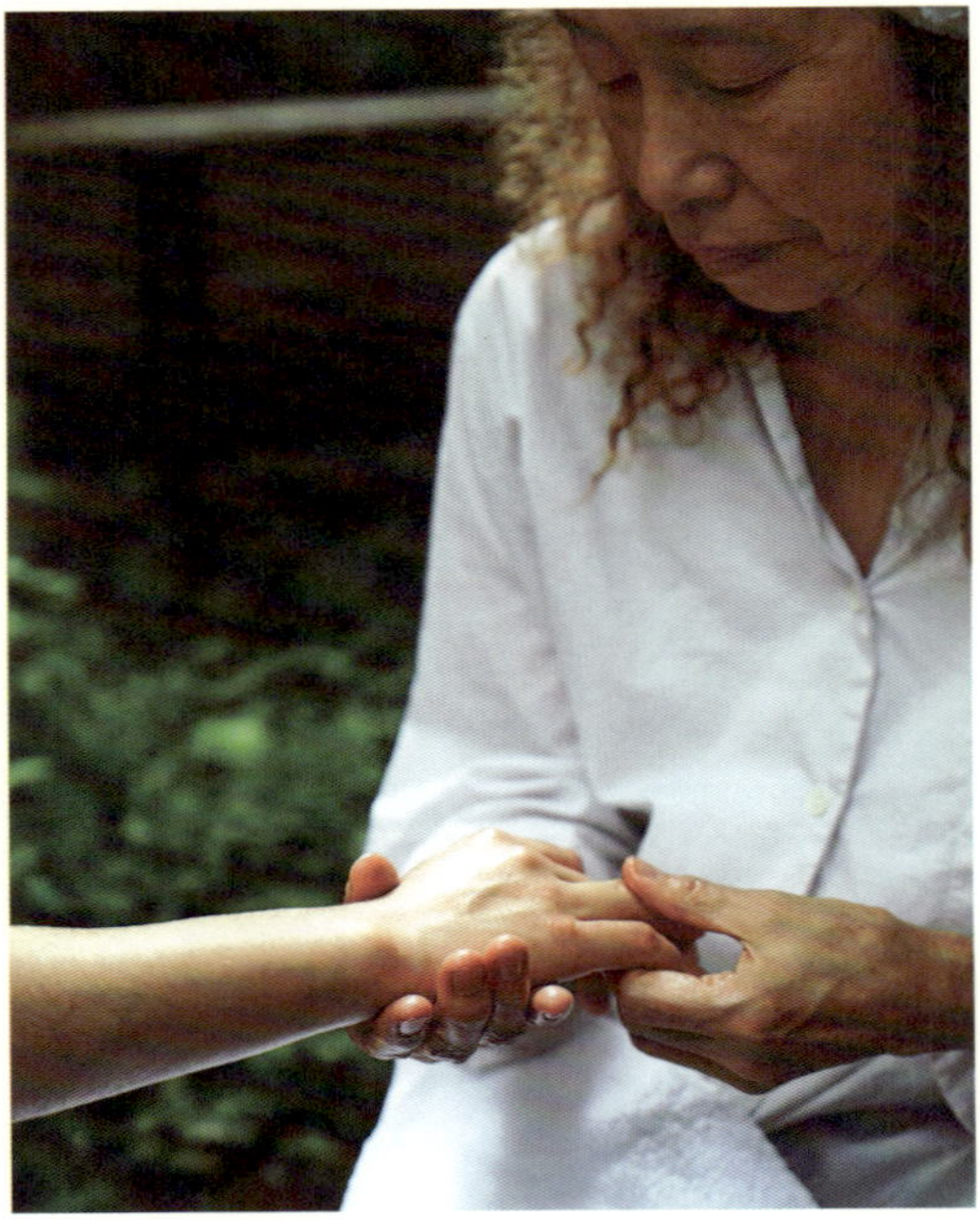

プチグレン
Citrus aurantium ssp. Amara
ミカン科　蒸留部位：葉
毒性がほとんどなく、多くの神経系の疾患に利用されます。働き過ぎの人の交感神経を鎮め、バランスをとってくれます。循環器から消化器、呼吸器に至るまで様々なブレンドに用いられますが、葉の青い香りは多少の好みがありますので、考慮して使用しましょう。

魂を温め癒す精油5種

薬理特性を超えて、古くから人の心の奥まで届く香りです。
高価な精油がほとんどですが、僅かな量ほど効果を発揮します。

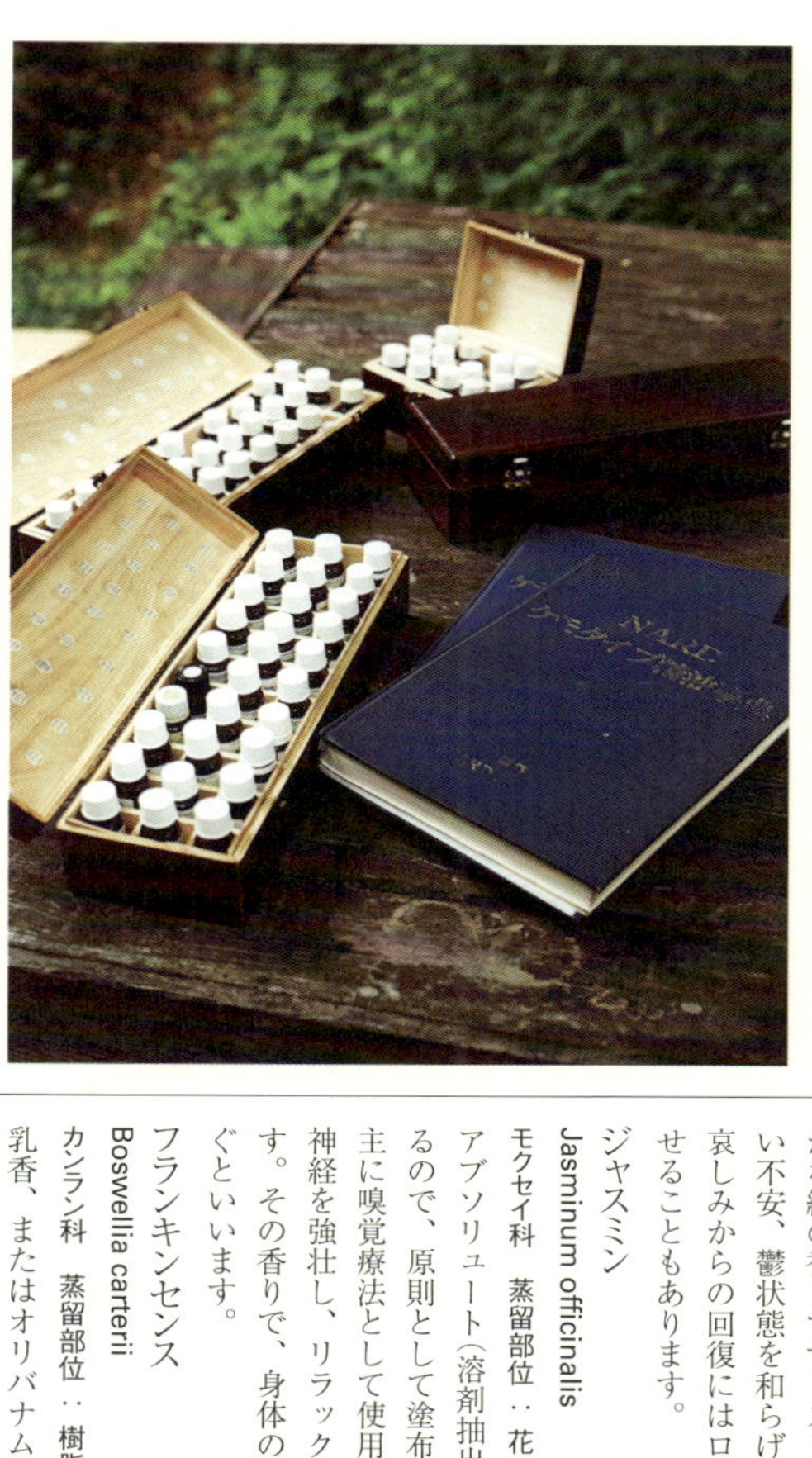

ローズ
Rosa damascena
バラ科　蒸留部位：花

大切な人を失った時、心も身体も衰弱した時の傷を癒す香りです。こだわりやわだかまりを解き、脅迫観念から解放してくれます。皮膚塗布すれば、傷も治す力があります。

ネロリ
Citrus aurantium ssp. amara
ミカン科　蒸留部位：花

ビターオレンジの花から採る精油です。天然の抗鬱剤といわれ、心を明るくして微笑みをもたらします。

レモンバーベナ
Lippia citriodora
クマツヅラ科　蒸留部位：葉

華やかな花々の香りとは違う、爽やかな緑の香りです。ストレスや激しい不安、鬱状態を和らげてくれます。哀しみからの回復にはローズとあわせることもあります。

ジャスミン
Jasminum officinalis
モクセイ科　蒸留部位：花

アブソリュート（溶剤抽出）で作られるので、原則として塗布はしません。主に嗅覚療法として使用されます。神経を強壮し、リラックスもさせます。その香りで、身体の痛みも和らぐといいます。

フランキンセンス
Boswellia carteri
カンラン科　蒸留部位：樹脂

乳香、またはオリバナムとも呼ばれます。抗鬱作用があり、不安を取り除く香りで、呼吸も深くします。ヨーロッパでは緩和ケアでも使われるようになりました。「天の香り」「最上の香り」ともいわれます。

精神と肉体の痛みのためのブレンドオイル

リナロールの鎮静・抗不安作用、酢酸ベンジルの抗疼痛作用、フェノールメチルエーテル類の鎮痛・鎮痙攣作用を持つイランイランと、エステル類の鎮痛・鎮静作用を持つカモマイル・ローマンの組み合わせです。薬理作用も押さえた上で、心に伝わるブレンドを考えました。緩和ケアの現場でも役立ちます。必要に応じて濃度を変えることもあります。

ブレンド（5%濃度）

精油　イランイラン…10滴
精油　カモマイル・ローマン…10滴
基材　中性ジェル…20mℓ

作り方・使い方

ジェル基材に精油を滴下して混ぜます。数滴を、必要に応じて何度でも痛む箇所に塗布します。

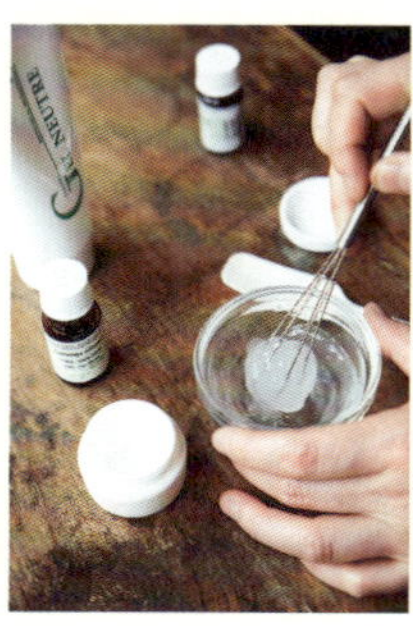

ショップという場で

初霜の降りた道を歩いて扉を開けると、朝の光が床にこぼれています。開店当時はこの木の床もぴかぴかでしたから、靴のまま入っても良いのですかとたびたび聞かれました。それからは、雪をつけたブーツが、桜の花びらのついたスニーカーが、草を踏んだサンダルが、落葉の道を通った猫たちの足が、幾度も幾度も店の床の上を歩きました。いつしか床は土色になって、もうどなたも足を踏み入れることをためらわなくなりました。誰もが気軽に扉を開けて、欲しいものを買っていきます。何も見つからなければ帰ればいいし、気になればまた来てもいい。人里離れた一軒家は、私の望んだ店になりました。

いつからか、香りの中でぽろりと涙を流す人を、柔らかな表情になる人を見るようになりました。悩みや憂いを窓から吹く風に預けて、お茶や香りを持ち帰る人がいます。嬉しいことがあった時、小さな苗をひとつだけ買って帰る人もいます。瓶の中の薬草たちが、庭の緑たちが、目には見えない言葉で話しかけているのでしょうか。時にはひとりひとりの人生の一日が出会い、重なることもある、不思議な場所になりました。

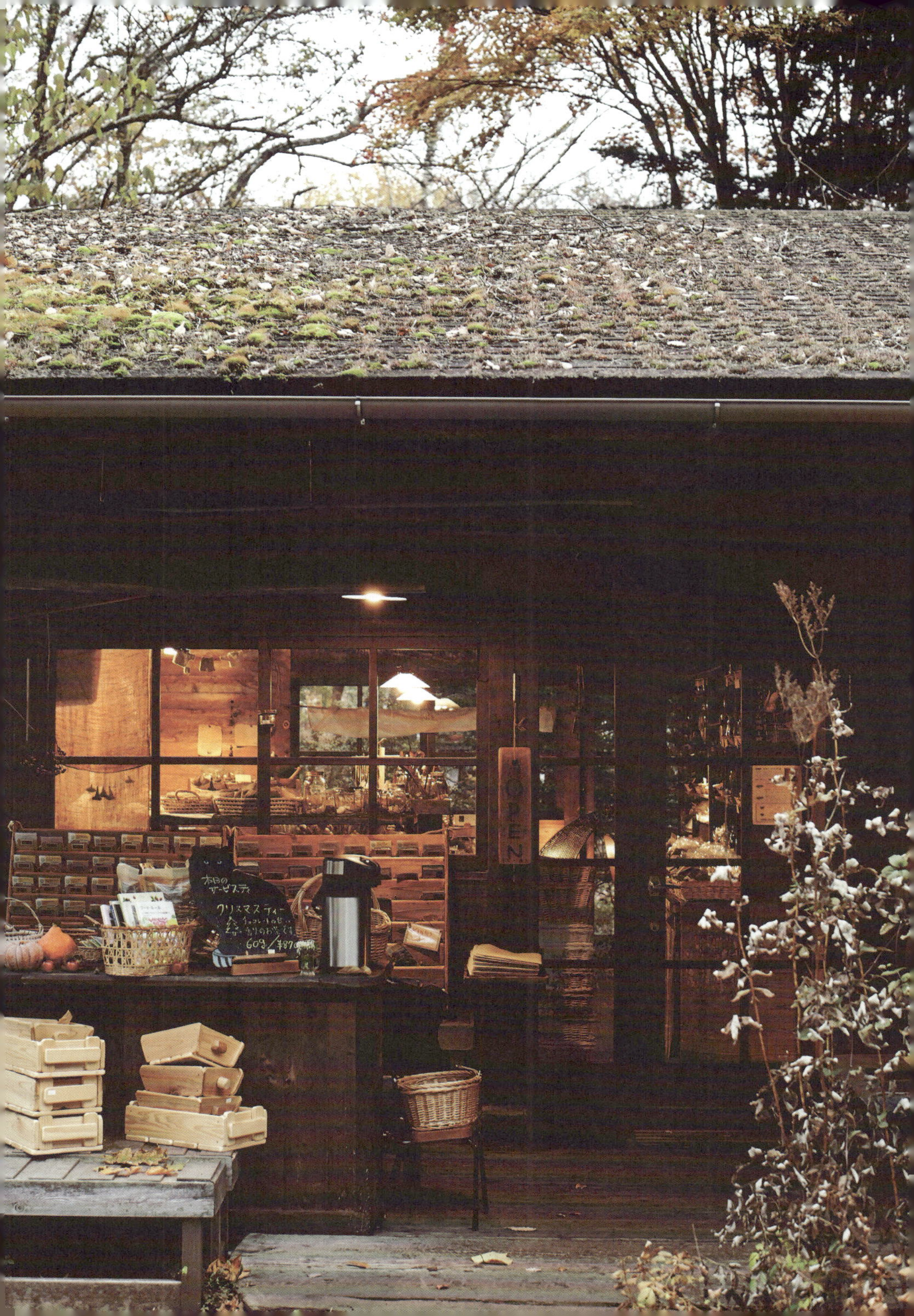
OPEN
本日の
サービスティ
クリスマスティー

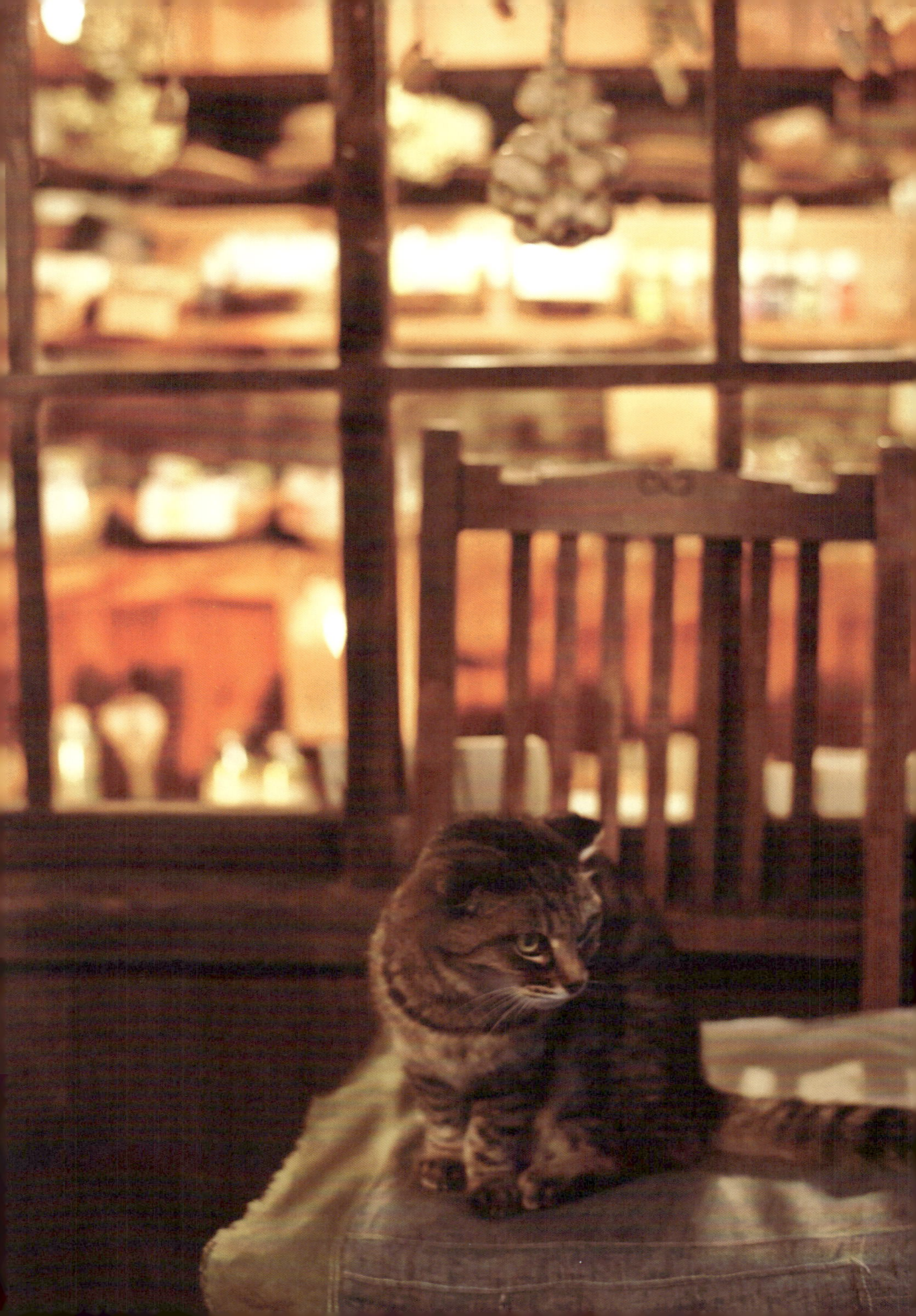

札幌のクリニックで芳香療法を伝えるようになって、五年になります。ここは現代医療だけでなく、ガンの患者さんの心と身体の両面をサポートする統合医療の場でもあります。一昨年は、そこに通院する方たちと家族、友人が小さなツアーを組んで来て下さいました。体調を気遣いながらの旅でしたが、院長が現れるサプライズもあって、それは楽しく忘れがたいものになりました。

美味しく楽しい食事療法を実践する友人の看護師は、このクリニックでハーブとアロマテラピーのセルフケアの会も始めました。同じように病いと生きる友と共に、緑の力を借りて今日を生きる。今日も生きる。涙と笑い声の絶えることのない会です。講演会のたびに持って行った蓼科の空気と、仲間が持ち帰った旅の話から、いつしか「ハーバルノートに行く」が合い言葉になったと聞きました。気がつけば、この薬草の家は訪れる人たちの木陰になり、息をつく場所になりました。

陽が落ちてきました。部屋ごとに明かりを灯し、もう一度温かいお茶を用意して、これから足早にいらっしゃるお客様を待ちます。すぎなの好きだった椅子は、今、わさびがすわるようになりました。寒いからお入りと言っても、しばらくの間夕暮れの中にいます。月が昇りました。もうしばらくしたら、熊鈴を鳴らし、月光と共に家路につきましょうか。

おわることははじまり

晩秋の切ない美しさと首をすくめる寒さの中に、贈りもののような暖かい一日があります。梢を渡る風が冷たくなる頃、インディアンサマーが不意にやってきました。冬の準備を始めた身体が、ほっと緩むひとときです。

母から電話がありました。「窓を開けたら、今日は久しぶりに暖かいわ。私は元気よ。心配しないでね」。写真立ての中の父母、古いアルバムの兄や妹、友人たち、壁に貼られたひ孫たちも見守る賑やかな部屋で、彼女は歌を口ずさみ、古い手紙を今着いたかのように老眼鏡を取り出しては読み始めます。重なる病い、再婚、介護そして看取りと、決して安穏な人生ではありませんでした。それでも今は穏やかな日々を送っています。

人生は不公平で理不尽と、誰かが涙を流しました。すべての種が育ち、花を咲かせ実を結ぶことはできないかもしれません。種は場所を選ばず、時を得て大地に降りたちます。希望と共に、人は種を播き続けるでしょう。嵐や日照りにも見舞われるし、優しい風や光に抱かれることもあるでしょう。種が緑になるまでの、花が実になるまでの、ほんのひとときを温かく包むことが、私と私の薬草店ができるささやかなことです。

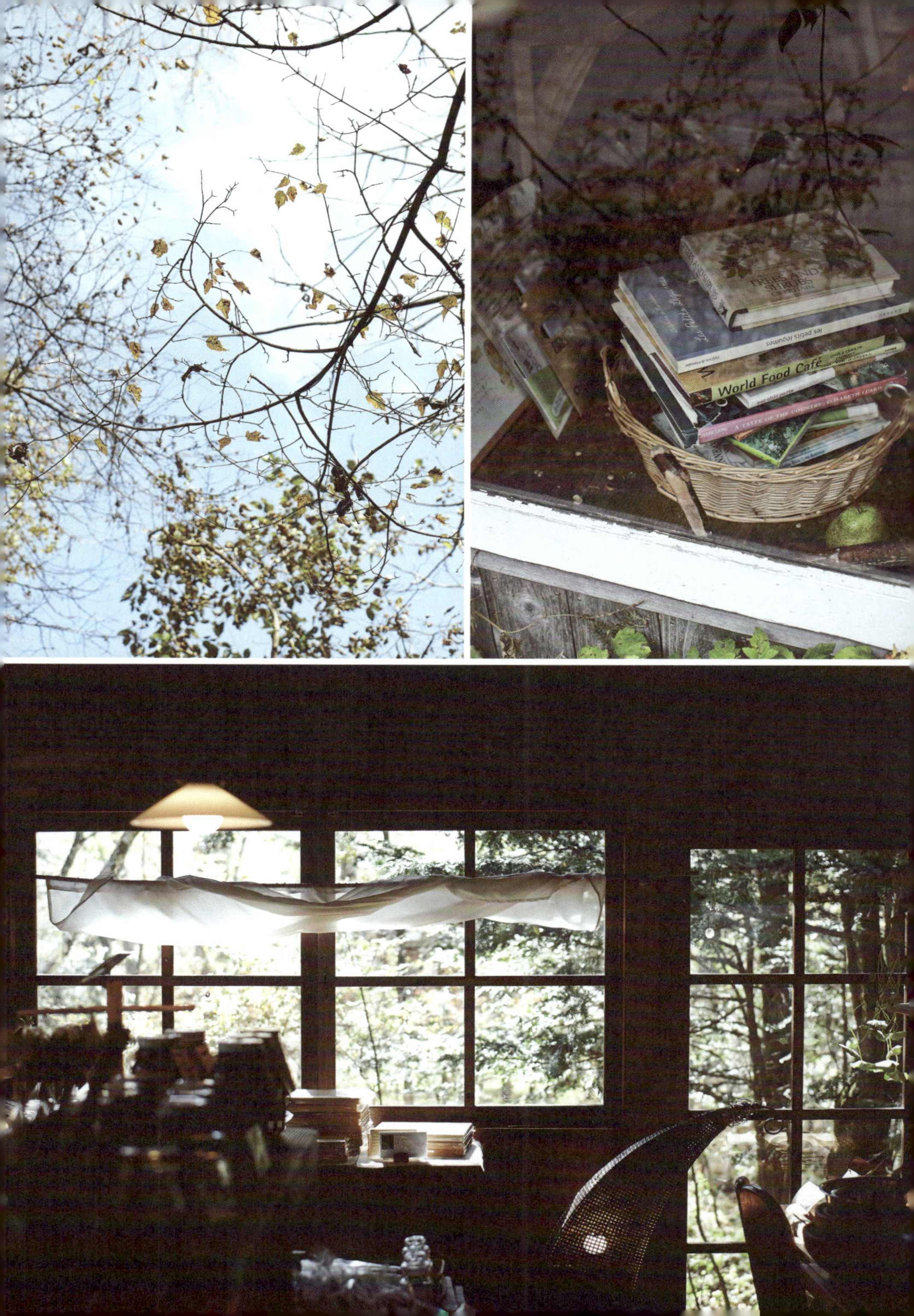
TREES AND SHRUBS
les petits légumes
World Food Café
A TASTE OF THE COUNTRY

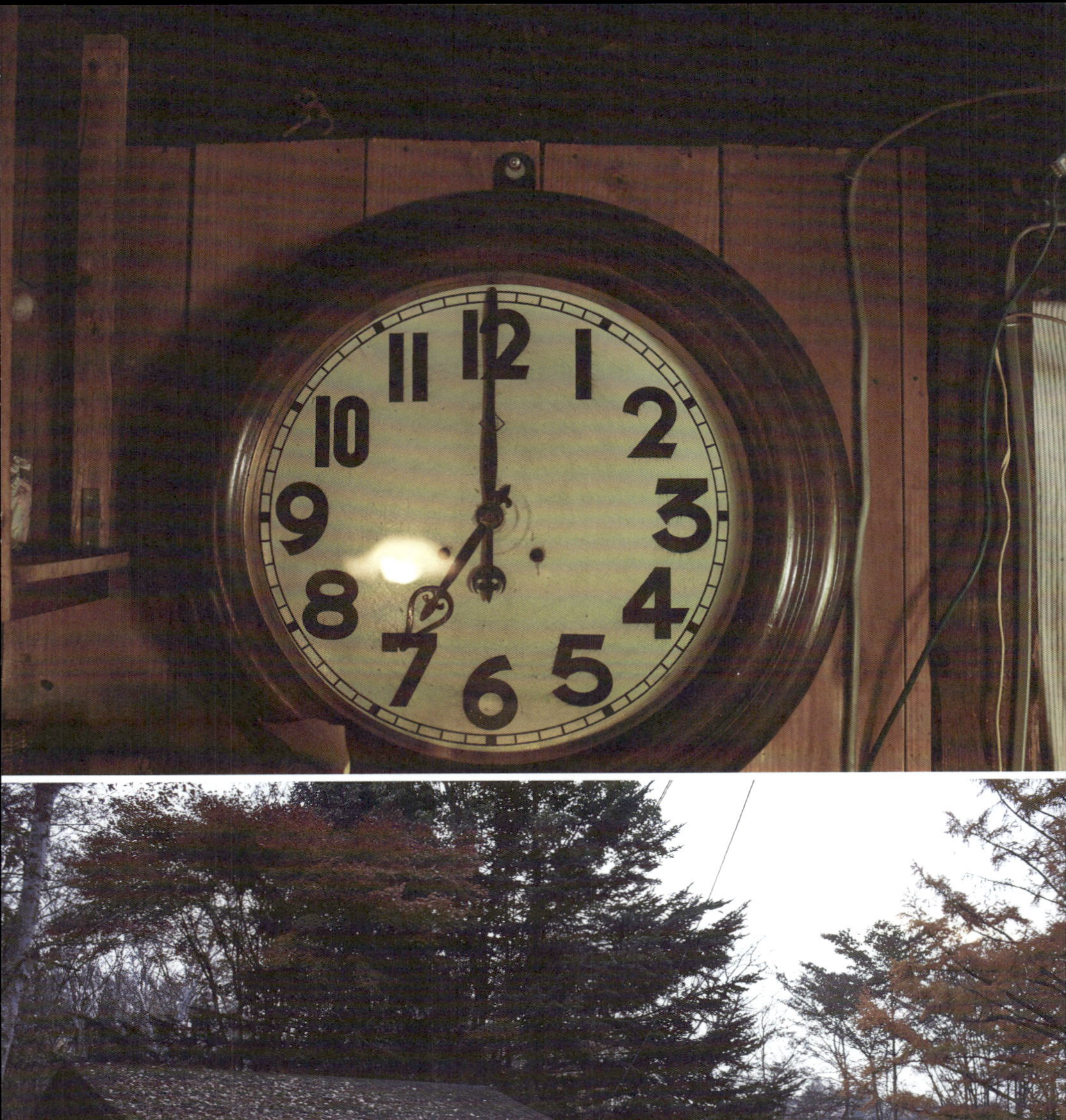

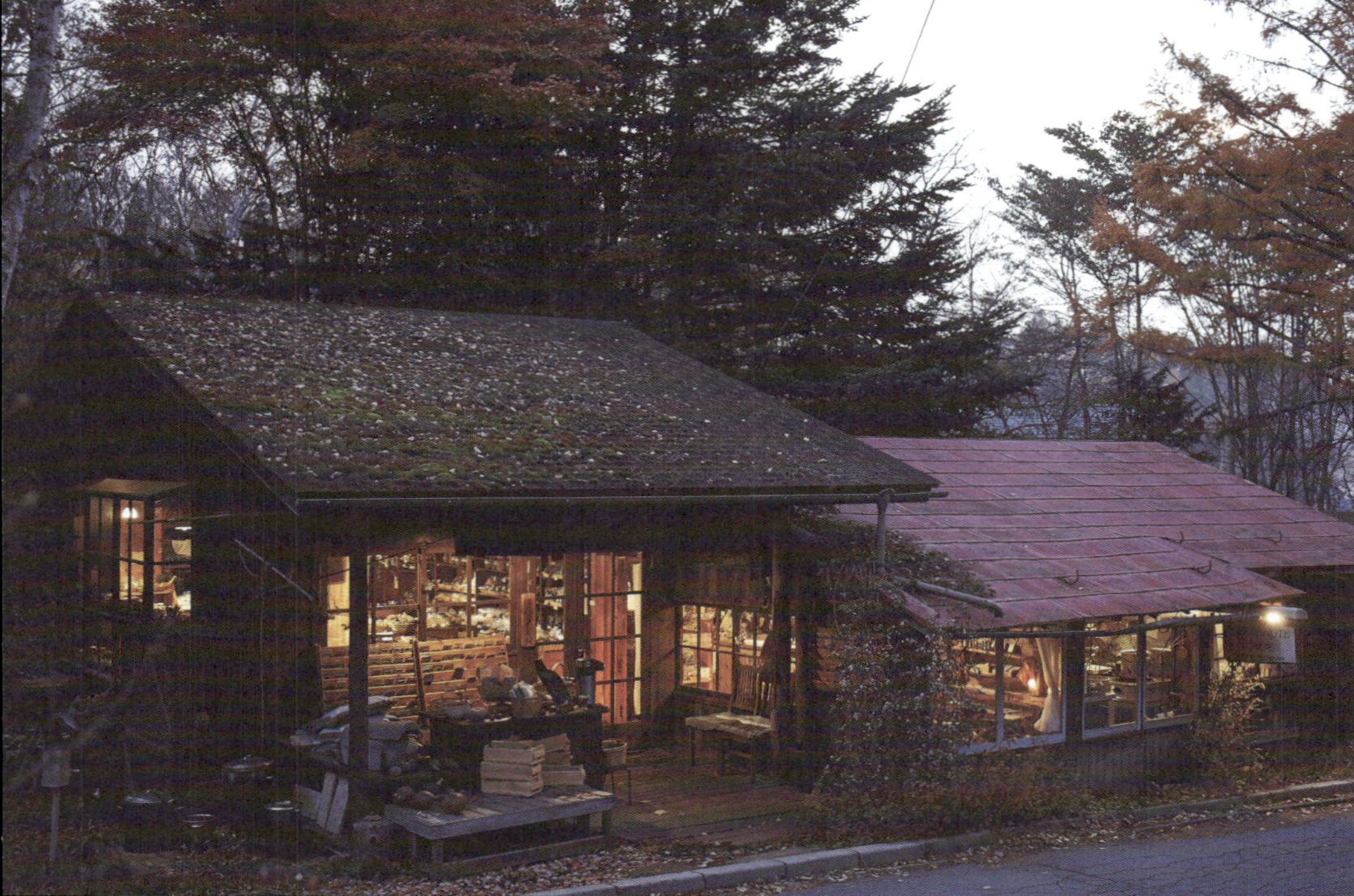

壁に掛けた古い時計は、もう時を刻んでいません。時を告げないからこそ、ここに似合っているように思うのです。店の扉を開けたら、誰も白ウサギのようにせかせかと慌てる必要はなくなります。場違いなほどの大きな時計に子供たちはお伽話を思い、大人たちはそれぞれの時間を胸にしまい、この店を後にします。草の香りに包まれた小さな家は、黙って時を重ねて生きてきました。あなたの心の片隅に、いつの間にかこの店が住み、必要な時に思い出してくれたり、長いこと忘れていてふと訪ね「まだ、ここにあったんだね」と言ってくれたら、それはこの上のない喜びです。

穏やかな光が溢れる午後の静かな部屋で、湯気のたつ温かなお茶を飲みながら、私は冬のレッスンを考えます。寒い日も人の集う場所であるようにと、緑の恋しい季節にふさわしい講座をずっと開いてきました。詩や物語の中を歩き、調香師が作るひと皿を味わい、スパイスの国へ旅をする、テーブルの上の冒険が始まるのです。草の言葉、香りの言葉を探し、新しいことを思い浮かべるのは、私にとって魔法に憧れる少女のような時間です。

暖かな日差しに誘われ外に出れば、美しい小鳥が空に向かって飛びたっていきました。間もなく真新しい冬が来ます。私の白いノートの一ページ目が、また始まります。

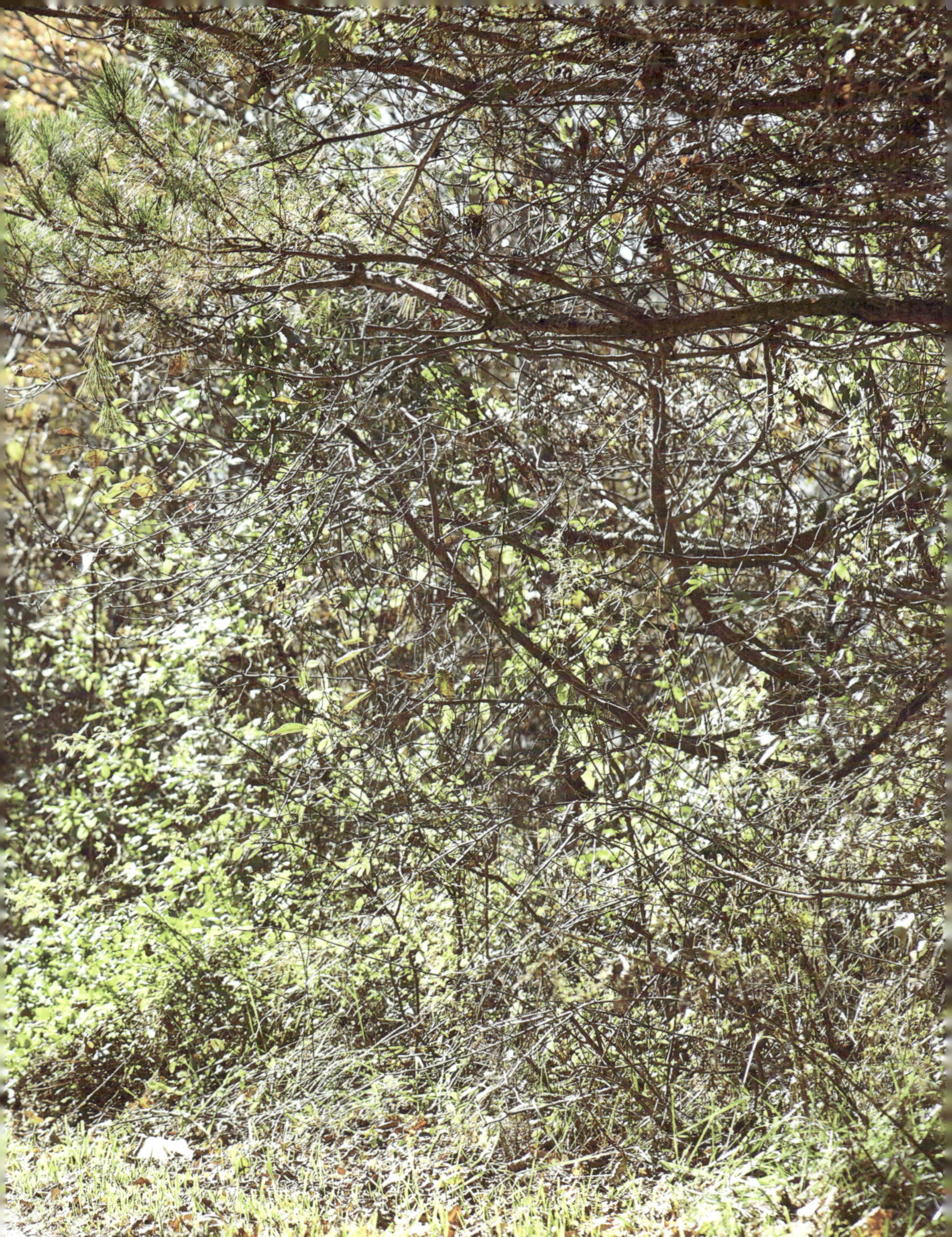

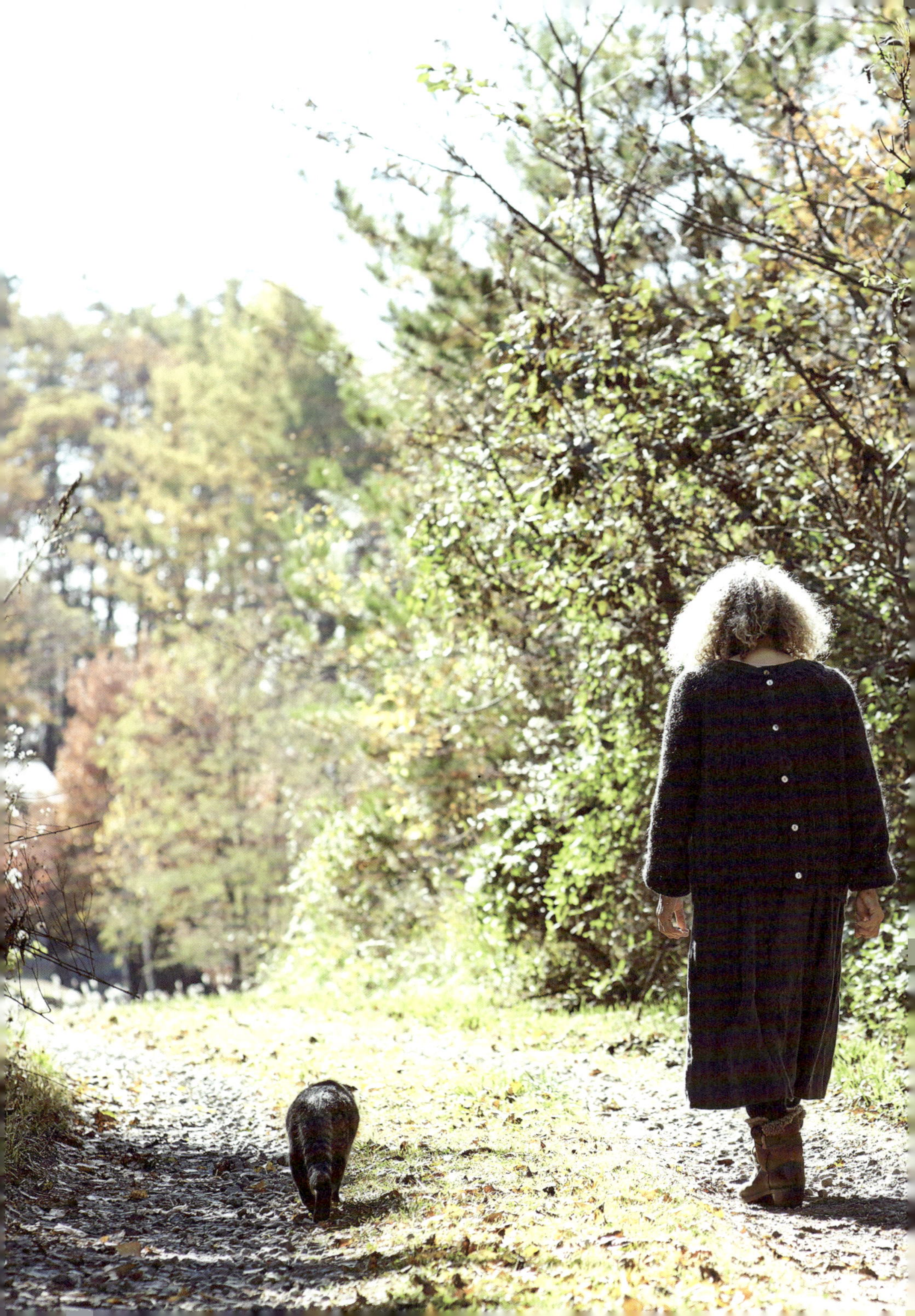

友へ

テーブルには花を飾り
食後酒をご用意しましょう
春の宵と夏の夜風を閉じこめた
ほんのりと甘いリキュールです
グラスを飲み干し寝床に入れば
きっと妖精たちの夢を見るでしょう

物語はおわりました
あたりは香り漂い
草の椅子の座り心地は特別です
少し休んでひと息いれたら
足取りは軽く
見るものは少し変わるかもしれません

猫たちは冬に備えて毛繕い
私はまた少し年をとり
変わらず森の中を歩き
香りの薬草を混ぜ
野のような庭を作っています

全ての人に心からの感謝をこめて
この本と小さな花束を贈ります
緑のひと糸があなたに繋がっていたら
なんと幸せなことと思います

いつかお目に掛かりましょう
森の小道で　薬草の家で

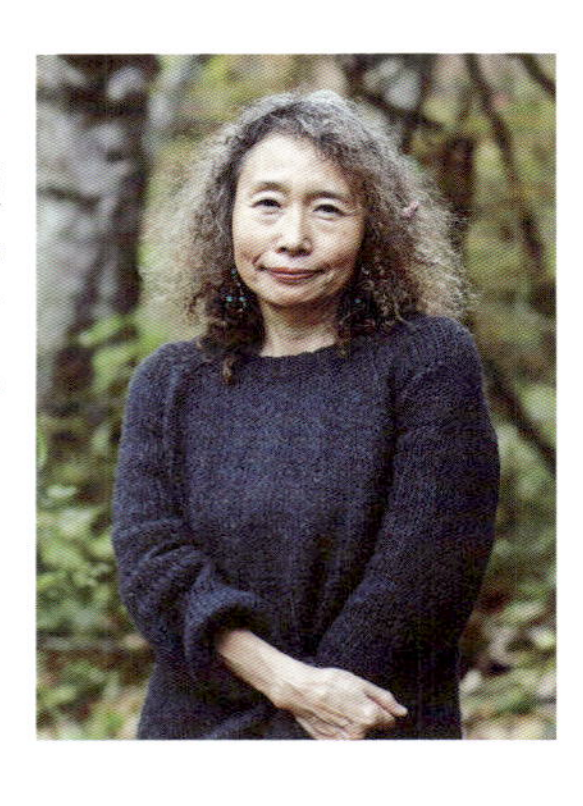

著者　萩尾エリ子

ハーバリスト。ナード・アロマテラピー協会認定アロマ・トレーナー。日々をショップという場で過ごし、植物の豊かさを伝えることを喜びとする。著書に『八ヶ岳の食卓』（西海出版）、『ハーブの図鑑』（池田書店）ほか。

●蓼科ハーバルノート・シンプルズ
長野県茅野市豊平10284
http://www.herbalnote.co.jp/

撮影／寺澤太郎
デザイン／山口美登利、堀江久実
校正／堀江圭子
編集／八幡眞梨子

香りの扉、草の椅子
ハーブショップの四季と暮らし

発行日　2019年9月30日　初版第1刷発行
　　　　2024年6月10日　第6刷発行

著者／萩尾エリ子
発行者／小池英彦
発行所／株式会社 扶桑社
〒105-8070 東京都港区海岸1-2-20 汐留ビルディング
☎03-5843-8583（編集）
☎03-5843-8143（メールセンター）
www.fusosha.co.jp

印刷・製本／大日本印刷株式会社

Printed in Japan
ISBN978-4-594-08303-8